CME TEXTBOOKS NATIONAL PROJECT 国家级继续医学教育项目教材 | 国家级继续医学教育项目教材

妇产科学新进展

主　　编　郎景和

副 主 编　沈　铿　潘凌亚　向　阳
　　　　　朱　兰　刘俊涛　郁　琦

编　　委　（以姓氏笔画为序）
　　　　　万希润　马水清　王　丹　孔令华　付晓宇
　　　　　朱　兰　向　阳　刘正印　刘俊涛　刘珠凤
　　　　　孙大为　孙丽君　李　雷　杨　洁　杨　毅
　　　　　杨佳欣　吴　鸣　冷金花　沈　铿　宋　磊
　　　　　宋英娜　陈　飞　林　琳　郁　琦　金　滢
　　　　　郎景和　胡惠英　高劲松　郭　琦　郭丽娜
　　　　　曹冬焱　谭先杰　樊庆泊　潘凌亚

秘　　书　罗　敏

中华医学电子音像出版社
CHINESE MEDICAL MULTIMEDIA PRESS
北　京

图书在版编目（CIP）数据

妇产科学新进展 / 郎景和主编．—北京：中华医学电子音像出版社，2017.6

ISBN 978-7-83005-142-6

Ⅰ．①妇…　Ⅱ．①郎…　Ⅲ．①妇产科学–研究　Ⅳ．① R71

中国版本图书馆 CIP 数据核字（2017）第 128902 号

网址：www.cma-cmc.com.cn（出版物查询、网上书店）

妇产科学新进展
FUCHANKEXUE XINJINZHAN

主　　编：郎景和
策划编辑：冯晓冬　史仲静
责任编辑：史仲静　裴　燕
文字编辑：王翠棉　杨善芝
校　　对：马思志
责任印刷：李振坤
出版发行：中華醫學電子音像出版社
通信地址：北京市东城区东四西大街 42 号中华医学会 121 室
邮　　编：100710
E-mail：cma–cmc@cma.org.cn
购书热线：010–85158550
经　　销：新华书店
印　　刷：北京京华虎彩印刷有限公司
开　　本：889 mm × 1194 mm　1/16
印　　张：10
字　　数：234 千字
版　　次：2017 年 6 月第 1 版　　2017 年 6 月第 1 次印刷
定　　价：50.00 元

内容提要

本书重点阐述了妇产科感染与炎症的最新诊疗进展，由我国知名妇产科专家分别从妊娠期呼吸道感染、妊娠期B型链球菌感染诊治、阴道炎症、女性慢性盆腔疼痛的研究进展、感染性疾病与妊娠、妇产科手术的感染、绝经后女性极易发生的与泌尿系统感染混淆的下尿路症状及处理等方面进行详尽解读，全书共26章。本书具有权威性、学术性、先进性和实用性，是临床妇产科医师学习与再提高的重要学术工具。

写在前面

由北京协和医院妇产科与中华医学会电子音像出版社合作举办的"妇产科新进展"学术会议，已十年有余矣！

该活动在华润饭店召开，渐成品牌，乃称"华润会议"，现今易名为"林巧稚妇产科学论坛"，为永远记住林大夫、纪念林大夫，以符合会议宗旨和内容。

诚如诸位所知，这个会议每年一个主题、一次会议、一部光盘；有专家讲演、与会者讨论，还有引人入胜的手术录相，互动切磋。这就产生了新进展、新观念；产生了理论与实践相结合；产生了讲者、听者密切交流、相互学习。是学术会议，是研讨班，每年一部书，不是汇编，是正式出版物。

形成了风格，实现了品牌。

今年的主题是关于感染性问题，古老的话题，新鲜的内容。从常见的女性生殖道感染到HIV、HPV引起的特殊结果；从妊娠期感染到传染与肿瘤的关系，注重理论研究阐述，更注重临床处理对策。把题目集中起来，把讨论聚焦于点，这是《林巧稚妇产科学论坛》的目标。

近一、二十年由于科技发展的推进，医学发生了重大变化，各种概念、理念、观点、技术，甚至层出不穷的名称，从循证医学到精准医学，令人目不暇接，紧跟难舍，也会有概念不清、理解偏颇，或于实践无择。因此有必要系统进行一次关于20几种"医学"的深入诠释、讨论，正确的理解、实践。这便是明年我们会议的主题。

谢谢各位！

郎景和

二〇一七年五月

出版说明

医药卫生事业发展是提高人民健康水平的必然要求，医药卫生人才队伍建设是推进医药卫生事业改革发展、维护人民健康的重要保障。继续医学教育作为医学终身教育体系的重要组成部分，是实施人才强卫战略和卫生人力资源开发的主要途径和重要手段。

《国家级继续医学教育项目教材》系列于2006年经全国继续医学教育委员会批准，由中华医学会组织编写，具有以下特点：一是权威性，由全国众多在本学科领域内有较深造诣和较大影响力的专家撰写；二是时效性，反映了经过实践验证的最新学术成果和研究进展；三是实用性、指导性和可操作性，能够直接应用于临床；四是全面性和系统性，以综述为主，代表了相关学科的学术共识。

纵观《国家级继续医学教育项目教材》系列，自2006年出版以来，每一分册都是众多知名专家智慧的结晶，其科学、实用的内容得到了广大医务工作者的欢迎和肯定，被全国继续医学教育委员会和中华医学会共同列为国家继续医学教育推荐教材，同时连续被国家新闻出版广电总局定为“十一五”“十二五”“十三五”国家重点出版物。

本套教材的编辑与出版得到了全国继续医学教育委员会、国家卫生和计划生育委员会科教司、中华医学会及其各专科分会与众多专家的支持和关爱，在此一并表示感谢！

限于编写时间紧迫、经验不足，本套教材会有很多不足之处，真诚希望广大读者谅解并提出宝贵意见，我们将在再版时加以改正。

《国家级继续医学教育项目教材》编委会

目 录

第 1 章 现代科技发展下的医学

郎景和
中国医学科学院 北京协和医学院 北京协和医院

过去的2016年，对于医学界、对于医务工作者是备受振奋鼓舞的一年，国家召开了全国卫生与健康科技创新工作会议，推出了“健康中国2030”规划纲要。它展现了宏伟蓝图，明确了方向任务。

我们应该怎样审时度势，跟上时代的脚步呢？提出以下三点供同道及读者讨论，并作为本次会议主题的参考。

一、科技发展迅速，促进巨大，务必坚守医学本源

现代科学技术迅猛发展，强烈地渗入并推动着医学的发展，促进诊断与治疗的进步。特别是遗传学、分子生物学及计算机技术的应用，此外，电子、光学、仪器、工艺学等都广泛渗入于医疗工作中，它们改变了医疗的思维观念、路线方法，可能模糊了疾病的图景、施治的方案，甚至诊疗的目的。医生趋之且也若鹜，患者信物却不信人。孰喜孰忧！

诚如一个医生如果变成了纯科学家当堪忧虑。仅以循证为例，实验室及各种检查是为寻求证据，但证据本身还不是医疗决策。决策必须考量与平衡诸多因素，亦如证据、资源、价值取向等，还必须依据患者及医者的实际情况，涉及社会、经济、伦理、人文等。

新技术层出不穷，但新技术使用不当或者滥用，不完善或者认识不充分，理解不恰当或者掌握不适宜，都会降低其价值，甚至造成伤害或者浪费。不是“新便是好”，经验依然是可贵的！况且，市场经济下，非医疗因素的驱动还会造成技术扭曲，医生更应保持平和冷静，开具负责任的处方。

此时，我们更应坚守医学的本源，医学的本源是什么？或者医生要做什么？还是特鲁多说得好：有时是治愈，常常是帮助，而总是关怀与慰藉。

二、科学问题的提出与解决，应以面向和解决民生问题为基础

医学的科学问题荆棘丛生，庞杂多桀。我们甚至很难说，哪个常见，哪个不常见；哪个重要，哪个不重要；什么需要研究，什么不必研究。因为它们是变化的、无限的，我们对它们的认识是相对的、有限的。但是任何时候，民生要解决的问题，就是科学要解决的问题。

妇产科学面对的是：“二胎政策”开始了，“后剖宫产时代”（post cesarean section era，PCSE）来临了。因此，我们必须高度重视剖宫产及子宫手术史的相关问题，更应推行阴道试产（trail of labor after cesarean，TOLAC）、剖宫产后阴道分娩（vaginal birth after cesarean，VBAC）。这需要我们认真做好孕前评估瘢痕愈合情况，适宜地处理瘢痕缺损、憩室。解决好早、中孕期的瘢痕妊娠，

中、晚孕期前置胎盘及胎盘植入，高度重视凶险前置胎盘、子宫破裂、产后出血。应形成严格的、个体化的剖宫产后阴道试产技术和管理办法，避免和减少孕产妇死亡。

“二胎化”的另一个突出问题是孕产妇“高龄化”，带来的是产科及其他合并症增多，或者说高危妊娠增多，是妇产科医生面临的新挑战。

我们还必须看到出生缺陷高发的严重性和避免与减少出生缺陷、提高人口质量的重要性。重视一级预防，如合理营养、预防感染、谨慎用药、遗传咨询及注重环境因素等。培养与提高产科医生的遗传咨询能力，推广普及血清学产前筛查，超声软指标的解读和处理。适时、适宜地应用无创性高通量基因测序产前检查（NIPT），以及其他细胞及分子遗传学产前诊断技术，并注重可能发生的诊断与处理风险。

此外，对严重影响妇女生命、健康，特别是生殖健康的常见病、多发病，如妇科肿瘤、子宫内膜异位症、盆底功能障碍性疾病及炎症等，都有新情况、新趋势（如病毒感染），应从流行病学、筛查、早期诊断及治疗，从基础实验到临床实践做更多的研究，有转化、有整合、有创新，形成“中国方案”“中国品牌”“中国制造”。

另一个值得重视的是，当前临床诊治的倾向，并非不足，而是过度，缘于过度相信各种检查报告和实验结果，以及过于看重技术治疗的作用，而又轻漫于患者主诉、患者感受。其实“倾听你的患者，他会告诉你诊断”（奥斯勒），诊治过程是对另一个生命体的悉心体察和感情交流。避免过度诊治，避免技术和设备的炫耀，避免患者家属盲目相信而追影随行，做到优化诊疗、安全诊治、经济治疗。

三、强化人文修养和哲学理念，迎接新时代的挑战

随着科技的发展，专业和技术的学习、训练和掌握固然很重要，但强化人文修养和树立哲学理念具有根本性、终身性。

常常是，我们一旦进入知识和技术轨道，就可能随即将自己封闭起来，何以享受科学与艺术交融的激越、美妙，何以获得其相互砥砺的智慧升华！

近年来，不断翻新的“新名词”“新概念”令人眼花缭乱，从循证医学、转化医学、价值医学、数字医学、叙事医学、舒缓医学，到整合医学、精准医学等，作为技术目标、技术方向、技术方法，都有其积极、促进意义。但就其本质与内涵，并无哲学新意，我们可以在“矛盾论”“认识论”和“实践论”中，找到早已存在的淋漓尽致的阐述，只是我们学习得不够、理解得不够、应用得不够。而且，我们必须强调，这些医学都不能脱离、违背医学的人文本源，或者说是人文医学！无论是基础研究、临床研究、教学研究，也都应以人文为始基，以解决民生问题为目的。

未来的科学技术可能是机器人的时代，但却不应该是可以完全代替医生和护士，或者是机器人的医学时代。高效的现代检查治疗技术和机械流程会导致医生和患者的分离，导致系统、整体和辩证统一的丧失，活生生的人可能成为被分割的一个个部件，经过在冰冷的流水线上。我们甚至毫不夸张地说，无人文精神的科技，特别是医学，不啻一种破坏力。人文精神把握科技方向，确定人类在自然中的位置和行为，以及前行的道路。

因此，新世纪的医生，应该加强人文修养和哲学理念，不要把自己限定在一个狭窄的领地内，我们要学习更多，包括哲学的思考、艺术的观察，以及真正医生的感受和表达。无论怎样，我们要把自己定位于一个读者：医学的读者、哲学的读者、文学的读者、人性的读者、生活的读者……如此，我们会坚守信念、真诚友善、敬业爱业，在科技如此发展的当下，尤其需要一种哲学与人文的再教育，应该在医界掀起一场“人文风暴”。只有从医学本质上修炼，才能真正提升我们的职业洞察、职业智慧、职业精神和职业能力，走向新的征程！

CME TEXTBOOKS NATIONAL PROJECT

第2章 阴道微生物与女性生殖系统病变的相关性研究进展

杨　洁　郭丽娜
中国医学科学院　北京协和医学院　北京协和医院

存在于人体的共生微生物与人类健康及疾病发生、发展的关系密切。随着分子生物学测序手段的进展，已有越来越多的研究关注了除肠道以外的其他身体部位中的菌群，以及局部细菌群落结构对健康和疾病的影响。女性生殖道与外界相连通，是人体中微生物的一个重要定植场所，生殖道菌群的稳态与女性的健康和疾病息息相关。近年来研究发现，生殖道菌群和女性肿瘤的发生存在千丝万缕的联系。本文就微生物环境对女性生殖道疾病，尤其是肿瘤相关疾病的病理生理学的影响进行总结和回顾。

一、阴道微生物与炎症

与肠道菌群的特点相反，健康女性的阴道微生物种类较少，菌群多样性低的人阴道内环境更稳定。研究发现，对菌群多样性高的女性进行长期随访监测，其阴道菌群的变化较大，且阴道炎症因子水平较高。阴道菌群存在动态变化，健康女性的阴道菌群仍以一种相对稳定的构成存在，即绝大多数健康女性都是以乳酸杆菌为优势菌，这种阴道微生物环境的稳态对女性生殖道健康具有重要意义，乳酸杆菌为优势菌种的女性阴道 pH 通常＜4.5，乳酸杆菌嗜酸性的生理特点使得其他细菌难以与之共存，从而达到防御其他细菌感染的作用，因此，以乳酸杆菌为优势菌群的女性阴道内环境较为稳定。相对的，以厌氧菌为主的阴道菌群的构成多样性高，但不是明显的优势菌，其阴道 pH 也较高，菌群构成波动性也相对较大。随着测序等分子生物学技术的应用，研究者对阴道微生物的群落构成的认识较之前更加丰富，主要依据乳酸杆菌的菌种类型进行了阴道菌群分类（community state types，CST），CST Ⅰ 主要是卷曲乳酸杆菌（L. cripatus），CST Ⅱ 主要为加氏乳酸杆菌（L. gasseri），为最常见的两种类型；CST Ⅲ 主要为惰性乳酸杆菌（L. iners），CST Ⅴ 为詹氏乳酸杆菌（L. jensenii）。而 CST Ⅳ 中乳酸杆菌含量较少，多种厌氧微生物共同存在，如阴道加德纳菌（Gardnerella）、巨型球菌（Megasphera）、纤毛菌属（Sneathia）及普氏菌属（Provotella），这一阴道菌群类型的女性通常合并细菌性阴道病（bacteria vaginosis，BV）。

阴道菌群失调通过调节免疫反应、产生致病原等引起女性生殖道的疾病，最常见的与阴道菌群失调相关的疾病是阴道感染和炎性反应。例如，长期使用抗生素、器官移植或存在免疫抑制情况的女性阴道菌群平衡被破坏，容易发生念珠菌性阴道炎和细菌性阴道病。阴道菌谱的分析表明，阴道微生物多样性增加和炎性反应正相关，以厌氧菌等为主的混合菌群类型（CST Ⅳ）的女性炎症因子较乳酸杆菌为主的女性多。相应的，细菌性阴道病患者的阴道乳酸杆菌明显减少，普氏菌属的丰度增加。近年来研究表明，阴道微生物的构成和其他感染也存在相关性。前瞻性的研究显示，乳酸杆菌为优势菌群的女性感染人类免疫缺陷病毒（human immunodeficiency virus，HIV）的风险降低。随访非洲 HIV 高危地区女性的阴道菌群发现，CST Ⅳ型的健康女性阴道炎症因子水平明显高于其他类型，阴道菌群可能通过调节局部的炎性反应，从而募集淋巴细胞进行免疫反应，影响病原体的清除或侵入。

传统的细菌鉴定方法主要是涂片革兰染色和微生物培养，耗时长、检出率低、假阳性高是过去限制菌群测定的短板。基于传统方法的研究提示阴道微生物由 20～140 种细菌构成。随着二代测序技术的广泛应用，快速全面地分析测定微生物群落成为可能，通过测定细菌 16S rRNA 的高度保守片段甚至是进行宏基因组测序，可以准确全面地分析出标本的细菌构成。Ravel 等首次测定了 396 例健康女性的阴道微生物，发现了 282 种菌群，并且阴道微生物构成是动态变化的，存在明显的种族、地域差异，即使是同一女性随着月经周期和年龄变化，甚至在性生活前后阴道菌群的构成也有些微差别。这些结果表明，新的检测技术带来了大量细菌群落的信息，阴道微生物的构成远比过去我们认识的要复杂。该技术为深入研究阴道微生物对健康及疾病的病理生理机制奠定了基础。

二、阴道微生物与人乳头瘤病毒感染及子宫颈癌

阴道微生物的致癌作用仍处于初期探索阶段，目前有多个研究报道，阴道菌群构成与人乳头瘤病毒（human papilloma virus，HPV）感染存在相关性（表 2-1）。阴道菌群稳定对于宿主正常的免疫功能极为重要，在预防感染或清除 HPV 方面起重要作用。阴道微生物多样性高者合并 HPV 感染的风险增加，梭菌属微生物包括纤毛菌等，和 HPV 感染的相关性最高，而加氏乳酸杆菌、惰性乳酸杆菌和 HPV 的清除关系最密切。

表 2-1 应用二代测序技术分析阴道菌群与 HPV 感染和子宫颈病变联系的研究

研究	研究对象	标本	分析技术	主要结果
HPV 感染				
Gao 等，2013	70 例子宫颈细胞学正常的健康女性 32 例 HPV（－）； 38 例单一 HPV HR（＋）	子宫颈及穹隆拭子取样 HPV DNA 测定：引物 MY09/ MY11 和 GP51/ GP61，杂交捕获	16S rRNA PCR 及变性梯度凝胶电泳，质粒测序匹配 BLAST 数据库	HPV（＋）者阴道菌群多样性较 HPV（－）者复杂； 乳酸杆菌是主要菌群；HPV（＋）者加氏乳酸杆菌、阴道加德纳菌分离率高
Lee 等，2013	68 对双胞胎女性； 45 例绝经前女性	子宫颈液基细胞学涂片 HPV DNA 测定：引物 MY09/ MY11 和 GP51/ GP61，HPV 分型	V2～V3 16S rRNA 提取，454 Life Sciences FLX Titanium 测序	HPV（＋）者阴道菌群多样性较 HPV（－）者复杂，乳酸杆菌比例低； 梭菌属和 HPV 感染存在相关性； HPV 不一致的双胎显示 HPV（＋）者惰性乳酸杆菌少
Brotman 等，2014	32 例育龄期女性每 2 周取样持续至少 16 周（937 个微生物样本，930 例 HPV 结果） 5 例持续 HPV(－)； 2 例 HPV 亚型(＋)； 25 例多种 HPV 亚型（＋）	子宫颈取样，中段阴道取样，HPV DNA 测定：探针	V1～V2 16S rRNA，27F/338R 引物基因测序	CST 和 HPV 清除有关，与新发感染无关； CST Ⅳ 较 CST Ⅰ更容易出现 HPV 转阳性； CST Ⅱ 的 HPV 清除速度最快，CST Ⅳ清除速度最慢

（待续）

（续表 2–1）

研究	研究对象	标本	分析技术	主要结果
SIL/ICC				
Mitra，2013	169 例女性 正常（n=20）； LSIL（n=52）； HSIL（n=92）； ICC（n=5）	后穹隆取样，液基细胞学；HPV DNA 测定，实时 HR-HPV 探针	16S rRNA，Ilumina MiSeq SOP Pipeline	CST Ⅳ和疾病严重程度相关； CST Ⅰ和疾病严重程度负相关； HSIL 梭菌属、厌氧菌比例高
Oh，2015	CIN Ⅰ（n=55）； CIN Ⅱ或Ⅲ（n=15）； 正常（n=25）； ASCUS（n=25）	子宫颈刷取标本，HPV DNA 测定，捕获杂交 Ⅱ DNA 检测	DNA 获取，分析 V1～V3 16S rRNA，454 GS Junior，EMBL SRA 数据库	CIN 病变重的危险因素，以阴道奇异菌、阴道加德纳菌、惰性乳酸杆菌为主，乳酸杆菌少（*OR* 5.8，95% *CI* 1.73～19.4），阴道奇异菌（*OR* 6.63，95% *CI* 1.61～27.2）
Piyathilake，2016	HR-HPV（＋） CIN Ⅰ（n=90） CIN Ⅱ（n=208） CIN Ⅲ（n=132）	子宫颈黏液细胞学，HPV DNA 检测，13 个亚型	DNA 提取，V4 16S rRNA（Ilumina MiSeq）	CIN Ⅱ以上的惰性乳酸杆菌多，梭菌多（*OR* 3.48，95% *CI* 1.271～9.55） DNA 氧化损伤对 VM 和 HPV 生活史无影响

阴道菌群构成与宫颈上皮内瘤变（cervical intraepithelial neoplasia，CIN）的相关性见表 2–2。总的来说，阴道卷曲乳酸杆菌含量高的人群阴道环境更健康，而惰性乳酸杆菌可能仅与子宫颈癌或其同时合并 HPV 感染相关，并且在 HPV 感染者中出现高级别子宫颈上皮病变的可能性增加。但也有研究发现，惰性乳酸杆菌可能与子宫颈癌及其鳞状上皮病变的风险降低有关。其他乳酸杆菌菌种与子宫颈病变的相关性也并非恒定不变。

表 2–2　阴道微生物与 HPV 感染及 CIN 之间的关系

细菌	与 HPV 感染相关	与 HPV 清除相关	与 CIN 相关
惰性乳酸杆菌	否	是	是
加氏乳酸杆菌	是	是	否
阴道加德纳菌	是	否	是
阴道阿托波菌	是	否	是
梭菌属	是	否	是
纤毛菌属	是	否	是

三、子宫内膜微生物与胚胎移植及子宫内膜癌

以往认为子宫、盆腔是相对无菌的，而最近的研究表明，子宫内膜中也定植了多种微生物，子宫内膜微生物在不孕、辅助生殖、妊娠并发症等方面都存在重要的影响。虽然子宫内膜微生物的研究仍处于起始阶段，已经有报道表明子宫内膜微生物可能影响受精卵的着床及子宫内膜癌的发生，而盆腔的微生物构成可能也与盆腔炎、卵巢癌等疾病有所关联。

Mitchell等收集因良性疾病进行宫腔镜检查女性的子宫内膜标本进行特定微生物PCR鉴定，发现女性生殖道上部和下生殖道的菌群构成和丰度均有较大差异。Moreno等使用二代测序方法检测子宫灌洗液标本的细菌16S rRNA也提示类似的结果，所有的子宫灌洗液标本均为有菌环境，以乳酸杆菌为主，其次为加德纳菌、普氏菌属、纤毛菌等，而且乳酸杆菌为优势菌（>90%）的女性胚胎移植的成功率高于微生物多样性复杂的女性。一项子宫内膜癌的研究中，以10名正常女性子宫作对照，选取4名子宫内膜不典型增生患者和17名子宫内膜癌患者，收集这些患者生殖道不同部位的标本，分析其细菌群落构成；在子宫内膜癌和子宫内膜不典型增生的患者中，阴道、子宫颈、输卵管、卵巢等部位的微生物结构存在差异，一些厌氧菌类如厚壁菌门、螺旋体门、放线菌属、拟杆菌、变形菌门与子宫内膜癌关系密切，阴道阿托波菌、卟啉单胞菌与疾病相关，尤其是阴道pH>4.5的情况下。以往观点认为子宫内膜癌主要由雌激素的作用引起，从微生物的研究看来，子宫内膜癌的发生不仅仅是由雌激素刺激引起，阴道微生物可以调节局部微环境的炎性反应。因此，有学者认为，子宫内膜及盆腔微生物与盆腔炎症及子宫内膜癌的发生亦有关联，微生物环境平衡破坏可能使得子宫内膜癌的风险增加（图2-1）。

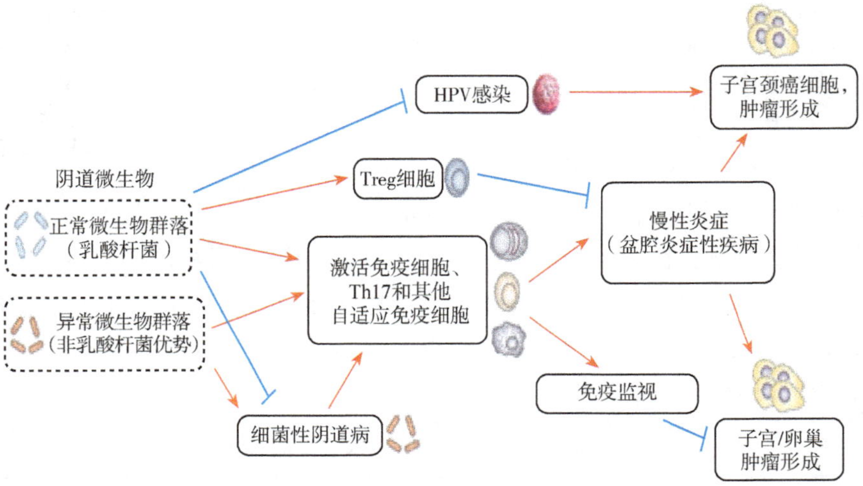

图2-1 阴道微生物与妇科肿瘤的发生

［引自：Champer M, Wong AM, Champer J, et al. The role of the vaginal microbiome in gynaecological cancer. BJOG, 2017］

四、阴道菌群在女性生殖系统病变中的作用机制探讨

肠道微生物的研究显示，微生物环境参与了免疫调控、致癌机制等多种人类疾病相关的进程。阴道菌群稳定对于宿主正常的免疫功能极为重要，在预防感染或清除HPV方面发挥了重要作用。恶性肿瘤的发生是长期病变的结果，更长时间的纵向随访研究将有助于阐释阴道微生物和女性生殖系统恶性肿瘤之间的因果关系，现有研究资料提示可能与下述多种因素有关。

1. 诱发炎性状态 研究表明，阴道菌群以乳酸杆菌为主的女性子宫颈和阴道微环境处于非炎性状态；而BV时阴道、子宫颈的免疫因子发生变化，IL-8及IL-2β升高，可引起促炎性反应。其他一些研究也表明，BV相关的CST Ⅳ类微生物可以引起炎性因子的释放。炎性微环境可以破坏子宫颈上皮的防御屏障，促使HPV侵入及DNA破坏，HPV的E6和E7片段又影响细胞凋亡和修复，从而出现子宫颈上皮细胞异常增生。体外实验表明，乳酸杆菌可以引起针对子宫颈癌细胞的细胞毒作用，向正常的子宫颈成纤维细胞株和子宫颈癌HELA细胞株中加入卷曲乳酸杆菌和加氏乳酸杆菌可以引起肿瘤细胞的凋亡，这也说明肿瘤细胞、微生物和炎性微环境可能在肿瘤的发生中互相影响。临床横断面研究也显示，BV 的患者合并 HPV 感染的比例升高。一项荟萃分析结果表明，BV 患者 HPV 感染比例显著高于正常阴道环境的女性（*OR* 1.43，95% *CI* 1.11～1.84），阴道菌群多样、无乳酸杆菌的内环境有利于 HPV 持续性感染。

2. 产生或中和致癌物　有研究表明 CST Ⅳ环境下微生物产生的胺增加，引起亚硝胺增加。吸烟与肿瘤的研究已经表明亚硝胺可致癌，而胃肠道微生物的体内研究表明乳酸杆菌可以中和这些致癌物质。

3. 氧化应激反应　一些研究认为，阴道菌群可能通过氧化应激反应来影响 HPV 的清除和肿瘤的形成，胃肠道微生物的研究已经证实了微生物通过氧化作用产生致癌物从而引起肿瘤，但目前还未能发现阴道微生物与上皮内瘤变的氧化应激直接关系。有研究发现，BV 产生氧化应激反应使得宿主的 DNA 被破坏，HPV 可以整合到宿主的基因中，E6 和 E7 基因过度表达，同样也诱发氧化应激反应，导致细胞增生和凋亡，减少肿瘤发生。

4. 部分细菌产主的抗菌效应　有研究表明，子宫颈上皮可以分泌一些具有杀灭微生物作用的短肽，被称为"天然抗生素"，这些短肽也有杀病毒的作用。一项体外研究表明，从阴道中分离出的卷曲乳酸杆菌、加氏乳酸杆菌、詹氏乳酸杆菌可以影响白色念珠菌的生长、菌丝形成及毒性相关基因的表达，其中卷曲乳酸杆菌的抗菌效应最强，可抑制超过 60% 的白色念珠菌的生长，其抗菌效应可能是通过分泌抗菌物质及过氧化氢与有机酸共同作用完成。细菌可能通过影响细胞代谢和信号通路，从而调节宿主分泌这些短肽的能力，改变阴道、子宫颈的微环境。

现有研究具有一定的局限性。阴道菌群呈动态变化，受多方面因素影响，如采样日期所处月经周期的时段、是否使用口服避孕药、性生活情况，以及种族、地域等都对阴道菌群有一定的影响。另外，采样条件和方式不同所测定出的菌群谱亦有差异，对同一女性的阴道穹隆和中段分别取样测定出的菌种也时常不一致。有关阴道菌群对宿主免疫等方面的分子调控方式也有待进一步深入研究，以进一步阐明微生物在疾病发生、发展过程中的病理生理作用，从而有助于疾病的预防及药物的研发。

参考文献

[1] Champer M，Wong AM，Champer J，et al. The role of the vaginal microbiome in gynecological cancer. BJOG，2017，doi：10.1111/1471-0528. 14631. [Epub ahead of print].

[2] Anahtar MN，Byrne EH，Doherty KE，et al. Cervicovaginal bacteria are a major modulator of host inflammatory responses in the female genital tract. Immunity，2015，42（5）：965-976.

[3] Witkin SS，Linhares IM. Why do lactobacilli dominate the human vaginal microbiota? BJOG，2017，124（4）：606-611.

[4] Gajer P，Brotman RM，Bai G，et al. Temporal dynamics of the human vaginal microbiota. Sci Transl Med，2012，4（132）：132-152.

[5] Green KA，Zarek SM，Catherino WH. Gynecologic health and disease in relation to the microbiome of the female reproductive tract. Fertil Steril，2015，104（6）：1351-1357.

[6] Hong KH，Hong SK，Cho SI，et al. Analysis of the vaginal microbiome by next-generation sequencing and evaluation of its performance as a clinical diagnostic tool in vaginitis. Ann Lab Med，2016，36（5）：441-449.

[7] Gorgos LM，Sycuro LK，Srinivasan S，et al. Relationship of specific bacteria in the cervical and vaginal microbiotas with cervicitis. Sex Transm Dis，2015，42（9）：475-481.

[8] Martin DH，Marrazzo JM. The vaginal microbiome：Current understanding and future directions. J Infect Dis，2016，214 Suppl 1：S36-S41.

[9] Gao W，Weng J，Gao Y，et al. Comparison of the

vaginal microbiota diversity of women with and without human papillomavirus infection: a cross-sectional study. BMC Infect Dis, 2013, 13: 271.

[10] Brotman RM, Shardell MD, Gajer P, et al. Interplay between the temporal dynamics of the vaginal microbiota and human papillomavirus detection. J Infect Dis, 2014, 210 (11): 1723–1733.

[11] Mitra A, MacIntyre DA, Marchesi JR, et al. The vaginal microbiota, human papillomavirus infection and cervical intraepithelial neoplasia: what do we know and where are we going next ? Microbiome, 2016, 4 (1): 58.

[12] Mitra A, MacIntyre DA, Lee YS, et al. Cervical intraepithelial neoplasia disease progression is associated with increased vaginal microbiome diversity. Sci Rep, 2015, 5: 16865.

[13] Oh HY, Kim BS, Seo SS, et al. The association of uterine cervical microbiota with an increased risk for cervical intraepithelial neoplasia in Korea. Clin Microbiol Infect, 2015, 21 (7): 674.

[14] Piyathilake CJ, Ollberding NJ, Kumar R, et al. Cervical microbiota associated with higher grade cervical intraepithelial neoplasia in women infected with high-risk human papillomaviruses. Cancer Prev Res (Phila), 2016, 9 (5): 357–366.

[15] Lee JE, Lee S, Lee H, et al. Association of the vaginal microbiota with human papillomavirus infection in a Korean twin cohort. PLoS One, 2013, 8 (5): e63514.

[16] Seo SS, Oh HY, Lee JK, et al. Combined effect of diet and cervical microbiome on the risk of cervical intraepithelial neoplasia. Clin Nutr, 2016, 35 (6): 1434–1441.

[17] Audirac-Chalifour A, Torres-Poveda K, Bahena-Roman M, et al. Cervical microbiome and cytokine profile at various stages of cervical cancer: A pilot study. PLoS One, 2016, 11 (4): e0153274.

[18] Brotman RM, Shardell MD, Gajer P, et al. Association between the vaginal microbiota, menopause status, and signs of vulvovaginal atrophy. Menopause, 2014, 21 (5): 450–458.

[19] Gardner HL, Dukes CD. New etiologic agent in nonspecific bacterial vaginitis. Science, 1954, 120 (3125): 853.

TORCH 相关问题探讨

第 3 章

刘俊涛
中国医学科学院　北京协和医学院　北京协和医院

妊娠期 TORCH 筛查中“TORCH”一词由 Nahmias 等于 1971 年最早提出，是一组可引起先天性宫内感染及围生期感染致新生儿畸形的病原体，包括：T(toxo-plasma，TOX，弓形虫)，O(others，如柯萨奇病毒、梅毒螺旋体、微小病毒等)，R（rubella virus，RV，风疹病毒），C（cytomegalovirus，CMV，巨细胞病毒），H（herpes simplex virus，HSV，单纯疱疹病毒，分为Ⅰ型和Ⅱ型）。其宫内感染与不良妊娠结局和出生缺陷的相关性早有报道。孕妇妊娠期不同阶段、不同病原微生物感染对母体、胎儿、婴儿的影响存在极大差异。近年来，国内外基于临床最新研究证据，不断推出妊娠期感染性疾病筛查、诊断及处理的合理方案。对妊娠期不同类型感染性疾病的诊治进行讨论，进而提高临床医生的认识水平，规范相关疾病的处理，具有重要意义。

一、TORCH 感染对母儿的影响

TORCH 感染对于母体的影响不是很严重，而且无特殊的临床表现，因此，不通过相关实验室检查，很难得到明确诊断。TORCH 感染可能会造成胎儿的结构异常，也可以没有明显的结构异常，但是会导致严重的智力、视力、听力障碍等功能异常，这些功能异常无法在产前诊断，一般到出生以后才会被发现。

对于胎儿和新生儿来讲，TORCH 感染的后果可以是轻微的，也可以是很严重的，由于缺少权威的临床流行病学数据，临床上对 TORCH 检测结果的解读混乱，这给后续处理方案的选择带来很大的麻烦。实际上，对于 TORCH 感染的后果，不同年代的文献说法也不一样。目前教科书或很多文献引用的数据多是来自于风疹病毒或巨细胞病毒感染大流行时代的数据，所以大家看到的是：TORCH 感染会引起发生率比较高的严重后果。实际上，在临床上我们很少看到如此严重的后果，可能的原因是目前看到的 TORCH 感染基本上都是散发的，病毒的毒力并不如病毒大流行时代那么强，因此后果往往不会像教科书中描述的那么严重，发生率也不会那么高。总之，母体感染并不一定发生胎儿宫内感染，胎儿感染不一定发生严重的后果。

二、妊娠期 TORCH 筛查及诊治策略

1. 风疹　风疹，也称德国麻疹，属儿童期疾病。风疹病毒主要通过呼吸道传播，未妊娠时通常表现为轻微自限性疾病。然而，孕妇感染风疹病毒后能经胎盘传给胎儿，使胎儿患先天性风疹

综合征，其畸形主要包括先天性白内障、先天性心脏病和神经性耳聋等。国内10%～15%的妇女RV-IgG阴性，在RV流行期间容易受到感染，因此需要进行主动免疫。建议准备生育的妇女在孕前3个月常规进行RV-IgM、IgG抗体定量测定，RV-IgG抗体阴性的妇女应到当地疾病预防控制中心注射麻风腮三联疫苗后避孕1～3个月后计划妊娠。孕早期不小心接种疫苗或接种后立即妊娠，孕妇是安全的，因为尚无该种情况下患先天性风疹综合征的病例报道。在孕11周前发生的RV宫内感染所致胎儿出生缺陷率高达90%，以后逐渐下降，在孕20周后感染风疹一般不会导致先天畸形，但可导致胎儿生长受限（FGR）。

2. 巨细胞病毒 绝大部分成人感染CMV无症状或症状轻微，我国成人CMV-IgG抗体阳性率在90%以上。孕期CMV原发性感染率为0.7%～4%，而垂直感染率高达30%～40%。孕期CMV复发感染导致垂直感染率为0.15%～2%，但因CMV复发感染孕妇基数大，导致新生儿CMV感染人数要远多于原发性感染导致的新生儿感染人数；另外，变异型CMV病毒株再次感染孕妇时，机体的免疫保护作用降低。因此，需要重视对CMV复发感染和再次感染孕妇的监测，在孕早、中、晚期定量测定尿液CMV-DNA，评估产前诊断措施的必要性和可能性。

妊娠期初次母体巨细胞病毒感染的诊断应该基于孕妇血清中病毒特异性IgG抗体的新出现（这些孕妇之前的血清反应为阴性）或者发现特异性的IgM抗体并伴随IgG抗体亲和力的降低。复发感染的诊断应该基于孕妇之前检测IgG抗体阳性，本次IgG抗体滴度的显著升高（定量检测上升4倍），伴有或者不伴有IgM抗体的出现，以及IgG的高亲和力（≤16周）；唾液或咽拭子标本或人体其他组织培养巨细胞病毒阳性；或者从尿液、唾液或咽拭子标本或人体其他组织定量PCR检测巨细胞病毒高拷贝数。对初次感染孕妇，应告知夫妻双方其宫内垂直传播和胎儿感染风险为30%～40%，如胎儿被感染，其出生后出现后遗症的风险为20%～25%。对复发感染的孕妇，也应告知夫妻双方，其宫内垂直传播和胎儿感染的风险为1%，如果胎儿被感染，其出生后出现后遗症的风险为20%～25%。胎儿巨细胞病毒感染的产前诊断应该基于羊膜腔穿刺术。羊膜腔穿刺术应该在妊娠21周后，并且在推测母体感染至少7周后进行。这个时间间隔非常重要，因为胎儿感染后病毒在肾的复制需要5～7周，分泌到羊水中的病毒量才可以被检出。孕妇复发巨细胞病毒感染时，可以考虑采取羊膜腔穿刺，但由于垂直传播率低，相应的风险获益比并不高。一旦诊断胎儿巨细胞病毒感染，孕妇应该每隔2～4周进行系列超声检查以便发现超声声像异常。这种声像异常有助于推测胎儿的预后，但应认识到超声声像没有异常并不能确保胎儿正常。

3. 弓形虫 免疫功能健全的成人初次感染TOX后，仅10%～20%的患者出现临床症状，预后良好。如果未经过治疗，虫血症的孕妇可通过胎盘垂直传播导致胎儿宫内感染。宫内感染的胎儿出生时不一定表现出症状，绝大部分在出生后会逐渐出现脉络膜视网膜炎、严重视力损伤、听力丧失或神经系统发育迟缓等后遗症。发生在早孕期的TOX宫内感染对胎儿的危害最严重。对于有寄生虫感染症状或者母体在孕期有TOX感染史的新生儿，在出生后2周内检测到血清TOX-IgM抗体可确诊为TOX先天性感染。

为确认弓形体感染，下列情况应该使用PCR技术检测羊水中弓形体DNA：①孕妇诊断为初次感染；②血清学测定不能确认或排除急性感染；③出现异常超声结果（颅内钙化、小头畸形、脑积水、腹水、肝脾大或严重的胎儿宫内生长受限）。羊膜穿刺时间应>18周，而且在母亲疑似感染4周后，以降低假阴性结果的发生。疑似孕妇弓形体感染，应该用超声筛查，看超声结果是否与TORCH结果一致。包括但不限于颅内钙化、小头畸形、脑积水、腹水、肝脾大或严重的胎儿宫内生长受限。如果怀疑有急性感染，重复测试应在2～3周内进行，并考虑到立即开始乙酰螺旋霉素治疗，无须等待重复测试的结果。如果产妇感染已得到证实，但目前还不知道胎儿是否被感染，应给予乙酰螺旋霉素对胎儿进行预防（防止垂直传播）。已确诊或高度怀疑胎儿感染的孕妇（羊水PCR阳性），应联合使用乙胺嘧啶、磺胺嘧啶、甲酰四氢叶酸给予治疗。

4. 单纯疱疹病毒 HSV是一种嗜神经疱疹病毒，病毒潜伏在神经节，一经感染终身携带。大部分成人感染HSV会有轻微症状或典型的疱疹。我国成人HSV-IgG抗体阳性率约为95%，既可以是HSV-Ⅰ型既往感染导致（占70%～80%），也可以是HSV-Ⅱ型既往感染导致（占20%～30%）。妊娠晚期妇女患有原发性HSV时，新生儿获得HSV传染的概率非常高，临床医生应建议孕妇采取剖宫产降低感染风险。孕妇分娩期间HSV感染复发，对于有前驱症状或怀疑已存在的功能损害与HSV有关时，应给予剖宫产。对于妊娠期复发的HSV，应在第36周给予阿昔洛韦和伐昔洛韦抑制病毒复制，降低病变发生概率，减少病毒传播，同时降低剖宫产率。准备妊娠或妊娠妇女无HSV感染病史，但配偶患有生殖器HSV感染时，应在妊娠前或在妊娠期间尽早进行血清学检查，确诊是否感染HSV，并在妊娠第32～34周复查。

5. 微小病毒B19 微小病毒B19只感染人类，是儿童传染性红斑的致病因子，大部分成人感染后可不出现典型的临床症状。国内缺乏各地人群对微小病毒B19自然免疫的多中心研究资料，不良妊娠结局的部分病例与微小病毒B19宫内感染有关。发生在妊娠20周以前的原发性感染孕妇中约33%经胎盘垂直传播，可导致胎儿严重并发症。微小病毒B19宫内感染可导致胎儿贫血、水肿、胸腔积液及腹水等，8%～20%的非免疫性水肿胎儿是由感染微小病毒B19所致，严重者可发生自然流产。孕妇传染性红斑通常不需要治疗，胎儿贫血严重者需要宫内输血。对有免疫缺陷的微小病毒B19感染患者，由于其不能产生足够的病毒特异性抗体，应用含有B19-IgG抗体的免疫球蛋白治疗。对超声观察到有水肿征象的胎儿，需通过测量胎儿大脑中动脉收缩期峰值流速，以排除胎儿贫血。若出现胎儿贫血，则需要转诊到胎儿医学中心观察，必要时给予胎儿宫内输血治疗。如果胎儿网织红细胞计数较高，则胎儿骨髓再生障碍已经处于痊愈阶段，胎儿水肿无须治疗可痊愈。若胎儿网织红细胞计数较低，脐带血穿刺宫内输血可显著改善胎儿预后。

三、TORCH筛查面临的挑战

从TORCH概念的提出至今已有近半个世纪，对妊娠期的TORCH筛查到底该不该做、怎么做，目前在医学界还存在着很大的争议。20世纪末，国外有很多专家反对这种“打包”形式的筛查，而主张根据患者的具体情况来选择具体的筛查项目。

2011年中华医学会妇产科学分会产科学组制定的《孕前和孕期保健指南》第1版，将产前TORCH检查列为孕前3个月首位的备查项目，从2010年4月迄今，我国已将孕前TORCH检查作为我国免费孕前优生健康检查的项目，目前已在全国开展。而欧洲和北美一些国家自2008年以来先后由政府及妇产科协会批准颁布了一些TORCH检查的指南。近年来随着我国产前诊断技术的不断开展，超声诊断技术的不断提高及磁共振成像技术的引进，发现越来越多的胎儿畸形与孕期TORCH感染有关。

TORCH感染的筛查与诊断不仅仅涉及产科医生，还需要超声科、实验室、新生儿科及儿科的多学科合作和随访配合。而国内的现状是各学科之间沟通很少，对高危新生儿缺乏系统的检查与随访。所以，TORCH检查在中国开展了这么多年，我们依然无法得出一个有循证医学证据的、基于中国人群的可靠的临床结论，可以让我们对患者进行负责任的临床咨询。目前大家所使用的数据还是国外的数据，这显然不合适。

由于产前孕妇感染状态及宫内感染诊断方法的限制，筛查的价值也受到限制。筛查结果无论阴性还是阳性，都可能引起患者的焦虑心理。孕前TORCH筛查的感染率较低，需要衡量经济成本投入和风险获益比。而对于孕期TORCH检查的对象是针对所有孕妇还是高危孕妇，也是存在争议的。如果针对高危孕妇则可降低成本，但有可能产生遗漏；如果针对所有的孕妇又会产生较高的成本。采集新生儿血液进行IgM抗体、核酸的检测，能够初步筛查出先天感染患儿，从而对患儿进行早诊断、早治疗及减少后遗症。但是，关于新生儿筛查，各国的政策不同。目前我国TORCH检查的手段不规范，研究资料也很有限，特别是缺乏一些大样本随机研究。如何建立一个适合中国国情的TORCH筛查方案？关于孕期筛查的这些问题需要不断思考和解决。

四、TORCH筛查的国内专家共识

多年的临床研究提示，多数育龄女性孕前曾感染过风疹、CMV、微小病毒B19等，孕妇原发性感染少见。因此，许多年前从成本效益出发，欧美等许多国家孕期已经不再常规进行TORCH的筛查，我国多数医院也逐渐取消孕期常规TORCH感染的筛查。2004年董悦等即强调需要对围生期TORCH感染筛查重新评价，文中指出需要正确、客观、全面地向患者解读TORCH筛查结果，对于孕妇血清学病原微生物IgM抗体阳性者需要进一步取证，如进行超声、羊水穿刺或脐血穿刺以确定胎儿有无感染及受累等。

近年来，国内外均发表了与TORCH感染相关的临床实践指南，但在检测、诊断和干预等问题上尚有内容需要补充。2016年国内相关学科临床专家就TORCH感染筛查、诊断及干预的临床路径进行了专题研讨，达成共识如下。①不是所有的TORCH病原体都需要孕前或孕期筛查；对围生期女性不需要进行单纯疱疹病毒抗体分型检测，若无临床症状，不需要等待其IgM抗体转阴再妊娠。②检测TORCH-IgM、IgG抗体时应采用定量技术，保存检测过的剩余血清样本对可能的后续诊断有不可替代的参考价值。③不能依据血清学筛查阳性结果做出终止妊娠的决定。④重视对巨细胞病毒再次感染的孕期监测。⑤慎重使用介入性产前诊断技术，在确认孕期TORCH感染的5～7周并可见胎儿影像学异常后，孕18周后采取羊水标本进行病原体DNA或RNA的检测，可以结合脐血样本的IgM抗体检测进行产前诊断；超声及MRI检查有助于评估宫内感染的胎儿预后。⑥注意孕妇和胎儿的弓形虫感染治疗方法不同。⑦胎儿非免疫性水肿或不明原因胎死宫内的孕妇需要检测微小病毒B19抗体状态，对确诊贫血的存活胎儿有微小病毒B19宫内感染时，可给予宫内输血治疗。

综上所述，妊娠期合并不同类型的感染，会对母儿造成不同程度的影响。尽管国内外不断有研究结果出现，但不难看出相关的临床处置的循证医学证据级别不高，我们应在临床实践中不断提高对其诊断和处理水平，以改善母儿的预后。

参考文献

[1] di Carlo P, Romano A, Casuccio A, et al. Investigation and management of Toxoplasma gondii infection in pregnancy and infancy: a prospective study. Acta Pharmacol Sin, 2011, 32 (8): 1063-1070.

[2] Revello MG, Gerna G. Diagnosis and management of human cytomegalovirus infection in the mother, fetus, and newborn infant. Clin Microbiol Rev, 2002, 15 (4): 680-715.

[3] Gonczol E, Andrews PW, Plotkin SA. Cytomegalovirus infection of human teratocarcinoma cells in culture. J Gen Virol, 1985, 66 (Pt 3): 509-515.

[4] 李冰琳，屈新中，王淑莉，等. 妊娠期妇女人细小病毒B19感染与死胎及胎儿畸形关系的研究. 中华妇产科杂志，2001，36（1）：24-26.

[5] 中华医学会妇产科学分会产科学组．孕前和孕期保健指南（第 1 版）．中华妇产科杂志，2011，46（2）：150–153.
[6] 董悦．对围产期 TORCH 感染筛查的重新评价．中华妇产科杂志，2004，39（11）：725–728.
[7] 全军计划生育优生优育专业委员会．妊娠期 ToRCH 筛查指南．解放军医药杂志，2014，26（1）：102–116.
[8] American Couege of Obstetricians and Gynecologists. Practice bulletin no. 151：Cytomegalovirus，parvovirus B19，varicella zoster，and toxoplasmosis in pregnancy. Obstet Gynecol，2015，125（6）：1510–1525.
[9] 章锦曼，阮强，张宁，等．TORCH 感染筛查、诊断与干预原则和工作流程专家共识．中国实用妇科与产科杂志，2016，32（6）：535–540.

CME TEXTBOOKS NATIONAL PROJECT

第 4 章 艾滋病、梅毒和乙型病毒性肝炎母婴阻断

孙丽君
首都医科大学附属北京佑安医院

艾滋病、梅毒、乙型病毒性肝炎（以下简称乙型肝炎）是影响人类健康的最主要的 3 类传染病，三者共同特点在于均经血液、性接触及母婴传播。我国 2001 年启动预防艾滋病母婴传播试点工作，十余年来，走过了从无到有、从一个试点地区到覆盖全国、从预防艾滋病一种疾病到整合预防艾滋病、梅毒和乙型肝炎母婴传播 3 种疾病的历程。实践证明，母婴阻断是减少 3 种疾病母婴传播风险的有效手段。如何阻断母婴传播，改善新生儿健康，是目前社会关注的重点。我国开展的母婴阻断项目已取得一定成效，2015 年婴儿病死率和 5 岁以下儿童病死率分别下降到 8.9‰ 和 11.7‰，提前实现了千年发展目标中降低儿童死亡率的目标。为了实现全民健康，这个可持续发展的战略目标应进一步加强母婴阻断，尤其是艾滋病、梅毒和乙型肝炎的母婴阻断，以尽量减少相关疾病的传播。

一、艾滋病母婴阻断

（一）人类免疫缺陷病毒母婴传播的途径及影响因素

人类免疫缺陷病毒（HIV）母婴传播主要有 3 种途径：①宫内感染，约占 37.5%；②产时感染，约占 33.3%；③母乳喂养，约占 29.2%。在 HIV 感染的儿童中，90% 以上经母婴传播，因此，进行母婴阻断是防止艾滋病流行的主要措施之一。影响 HIV 母婴传播的因素主要包括：病毒因素、母亲因素、分娩和哺乳因素、婴儿因素及其他因素。HIV-1 型病毒的传染性较强，目前母婴传播约 95% 为 HIV-1 型；HIV-2 型感染力较弱，引起母婴传播的危险性较小。母体 HIV 病毒载量的情况也与母婴传播具有密切关系。研究显示，母亲病毒载量水平是母婴传播的独立影响因素，病毒载量越高，发生母婴传播的危险性就越大。母亲 $CD4^+$T 淋巴细胞计数也与 HIV-1 经哺乳途径传播有关。Fawzi 等报道，母亲高病毒载量、低 $CD4^+$T 淋巴细胞计数和高红细胞沉降率是 HIV-l 经哺乳途径传播的主要危险因素。当 HIV RNA＜1000 拷贝 /ml 时，母婴传播的概率几乎等于 0 。分娩过程中阴道分泌物中 HIV 病毒水平、母亲患子宫内膜炎、生殖道溃疡、胎膜早破、胎盘早剥、羊膜腔穿刺及软产道裂伤等，均使 HIV 母婴传播危险性增加。

（二）HIV 母婴阻断的措施

母婴传播有多种途径，母婴阻断也需要采取综合措施。研究认为，采取综合干预措施可有效降低 HIV 母婴传播的风险，在发达国家可使 HIV 母婴传播率降低至 1%，在资源有限的国家或地区，HIV 母婴传播率也能从 40% 降低到 2%。目前国内所采取的综合措施主要包括以下几种。

1. 孕妇自愿咨询检测　在孕妇建立围产保健卡时进行 HIV 自愿检测咨询，告知艾滋病母婴传播及其对母婴危害的知识，使其自愿进行 HIV 免费检测。对于初筛阳性的孕妇，应进一步明确诊断。对于确诊艾滋病的孕妇，若其要求继续妊娠，应进行母婴阻断，并进行孕产期定期保健。

2. 药物干预　药物干预是 HIV 母婴阻断的重要措施之一。1994 年，第一个大规模临床试验证实了单用齐多夫定（AZT）或奈韦拉平（NVP）预防 HIV 母婴传播的有效性和安全性。研究显示，单剂齐多夫定进行 HIV 母婴阻断，将母婴传播率降至 6.6%，而 AZT 联合 NVP 治疗，可使母婴传播率降至 1.81%～5.38%。进一步采用三联治疗可以将母婴传播率降至 1% 。按照《国家免费艾滋病抗病毒药物治疗手册》第 4 版的要求，无论 $CD4^{+}T$ 淋巴细胞技术水平及临床分期如何，应即刻给予抗病毒治疗。目前我国的母婴阻断方案为 AZT 或替诺福韦（TDF）＋拉米夫定（3TC）＋洛匹那韦 / 利托那韦（LPV/r）或依非韦伦（EFV）*。

发达国家在母婴阻断药物的选择上更加宽裕，根据最新的美国健康与人类服务部（DHHS）指南，HIV 感染孕妇的初始治疗采用经典的三联方案，即双核苷骨架联合第 3 种药物组成的方案。母婴阻断的优选方案中，双核苷骨架包括阿巴卡韦（ABC）/3TC、TDF/FTC（或 3TC）及 AZT/3TC，第 3 种药物包括蛋白酶抑制药中利托那韦增效的阿扎那韦（ATV/r）和利托那韦增效的达芦那韦（DRV/r）、非核苷类抑制药中的 EFV 和整合酶抑制药中的拉替拉韦（RAL）&。

3. 安全分娩　孕妇未进行抗病毒治疗时，选择性剖宫产能明显降低 HIV 母婴传播率。孕妇经过规范的抗病毒治疗，病毒载量在检测阈值以下时，阴道分娩的母婴传播率可低于剖宫产。只要在分娩过程中避免会阴侧切、人工破膜、胎头负压吸引术和产钳助产术、宫内胎儿头皮检测等操作，阴道分娩具有很高的安全性。

4. 人工喂养　因 HIV 存在于 HIV 感染母亲的乳汁中，母乳喂养可造成 HIV 垂直传播。因此，HIV 产妇应尽量避免母乳喂养。如果没有单独人工喂养的条件，母亲需要在整个哺乳期进行抗病毒治疗，并避免母乳和代乳品的混合喂养。既往研究显示，婴儿 6 个月时纯母乳喂养的 HIV 抗体阳性率为 16.0%，纯人工喂养者为 3.7%，而混合喂养者为 20.4%。在资源有限的国家或地区，没有优质和安全的食品会影响婴儿的生长发育，在这些地区 HIV 阳性的母亲能否用母乳喂养婴儿是一个有争议的问题。

5. 婴儿抗病毒预防　所有 HIV 暴露的婴儿在出生后均应当尽快接受抗病毒治疗，以预防围生期 HIV 传播。通常情况下，新生儿采用为期 6 周的 AZT 预防，而对于接受标准抗病毒治疗方案、服药依从性良好、病毒抑制理想的妇女所生的婴儿，也可以考虑为期 4 周的 AZT 预防。对于 HIV 阳性母亲未曾接受抗病毒治疗所生的婴儿，应在标准的 6 周 AZT 预防的同时，在出生第 1 周加用 3 次 NVP。使用 3 剂 NVP 的时间为出生 48 小时内、第 1 次用药后 48 小时及第 2 次用药后 96 小时。

6. 儿童艾滋病感染状况监测和随访　各级医疗卫生机构应将艾滋病感染孕产妇所生儿童纳入高危管理，于儿童满 1、3、6、9、12、18 个月龄时，分别进行随访和体格检查，观察有无感染症状出现。按照《婴儿艾滋病感染早期诊断工作方案》的相关技术和时间要求，对所生儿童于出生后 6 周和 3 个月时，分别采集血标本，进行婴儿感染早期诊断。未进行婴儿早期诊断检测或婴儿早期诊断检测结果为阴性的儿童，应于 12、18 个月龄时进行艾滋病抗体筛查及必要的补充试验，以明确艾滋病感染状态。

---

* ①如果孕妇出现血红蛋白≤90 g/L 或者基线时中性粒细胞计数低于 0.75×10^{9}/L，建议不选或停用 AZT。可使用 TDF 替换 AZT，使用 TDF 时应注意监测肾功能。②获得 LPV/r 有困难时，可以考虑应用 EFV，但妊娠 3 个月内避免使用 EFV。

& ① ABC/3TC 不用于 HLA-B*5701 阳性者，在与 ATV/r 和 EFV 联合时不用于基线病毒载量＞10 万拷贝 /ml 者。② TDF 具有潜在的肾毒性，肾功能不全者慎用。③ AZT/3TC 需要每天服药 2 次，AZT 具有潜在的血液系统毒性。④ ATV/r 每天 1 次，可引起母亲高胆红素血症；DRV/r 每天 2 次，耐受性优于 LPV/r。⑤ EFV 最好在妊娠 8 周后使用。⑥ RAL 每天 2 次，可迅速降低病毒载量，药物相互作用少。

二、梅毒的母婴阻断

（一）梅毒的母婴传播途径及影响因素

梅毒孕妇可通过胎盘或脐静脉将梅毒螺旋体传给胎儿，或在分娩过程中新生儿通过产道时皮肤擦伤发生接触性感染。胎儿感染率与孕妇梅毒的病程及妊娠期治疗时间相关，研究显示，妊娠早、中期发现并进行治疗者，先天梅毒的发生率为 10%，而晚期治疗者为 39%；未进行梅毒筛查而在医院分娩的产妇，先天梅毒的发生率为 42%。过去认为，妊娠 16 周前胎盘绒毛细胞滋养层有屏障作用，妊娠 16 周后此层细胞萎缩，至 24 周完全退化，梅毒螺旋体才得以通过胎盘进入胎儿血循环，引起宫内感染。近年，电镜检查发现细胞滋养层细胞存在于整个妊娠期，梅毒螺旋体在妊娠任何时期均可穿越胎盘，使胎儿在宫内感染，发生流产、死胎或先天梅毒儿，其病死率及致残率均很高。未经治疗的一、二期梅毒几乎 100% 传染给胎儿；未经治疗的晚期梅毒孕妇传染胎儿的可能性达 30%。不同的干预时机胎传梅毒的发生率有所不同。孕妇抗梅毒治疗后的新生儿快速血浆反应素试验（rapid plasma regain，RPR）阳性率明显低于孕前未治疗及孕期治疗孕妇的新生儿，孕期不同的治疗时机新生儿 RPR 阳性率亦不同。孕早期治疗可以明显降低先天性梅毒的发生率，治疗越晚，先天性梅毒的发生率越高。另外，先天性梅毒的发生率与孕妇 RPR 滴度有关，先天性梅毒患儿的母亲平均 RPR 滴度为 1∶32。哺乳不传染梅毒，除非乳房上有感染的皮损。但因不能肯定乳房是否破损，有观点认为，为防止新生儿直接接触传染，母亲 RPR 阳性者不应母乳喂养。

（二）梅毒的母婴阻断措施

1. 梅毒感染孕产妇的治疗方案

（1）推荐方案：一旦发现感染，即刻开始治疗，可选择以下任意一种药物。①苄星青霉素 240 万 U，分两侧臀部肌内注射，每周 1 次，连续 3 次为 1 个疗程；②普鲁卡因青霉素，每天 80 万 U，肌内注射，连续 15 天为 1 个疗程。

（2）替代方案：①若没有青霉素，可用头孢曲松，1 g/d，肌内注射或静脉给药，连续 10 天为 1 个疗程；②青霉素过敏者可用红霉素治疗（禁用四环素、多西环素），红霉素每次 500 mg，每天 4 次，口服，连服 15 天为 1 个疗程。

（3）治疗时期：①孕早期发现的感染孕妇，应于孕早期和孕晚期各进行 1 个疗程的治疗，共 2 个疗程；②孕中、晚期发现的感染孕妇，应立刻给予 2 个疗程的治疗，2 个疗程之间需间隔 4 周以上（最少间隔 2 周），第 2 个疗程应当在孕晚期开始，最好在分娩前 1 个月完成；③临产时发现的感染孕产妇，要立即给予 1 个疗程的治疗；④治疗过程中复发或重新感染者，要追加 1 个疗程的治疗；⑤既往感染的孕产妇，也要及时给予 1 个疗程的治疗。

（4）注意事项：同时满足以下条件为规范治疗。①应用足量青霉素治疗；②孕期进行 2 个疗程治疗，2 个疗程之间需间隔 2 周以上；③第 2 个疗程在孕晚期进行并完成。苄星青霉素治疗期间，若中断治疗超过 1 周或采用其他方案进行治疗时，每个疗程治疗期间遗漏治疗 1 天或超过 1 天，要从再次治疗开始时间起重新计算疗程。治疗期间应当定期随访。每月 1 次非梅毒螺旋体抗原血清学试验定量检测，观察滴度变化，判断有无复发或再感染。随访过程中，如果非梅毒螺旋体抗原血清学试验滴度上升或结果由阴转阳，则判断为再次感染或复发，应当立即再开始 1 个疗程的梅毒治疗。

感染孕产妇分娩前必须进行非梅毒螺旋体抗原血清学试验定量检测，以便与所生新生儿非梅毒螺旋体抗原血清学试验定量检测结果进行比较，作为后续诊治的依据。

2. 儿童预防性治疗

（1）治疗对象：孕期未接受规范性治疗，包括孕期未接受全程、足量的青霉素治疗或接受非青霉素方案治疗或在分娩前 1 个月内才进行抗梅毒治疗的孕产妇所生儿童；孕期接受过规范性治疗，出生时非梅毒螺旋体抗原血清学试验阳性、滴度不高于母亲分娩前滴度 4 倍的儿童。

（2）治疗方案：苄星青霉素，5 万 U/kg，1 次肌内注射（分两侧臀肌）。

3. 儿童梅毒感染状况监测和随访　梅毒感染孕产妇所生儿童自出生时开始，定期进行梅毒血清学检测和随访，直至排除或诊断先天梅毒，详见图 4–1。

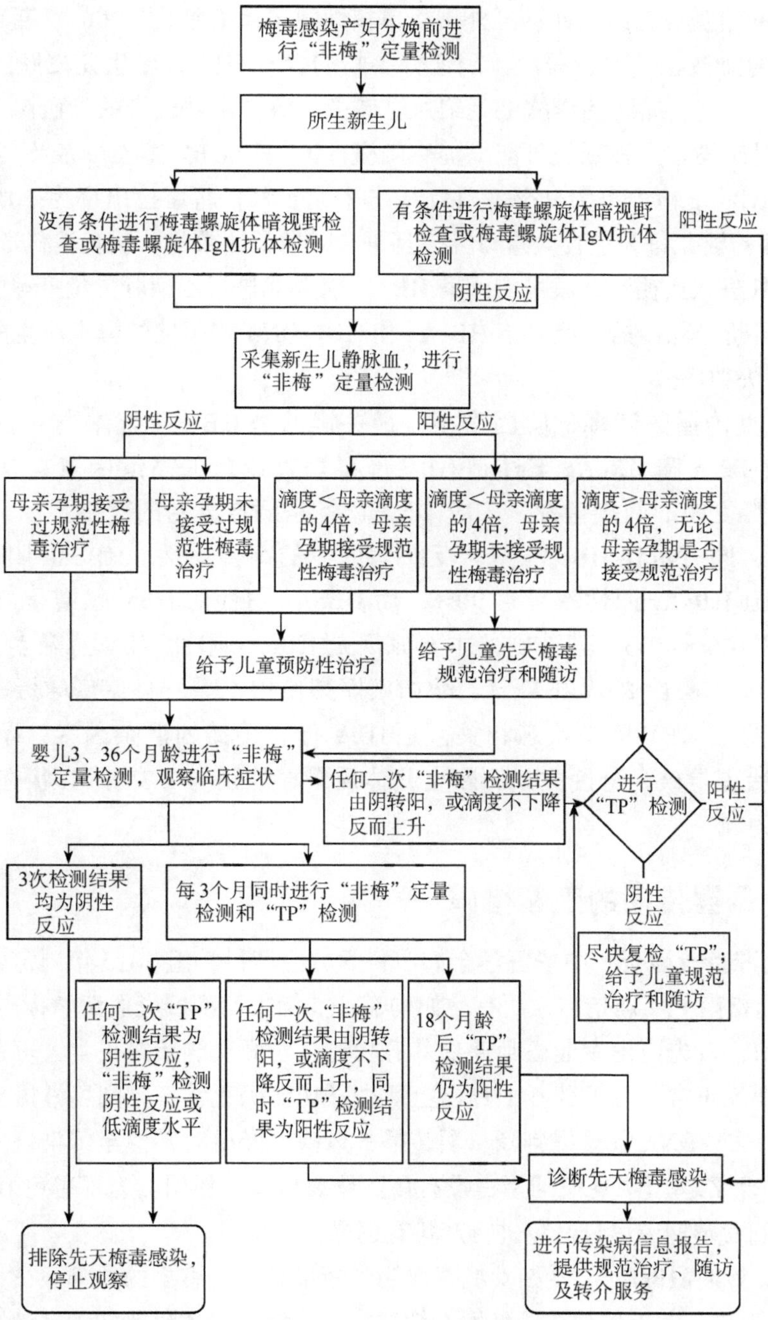

图 4–1　梅毒感染孕产妇所生儿童随访及先天梅毒感染状态监测图

［引自：《预防艾滋病、梅毒和乙肝母婴传播工作实施方案（2015 年版）》］

注：图中“非梅”指“非梅毒螺旋体抗原血清学试验”；“TP”指“梅毒螺旋体抗原血清学试验”

三、乙型肝炎的母婴阻断

（一）HBV 母婴传播的途径及影响因素

HBV 母婴传播的途径有 3 种。①宫内感染：宫内感染主要发生在孕晚期。胎儿宫内感染的机制如下。孕早期胎盘屏障还没完全形成时，HBV 直接感染胎儿；HBV 通过感染胎盘屏障，在胎儿肝内定位和复制造成母婴间传播；当胎盘出现炎症、外伤、胎盘屏障受到破坏时，母体血液中的 HBV 可能经破坏的胎盘渗漏给胎儿；经外周血单核细胞传播给胎儿。②分娩期感染：由于 HBsAg 阳性产妇产程中的血液、羊水、尿液、阴道分泌物均含有 HBV，新生儿皮肤、黏膜接触这些体液而感染。此外，子宫收缩时胎盘绒毛毛细血管破裂，致少量被感染的母血渗入胎儿血循环，可造成新生儿的产时感染。产程延长可能增加感染概率。关于 HBV 感染母亲及其婴儿的研究显示，新生儿胃内容物 HBsAg 检出率为 95%，乳汁检出率为 20%，脐血检出率为 50%，羊水检出率为 33%。③产后传播：婴儿每天进食大量母乳，且进食时期长达数月，一旦消化道黏膜有小的损伤，HBV 可通过破损处进入血循环，就可能感染 HBV。对婴儿进行乙型肝炎免疫球蛋白和乙型肝炎疫苗联合免疫，可阻断母乳传播。但对于 HBeAg 和 HBV-DNA 均阳性的母亲所生的婴儿，联合免疫仍有 5%～10% 的失败率。

HBV 母婴垂直传播的诸多危险因素中，最关键的是 HBV 在母体内复制的活跃程度，其中孕妇血清 HBV DNA 和 HBeAg 阳性是 HBV 母婴垂直传播的高危因素。有学者认为，血清 HBeAg 阳性是病毒复制的间接指标，HBV DNA 阳性是病毒复制的直接指标，更能反映病毒在体内的复制程度，同时也比 HBeAg 更能反映病原体的高传染性。HBeAg 阳性的 HBV 感染孕妇所生婴儿，脐血 HBsAg 阳性率可达 90%，而 HBeAg 阴性的 HBV 感染孕妇所生婴儿，脐血 HBsAg 阳性率达 30%～40%。其差别的主要原因是 HBeAg 阳性 HBV 感染者，血清 HBV DNA 载量明显高于 HBeAg 阴性 HBV 感染者。孕妇妊娠期使用乙型肝炎免疫球蛋白（HBIG）、肝功能异常与孕妇本身的 HBV 感染状态相关，是 HBV 母婴传播的混杂因素；孕妇年龄、先兆流产、先兆早产、胎膜早破、分娩方式、新生儿体质量、性别与 HBV 感染状态无关，也与 HBV 母婴垂直传播无关。

（二）HBV 母婴传播的阻断措施

1. HBV 产前准备及筛查　中华医学会妇产科学分会产科学组 2015 年制定的《乙型肝炎病毒母婴传播预防临床指南》明确指出，所有孕妇均需产前筛查乙型肝炎血清学标志物。慢性 HBV 感染妇女计划妊娠前，首先应由专业医师评估其肝功能：若肝功能始终正常，可正常妊娠；若肝功能异常，经治疗恢复正常，且停药 6 个月以上复查肝功能仍正常者，则可妊娠。另外，孕前及产前检查 HBeAg 和 HBV DNA 载量以判断母婴传播的风险，必要时转诊至传染病专科接受相应的诊疗服务。孕产妇注射乙型肝炎免疫球蛋白没有预防母婴传播的作用。为了避免 HBV 母婴传播的风险，HBV 感染的妇女孕期应尽量避免进行产科有创操作及检查。

健康宣教是育龄期 HBsAg 阳性妇女能否成功阻断母婴垂直感染的关键。孕妇在首次产前检查时接受 HBV 产前筛查，对于备孕或已妊娠女性进行乙型肝炎有关科普知识宣教，向患者解释在早孕期和晚孕期使用抗病毒药物治疗的可能性、药物选择问题、预防措施及母乳喂养的利弊，与孕妇协商合理的分娩方式，并制订计划，从而提高依从性，有利于母婴阻断的实施。

2. 乙型肝炎疫苗接种联合乙型肝炎免疫球蛋白注射　所有乙型肝炎病毒表面抗原阳性孕产妇所生新生儿，均应按照《预防接种规范》中新生儿乙型肝炎疫苗免疫程序，完成 3 剂次乙型肝炎疫苗接种。有条件的地区，在完成第 3 剂次乙型肝炎疫苗接种后 1～6 个月，即儿童 7 个月龄至 1 周岁期间，可进行乙型肝炎病毒感染血清学标志物（两对半）检测，判断免疫效果。

所有乙型肝炎病毒表面抗原阳性孕产妇所生新生儿，均应于出生后 24 小时内（最好是 12 小时内，越早越好）注射乙型肝炎免疫球蛋白（HBIG）100 U。注射方法为肌内注射。其中需要注意，HBIG 必须与乙型肝炎疫苗的注射部位不同，也不可与乙型肝炎疫苗吸入同一注射器内注射。

对于 HBsAg 阳性母亲所生的儿童，重组 HepB（酵母）与 HBIG 联合免疫阻断 HBV 母婴传播的效果优于单独接种乙型肝炎疫苗。但接种 3 剂次 10 μg 重组 HepB（酵母）未联合 HBIG 免疫也能取得相同的保护效果，而接种 5 μg 重组 HepB（酵母）的儿童，尤其是母亲 HBsAg 和 HBeAg 双阳性儿童，与 HBIG 联合免疫效果更好，提示低剂量疫苗联合 HBIG 很有必要。孕妇 HBsAg 阳性、HBeAg 阴性或孕妇 HBsAg 阳性、HBeAg 阳性时，新生儿出生后肌内注射 HepB 并注射 HBIG 100 U 与 200 U 相比，其母婴阻断效果差异无统计学意义，提示当 HepB 剂量达到 10 μg 以上时，HBIG 的作用就不明显。有的学者认为 20 μg HepB 联合 HBIG 方案阻断 HBV 母婴传播的效果优于 10 μg HepB 联合 HBIG 方案，主要不是提高了母婴阻断率，而是产生了更高的抗体滴度。尽管研究发现 HepB 联合 HBIG 有很高的母婴阻断率，但目前母婴阻断率主要是基于实验研究数据得出，在某种程度上可能会高估阻断成功率。

随着全国各地预防乙型肝炎、艾滋病和梅毒母婴传播工作的开展，全国这 3 种疾病的母婴传播率明显下降，但预防母婴传播工作仍面临着许多新的问题与巨大挑战。医务工作者应在实践中获得更多、更可靠的循证医学证据，努力消除这 3 种疾病的母婴传播，提高人民群众的健康水平。

参考文献

[1] 燕虹，李十月. 艾滋病、梅毒和乙肝母婴传播阻断项目的思考. 公共卫生与预防医学，2014，25（4）：1-3.

[2] 王临虹，方利文，王前，等. 我国艾滋病母婴传播水平传播时期及干预效果研究. 中国艾滋病性病，2008，14（5）：435-438.

[3] 马桂林，代涛，乌正赉. 艾滋病病毒 -1 母婴传播及阻断措施的研究进展. 中华流行病学杂志，2004，25（7）：627-629.

[4] Guevara H，Casseb J，Zijenah LS，et al. Maternal HIV-1 antibody and vertical transmission in subtype C virus infection. J Acquir Immune Defic Syndr，2002，29（5）：435-440.

[5] Fawzi W，Msamanga G，Spiegelman D，et al. Transmission of HIV-1 through breast feeding amongwomen in Dar es Salaam，Tanzania. J Acquir Immune Defic Syndr，2002，31（3）：331-338.

[6] 高佩安，赵艳华，魏成芳. 艾滋病病毒母婴传播阻断的研究进展. 泰山医学院学报，2011，32（1）：74-77.

[7] Lallemant M，Jourdain G，Le Coeur S，et al. Single-dose perinatal nevirapine plus standard zidovudine to prevent mother-to-child transmission of HIV-1 in Thailand. N Engl J Med，2004，351（3）：217-228.

[8] Connor EM，Sperling RS，Gelber R，et al. Reduction of maternal-infant transmission of the human immunodeficiency virus type 1 with zidovudine treatment. Pediatric AIDS Clinical Trials Group Protocol 076 Study Group. N Engl J Med，1994，331（18）：1173-1180.

[9] European Collaborative Study. Mother-to-child transmission of HIV infection in the era of highly active antiretroviral therapy. Clin Infect Dis，2005，40（3）：458-465.

[10] 中国疾病预防控制中心性病艾滋病预防控制中

心. 国家免费艾滋病抗病毒药物治疗手册. 4版. 北京：人民卫生出版社，2016：9.
[11] 黄琳，覃少军. 我国HIV/AIDS母婴感染传播阻断现状. 华夏医学，2012，25（4）：627-629.
[12] 付翰林，刘晓英，秦家碧，等. 我国妊娠梅毒中先天梅毒报告发病率的Meta分析. 中华传染病杂志，2015，33（6）：363-368.
[13] 王远流. 妊娠期梅毒感染与母婴阻断的研究进展. 医学综述，2009，15（24）：3767-3769.
[14] 胡丽娜，刘敏，陈云茹，等. HBV宫内传播的研究进展. 世界华人消化杂志，2007，15（19）：2138-2143.
[15] 吴限，高夕雷，孙文，等. 双剂量乙肝免疫球蛋白联合乙肝疫苗阻断乙肝母婴传播的效果调查. 海南医学，2012，23（21）：11-13.
[16] 中华医学会妇产科学分会产科学组. 乙型肝炎病毒母婴传播预防临床指南（第1版）. 中华围生医学杂志，2015，18：321-325.
[17] 贾涛，王锐. 乙型肝炎病毒母婴阻断研究进展及对策. 中华预防医学杂志，2016，50（2）：197-200.

CME TEXTBOOKS NATIONAL PROJECT

第5章 妊娠期B型链球菌感染诊治进展

郭　琦　高劲松

中国医学科学院　北京协和医学院　北京协和医院

链球菌为革兰阳性链状球菌，根据其溶血性和表面抗原结构可以分为很多组和型，其中B型链球菌（GBS）是一种寄生于人类下消化道及泌尿生殖道的条件致病菌，易感人群包括孕妇、新生儿、内科合并症人群及老年人。孕妇感染多为胃肠道及生殖道带菌状态，多无症状，但可在分娩时或胎膜破裂时导致新生儿感染。在20世纪70年代，GBS已被证实是围生期母儿严重感染性疾病的主要致病菌，因此临床预防非常重要。近年来研究显示，我国孕妇GBS感染率有上升趋势，在临床上引起感染的情况不可忽视。本文就妊娠期GBS感染的流行病学研究、对孕产妇和新生儿的健康影响及临床检测方法和相关研究进展进行综述。

一、妊娠期B型链球菌流行病学研究

孕妇是GBS的易感人群。妊娠期GBS感染存在地区、种族差异，并且由于GBS的检出率受到多种因素的影响，因此不同研究中妊娠期GBS感染率差异较大。国内研究表明，国内孕妇GBS携菌率为2.4%～10.1%。季修庆等使用荧光定量PCR技术检测南京地区孕晚期妇女生殖道GBS带菌率，发现GBS阳性率为4.17%。而段颖莎等利用实时荧光定量PCR对10 342例的筛查结果显示GBS阳性率为6.45%。我院近年来采用普通培养及LIM培养基次代接种培养法筛查晚孕期孕妇生殖道及直肠GBS感染，阳性率为8.01%。一项对来自13个国家21项研究共24 093名妇女的文献综述显示，GBS阴道定植率为6.5%～36%，其中东欧地区为19.7%～29.3%，西欧地区为11%～21%，斯堪的那维亚半岛为24.3%～36%，南欧地区为3.8%～21.2%。美国和欧洲等国家孕妇GBS携菌率相似，为5%～35%。一项来自英国的研究显示围生期妇女GBS阳性率为3.3%。Tsolia等对希腊的1014名孕妇的筛查结果显示GBS定植率为6.6%。

二、对孕产妇及新生儿健康的影响

（一）母体感染

GBS为女性生殖道常见病原微生物，妊娠期体内雌激素和孕激素水平升高、糖原含量增加、阴道pH改变引起菌群失调导致GBS繁殖增加。妊娠期GBS感染的高危因素包括肥胖、高血压、血糖异常、多产、高龄、低龄和既往性生活活跃等。孕期GBS感染多为带菌状态，多无症状，但亦可引发绒毛膜炎、子宫内膜炎、败血症、泌尿系统感染、产褥感染等。

（二）胎儿宫内感染

孕期母体的GBS感染可导致胎膜早破、早产、晚期流产、死胎等多种不良妊娠结局。子宫颈及直肠的GBS可上行感染胎膜，引起局部炎性反应，造成胎膜早破。孕妇发生胎膜早破后，病原微生物可上行入侵宫腔，引起羊水、胎膜、胎盘感染，继而引起胎儿宫内感染。时春艳等的研究显示，GBS阳性孕妇的宫内感染发生率高于GBS阴性孕妇（分别为15.8%和6.6%）。GBS阳性是独立存在的绒膜羊膜炎的重要危险因素，危险性与生殖道带菌程度成正比。

（三）新生儿感染

新生儿GBS感染可造成严重的新生儿并发症，常预后不良，患儿病死率高。新生儿GBS感染多数经母体垂直传播，阴道分娩新生儿GBS垂直传播率明显高于剖宫产（分别为45.2%和2.9%）。根据发病时间、致病菌型及临床特征，可将新生儿GBS感染分为早发型感染及迟发型感染两种类型。

1. 早发型感染 多发生在出生后7天内，占新生儿GBS感染的80%，发病率约为28/10万活产儿，而出生后6小时发病者占50%，90%患儿在出生后24小时出现明显症状。母婴垂直传播是其主要传播途径。主要临床表现是肺炎、败血症和脑膜炎。呼吸系统症状突出，可导致新生儿持续性肺动脉高压。研究显示，最常见的临床表现依次为呼吸窘迫（74%）、体温不稳（68%）、发绀（63%）、低血压（42%）和嗜睡（42%）。胸部X线片以炎症浸润片状阴影及云絮状改变为主。如未得到及时有效的治疗，新生儿可出现严重的并发症及严重的后遗症，如呼吸循环衰竭、代谢紊乱、长期的神经系统后遗症等，其中前两者是GBS感染死亡的主要原因。无脑膜炎的足月儿感染的病死率为2%～3%，早产儿可高达20%。早发型感染常见菌型为Ⅰ、Ⅱ、Ⅲ型，尤以Ⅰa为多。

新生儿早发型感染的首要危险因素是母体GBS定植，尤其是重度定植。重度定植是指进行细菌培养时无需使用选择性肉汤培养基，在普通培养基上即可出现阳性结果，GBS菌尿症是重度定植的一个重要标志。若没有任何预防措施，定植孕妇分娩过程中，GBS可趁机定植于50%产儿的呼吸道或消化道，但一般不发病，只有1%～2%存在定植的新生儿会发展为侵袭性感染。GBS定植阳性的孕妇分娩出的新生儿发生败血症的概率是阴性孕妇的25倍。其他危险因素包括分娩时胎龄＜37周、胎膜破裂≥18小时、绒毛膜炎（产期发热≥38 ℃）、前一胎有过GBS感染及黑人种族等。早产是早发型感染的危险因素，但是75%的早发型感染患儿仍为足月儿。产间预防性使用抗生素，可使症状减轻、使用辅助呼吸者减少，败血症的比例减少，可抑制血及脑脊液中GBS的生长，但不改变临床类型或感染出现的时间。

2. 迟发型感染 多见于出生后7～90天，发病率为0.3～0.4/1万活产儿。可由产时垂直传播，也可由出生后水平传播，包括院内感染、社区获得等。主要表现为脑膜炎（35%）、败血症，常呈隐匿发病，约60%的患儿为无感染灶的菌血症，35%出现脑膜炎，也可表现为局灶感染，包括肺炎，感染性关节炎或骨髓炎（5%），蜂窝织炎或腺炎（4%）等。临床表现有发热、昏睡、颅内高压等，如伴发败血症则预后较差。与早发型感染相比，迟发型感染深度休克者少，脑膜炎者更易发生明显的抽搐。迟发型感染的病死率低于早发型感染，足月儿为1%～2%，早产儿为5%～6%。脑膜炎患者的患病率增加，1/4～1/2有长期的神经系统后遗症，如严重的智力障碍、痉挛性四肢瘫、皮质盲、耳聋、癫痫、下丘脑功能不良等。

约50%的迟发型感染患儿母亲孕期存在GBS定植，且患儿分离菌株血清型与母亲定植菌血清型一致，说明定植是迟发型感染的危险因素之一。其他50%原因不明确，可能与医院环境、母乳喂养、母亲感染 HIV 病毒及孕妇年龄<20 岁等因素有关。约 90% 迟发型感染由Ⅲ型菌型引起。总之，迟发型感染与母婴垂直传播和出生后水平传播均存在一定的相关性。还有研究提示迟发型感染的主要危险因素是早产，且出生越早感染的危险系数越高。

三、孕期 B 型链球菌的筛查

目前临床预防新生儿 GBS 感染的措施主要包括：①孕晚期筛查阴道 GBS 定植感染人群，对感染孕妇产时使用抗生素，预防策略应开始于分娩开始发动或者胎膜破裂，以阻断 GBS 垂直传播和降低产后感染的发生率；②对新生儿进行预防性治疗，能保证药物在新生儿体内的杀菌浓度，但该方法对分娩时已发生菌血症的胎儿不具有预防意义。分娩时已出现的新生儿菌血症多由宫内感染引起，宫内感染发生的主要因素是孕期存在危险因素。因此，预防新生儿 GBS 感染的最主要措施是筛查存在危险因素的孕妇，分娩时给予抗生素，减少宫内感染，从而降低新生儿 GBS 感染的发病率。

孕期 GBS 筛查分为普遍筛查方案和高危因素评估两种方案。普遍筛查方案要求采集妊娠 35～37 周孕妇的阴道和直肠拭子进行细菌培养，培养阳性者应给予抗生素治疗。高危因素评估方案是以分娩时孕妇存在的危险因素为唯一的判断依据，具有以下 1 项或 1 项以上危险因素的孕妇应于产时给予抗生素预防：①分娩时胎龄<37 周；②胎膜破裂≥18 小时；③产妇体温≥38 ℃；④前一胎有 GBS 感染史；⑤孕期有 GBS 菌尿症。两种筛查方案各有利弊，有研究表明 GBS 阳性者 1/5 无高危因素，40% 的早发型感染患儿母亲不存在任何危险因素，因此，高危因素评估方案易导致许多带菌者漏诊，从而在分娩时得不到适当的治疗；而普通筛查方案也存在过多孕妇暴露于抗生素的危险。与高危因素筛查相比，普遍筛查并进行相应治疗，可使新生儿早发型 GBS 感染降低 54%。目前，美国、法国、德国、西班牙、日本、比利时国家建议采用普遍筛查方案，荷兰、英国和丹麦等欧洲国家推荐使用高危因素评估方案。我国目前还没有强制对所有孕妇进行筛查，仅作为晚孕期的备选检查项目。

四、孕期 B 型链球菌的治疗

由于 GBS 治疗后很容易再次带菌，因此，强调在产间进行预防性治疗，以减少母儿垂直传播的风险。阴道 / 直肠 GBS 筛查阳性者，需要在临产或破水后进行静脉抗生素预防性治疗。当存在下列情况时，可直接按照 GBS 感染处理，而无须进行筛查，包括此次妊娠有 GBS 菌尿及既往有 GBS 感染新生儿分娩史。需要注意的是，低水平尿路 GBS 感染（细菌计数没有达到 10^5 cfu/ml 的诊断标准）时，也提示生殖道大量带菌，应进行预防性治疗。对 GBS 带菌状态不明的早产者应进行筛查，并建议预防性治疗直至培养 48 小时无报警。

GBS 对青霉素和大部分 β 内酰胺类抗生素敏感。青霉素是治疗 GBS 感染的首选药物，氨苄西林（氨苄青霉素）为备选药物，几乎没有对该两种药物耐药者。青霉素轻度过敏者可使用头孢菌素类抗生素，高度过敏者可根据药敏试验结果选择克林霉素或红霉素，耐药者使用万古霉素。不宜使用广谱抗生素，以防止耐药的发生。分娩期抗生素预防新生儿 GBS 感染需要静脉注射给药，在分娩前 4 小时内短期用药不能起到预防作用，且可能掩盖感染症状，延误治疗。因此，GBS 感染预防性使用抗生素应在分娩前 4 小时或更早开始用药，由于分娩时间难以预测，因此临产后即可开始用药直至分娩结束。

五、B 型链球菌的检测

由于 GBS 为生殖道和胃肠道带菌，因此，取材部位应包括阴道下段（不是子宫颈）和直肠（不是肛门口），这样才可以获得最高的敏感度，采用阴道 / 直肠双拭子与单纯阴道拭子相比可提高检出率 40%。区分感染部位对治疗方案并无影响。取得标本后，应将拭子于室温下及时运送，不能及时运送时可先放冰箱冷藏保存（GBS 可存活 4 天）。

1. 传统微生物学检验方法 细菌培养和鉴定是明确 GBS 存在的基本手段，也是美国 GBS 预防指南的推荐方法。尽管 GBS 培养通常较为耗时且阳性率低、培养要求高，但由于能够借此获得纯培养物以进行药敏试验和进一步分型，故细菌培养和鉴定仍然是 GBS 筛查的标准方法和常用方法。

可用于 GBS 鉴定的培养基有血琼脂平板培养基、选择性肉汤培养基、混合血琼脂培养基和显色培养基。

（1）血琼脂平板培养基：待测标本经过血琼脂平板 24 小时培养，约 98% 的 GBS 具有 β- 溶血环，对可疑菌落应进行下一步检测。但由于孕妇生殖道存在多种菌群，这些细菌生长快速，使 GBS 的生长受到抑制，易造成 GBS 漏检。有报道显示，如果标本直接接种于血琼脂平板，约 50% 的 GBS 携带者培养可能呈假阴性。

（2）选择性肉汤培养基：1996 年美国 CDC 推荐使用含有庆大霉素和萘啶酮酸（或多黏菌素和萘啶酮酸）的培养基作为 GBS 分离的选择性培养基，选择性肉汤培养基能够有效抑制杂菌生长，而 GBS 生长不受影响，可提高 50% 的检出率，但不能评估 GBS 繁殖的严重程度，也不能检测共存的 GBS 亚型。

（3）混合血琼脂培养基：2003 年，丹麦学者使用了混合型血琼脂培养基（在马血和羊血的混合琼脂平板上加入纯化的金黄色葡萄球菌 β 毒素），证实 GBS 可通过双溶血模式来鉴别。其敏感度与选择性肉汤培养基相近，高达 90% 以上，并且可在初次培养基上鉴别，无须进行再培养。然而该培养基成分较为复杂，尚无成品培养基上市，制备工作相对费时费力，限制了它在临床检验中的广泛应用。

（4）显色培养基：GBS 可在显色培养基上形成颜色，根据颜色的指示作用可判断 GBS 是否在生长。Granada 培养基是一种商业化的选择性琼脂培养基，在这种培养基上 GBS 菌落会产生肉眼可见的橙红色或红色改变，从而可直接特异性检测 GBS。这种培养基的特异度可以达到 100%，敏感度为 40%～98.2%。使用该培养基检测 GBS 只需 24 小时，平板上的菌群可以进行药敏试验和血清分型，也可对标本中细菌含量进行半定量的评估，是一种灵敏、快速的 GBS 检测方法，但却不稳定，目前国内尚无成品培养基供应，且该方法无法检测不溶血的 GBS 菌株。

临床工作中，也可先将标本种植于选择性增菌肉汤培养基以提高检出率。目前常见的选择性增菌液为 Todd-Hewitt 肉汤。美国 CDC 指南也建议进行增菌后再进行平板培养。

北京协和医院产科就 GBS 的取材及培养方法进行了对比，对妊娠 35～37 周的孕妇进行 GBS 筛查，包括常规的阴道拭子普通血平皿培养（方法一）和阴道直肠拭子 LIM 培养基次代接种培养（方法二），两种方法任一阳性即认定为阳性结果。 2014 年 12 月至 2015 年 8 月共筛查了 1371 例孕妇，阳性者 110 例（阳性率为 8.02%），其中方法一 GBS 检测阳性 46 例（阳性率 3.36%），方法二 GBS 检测阳性 88 例（阳性率为 6.42%），其中两种方法均为阳性者 24 例。两种方法的检出率分别为 41.8% 和 80%，漏诊率分别为 58.2% 和 20%，差异有显著性（$P<0.001$），研究证实阴道

直肠拭子 LIM 次代接种法对于阴道 GBS 感染筛查的效果较常规阴拭子血平皿法有显著提高。

2. 免疫学检验方法　免疫学方法属于快速检测方法，这类方法通常需要高滴度的抗血清或高纯度的抗原，价格较为昂贵且操作不便，因此临床利用度不高。常用的检测细菌抗原的方法有乳胶微粒凝集试验（LAT）、对流免疫电泳试验（CIE）、酶联免疫试验（ELISA）、协同凝集试验（COA）等。此外，还可以使用免疫学方法进行特异性抗体检测。抗原检测法检测迅速，但是敏感性和特异性稍低，在 GBS 菌量较少时难以检测出来。

3. 分子生物学检验方法　目前用于 GBS 检测的分子生物学方法主要有斑点印迹法、全细胞荧光原位杂交法、PCR、DNA 芯片、脉冲式凝胶电泳法、核酸探针检测等。分子生物学方法检测 GBS 一般特异性较好，但是操作繁琐，对实验设备和技术人员的要求较高，因此限制了其推广使用。实时 PCR 技术检测 GBS 是近年来的热门方法（详见下文的诊治进展），其特点是可以在 4 小时内快速得到结果，因此，可以在临产时为产妇和早产或胎膜早破孕妇提供快速检测，避免抗生素过度使用或漏用。

六、妊娠期 B 型链球菌感染诊治进展

1. GBS 疫苗　目前产间用药方案虽能减少新生儿早发型 GBS 感染的风险，但对迟发型新生儿感染、GBS 感染相关的死胎及早产无效，孕期或孕前疫苗的使用可能是预防 GBS 感染的未来趋势。制备有效的 GBS 疫苗能有效提高新生儿抗 GBS 感染能力，是预防新生儿 GBS 感染的关键。GBS 疫苗包括荚膜多糖疫苗、多糖蛋白结合疫苗和蛋白疫苗。

（1）GBS 荚膜多糖疫苗：主要是根据荚膜多糖为 GBS 菌株的致病因子，从而有针对性地制备不同血清型疫苗。有临床研究显示，多数 GBS 感染新生儿的母亲缺乏 GBS 荚膜多糖抗体，而含有 GBS 荚膜多糖抗体母亲分娩的新生儿在出生后 2 个月仍然可检测到保护性 IgG 抗体。GBS 荚膜多糖疫苗已进入临床试验，但其安全性还有待研究。将荚膜多糖与破伤风类毒素偶联结合制成疫苗，免疫后可诱导机体产生特异性 IgG 免疫球蛋白，达到清除 GBS 的目的。已有 GBS 荚膜多糖结合疫苗用于健康人群的临床试验，但是荚膜多糖结合疫苗用于孕妇是否引起胎儿出生缺陷尚不明确。

（2）蛋白疫苗：GBS 表面蛋白参与 GBS 黏附、侵袭和免疫逃逸，在 GBS 致病中发挥重要作用，同时可产生保护性抗体，具有中和 GBS 毒力因子或诱导中性粒细胞和巨噬细胞对 GBS 的免疫吞噬的作用。因此，蛋白疫苗不但可对 GBS 感染提供保护，其产生的保护性抗体还可能成为免疫预防与治疗的新方法。然而 GBS 蛋白成分远比荚膜多糖成分复杂，不同血清型，甚至相同血清型不同菌株，其表面蛋白成分也可能不相同，这给蛋白疫苗的研究带来了困难。

2. GBS 的快速检测　传统的 GBS 检测方法是细菌培养，但细菌培养法由于耗时较长，不能满足临床需要快速得到结果的要求，同时由于培养条件要求较高，易发生漏诊，给临床带来延误。现代分子生物学技术的发展，使得快速准确诊断成为可能。

实时 PCR 技术检测 GBS 是近年来的热门方法，可以在 4 小时内快速得到结果，因此，可以在临产时为产妇和早产或胎膜早破孕妇提供快速检测，避免抗生素过度使用或漏用。Honest 等对文献报道的快速检测 GBS 的 29 篇文献共 15 691 例孕妇进行分析，共涉及 6 种快速测定方法，包括实时 PCR、光学免疫分析、酶免疫分析法、乳胶凝集试验、DNA 杂交、伊斯兰淀粉培养法，结果显示，实时 PCR 检测方法是最准确、快速检测 GBS 的方法。实时 PCR 检测方法与标准的细菌培养方法比较，两者在 GBS 检测的敏感度和特异度方面均达 90% 以上，可以达到筛查标准的要求。

其中美国BD公司试剂盒已得到美国食品和药品管理局的批准并应用于临床。国内时春艳等的研究结果也显示，以细菌培养和再次扩增后测序结果为标准，实时PCR检测B型链球菌的敏感度为100%，特异度为99.6%。我院的研究结果也显示，QF-PCR法检测GBS感染的敏感度为97.4%，阴性预测值为99.8%。与传统GBS检测方法相比，PCR技术是目前最准确、最精确的方法，但其对设备要求较高，从而限制了其应用。

GBS检测技术的研究方向已逐渐从传统的微生物学技术转向免疫学、分子生物学技术。但多数方法尚处于研究初期，未经临床广泛使用验证，同时由于方法成本高、操作复杂、对技术和设备要求高等原因，临床推广困难。GBS检测技术未来的发展方向应向简便、快捷、经济的筛查试剂盒，以及高通量、高准确性的确诊分型试剂方向分别发展，以满足临床快速检测和大规模流行病学研究的需要。

总之，GBS感染在围生期感染中占有重要位置，可导致多种不良妊娠结局。美国CDC发布的B型链球菌筛查和处理指南已经在很大程度上降低了围生期B型链球菌的发生率和危害。我国自20世纪90年代开始围生期GBS感染的研究工作，但缺乏大样本、多中心的研究，故我国仍缺乏关于GBS感染率及新生儿结局影响的数据，目前也没有GBS筛查及防治的统一方法。国内应加强对妊娠期GBS感染的重视，加大GBS筛查力度，并规范化治疗，从而减少新生儿感染的发生。

参考文献

[1] 陈红波，孟祥莲，王谢桐. 围生期B族链球菌感染的研究现状. 现代妇产科进展，2015（2）：149–151.

[2] 季修庆，陆根生，胡平，等. 荧光定量PCR检测南京地区孕晚期妇女生殖道B族链球菌的带菌情况. 检验医学，2014（6）：628–630.

[3] 段颖莎，石亮程，曾黎. 长沙市10342例晚期妊娠孕妇B族链球菌检测分析及讨论. 中国农村卫生，2016（20）：27，28.

[4] Barcaite E，Bartusevicius A，Tameliene R，et al. Prevalence of maternal group B streptococcal colonisation in European countries. Acta Obstetricia Gynecologica Scandinavica，2008，87（3）：260–271.

[5] Wilk K，Sikora J，Bakon I，et al. Significance of group B streptococcus（GBS）infections in parturient women. Ginekologia polska，2003，74（6）：463–467.

[6] Tsolia M，Psoma M，Gavrili S，et al. Group B streptococcus colonization of Greek pregnant women and neonates：prevalence，risk factors and serotypes. Clinical Microbiology and Infection，2003，9（8）：832–838.

[7] 时春艳，曲首辉，杨磊，等. 妊娠晚期孕妇B族链球菌带菌状况的检测及带菌对妊娠结局的影响. 中华妇产科杂志，2010，45（1）：12–16.

[8] Yancey M K，Duff P，Clark P，et al. Peripartum infection associated with vaginal group B streptococcal colonization. Obstet Gynecol，1994，84（5）：816–819.

[9] Whidbey C，Vornhagen J，Gendrin C，et al. A streptococcal lipid toxin induces membrane permeabilization and pyroptosis leading to fetal injury. EMBO Mol Med，2015，7（4）：488–505.

[10] Cherniak D，Sherbrooke Q C，Grant L，et al. The Prevention of Early-Onset Neonatal Group B Streptococcal Disease. J Obstet Gynaecol Can，2005，8（48）：307–309.

[11] Verani JR，Mcgee L，Schrag SJ，et al. Prevention of Perinatal Group B Streptococcal Disease：Revised Guidelines from CDC，2010. MMWR RECOMMENDATIONS AND REPORTS，2010，59（RR-10）：1–31.

[12] Lo JY. Early-onset group B streptococcus neonatal disease：a target for prevention? Hong Kong Med J，2009，15（6）：412–413.

[13] Madzivhandila M，Adrian PV，Cutland CL，et al. Serotype distribution and invasive potential of group B streptococcus isolates causing disease in infants and colonizing maternal-newborn dyads. PLoS One，2011，6（3）：17861.

[14] Boyer KM, Gotoff SP. Strategies for chemoprophylaxis of GBS early-onset infections. Antibiot Chemother (1971), 1985, 35: 267–280.

[15] Melin P. Neonatal group B streptococcal disease: from pathogenesis to preventive strategies. Clin Microbiol Infect, 2011, 17 (9): 1294–1303.

[16] Berardi A, Rossi C, Lugli L, et al. Group B streptococcus late-onset disease: 2003–2010. Pediatrics, 2013, 131 (2): 361–368.

[17] Lin FY, Weisman LE, Troendle J, et al. Prematurity is the major risk factor for late-onset group B streptococcus disease. J Infect Dis, 2003, 188 (2): 267–271.

[18] Gilbert GL, Hewitt MC, Turner CM, et al. Epidemiology and predictive values of risk factors for neonatal group B streptococcal sepsis. Aust N Z J Obstet Gynaecol, 2002, 42 (5): 497–503.

[19] Melin P, Efstratiou A. Group B streptococcal epidemiology and vaccine needs in developed countries. Vaccine, 2013, 31 Suppl 4: D31–D42.

[20] Baker CJ, Byington CL, Polin RA. Policy statement-recommendations for the prevention of perinatal group B streptococcal (GBS) disease. Pediatrics, 2011, 128 (3): 611–616.

[21] Larsen JW, Sever JL. Group B Streptococcus and pregnancy: a review. Am J Obstetrics Gynecology, 2008, 198 (4): 440–450.

[22] Philipson EH, Palermino DA, Robinson A. Enhanced antenatal detection of group B streptococcus colonization. Obstetric Gynecology, 1995, 85 (3): 437–439.

[23] 申阿东，王咏红，黄醒华. 族链球菌普通和选择性培养基的比较. 中华医学检验杂志，1999，22 (6): 376.

[24] Hansen SM, Sorensen UB. Method for quantitative detection and presumptive identification of group B streptococci on primary plating. J Clin Microbiol, 2003, 41 (4): 1399–1403.

[25] 许基平. B群链球菌快速检测方法研究进展. 检验医学与临床，2011，8 (19): 2380–2381.

[26] 王爱华. B族链球菌与疫苗预防. 中华实用儿科临床杂志，2013，28 (20): 1527–1529.

[27] 时春艳，赵扬玉，范玲，等. 实时聚合酶链反应技术检测妊娠晚期孕妇B族溶血性链球菌的多中心研究. 中华围产医学杂志，2014 (6): 361–364.

[28] Honest H, Sharma S, Khan KS. Rapid tests for group B Streptococcus colonization in laboring women: a systematic review. Pediatrics, 2006, 117 (4): 1055–1066.

[29] Bergeron MG, Ke D, Menard C, et al. Rapid detection of group B streptococci in pregnant women at delivery. N Engl J Med, 2000, 343 (3): 175–179.

[30] 王茜，马良坤，宋英娜，等. 妊娠晚期B族链球菌感染的筛查方法及妊娠结局分析. 中华医学杂志，2016，96 (5): 1188–1192.

CME TEXTBOOKS NATIONAL PROJECT

妊娠期呼吸道感染

第 6 章

宋英娜
中国医学科学院　北京协和医学院　北京协和医院

一、妊娠期呼吸系统改变

随着孕周增加，妊娠子宫的机械作用及激素和代谢的变化会改变呼吸系统的组织学表现、解剖学关系和呼吸功能。

1. 组织学表现　妊娠期间上呼吸道黏膜可有充血、腺体功能活跃、吞噬活性增加及黏多糖含量增加等组织学表现。一些女性在妊娠期间还可出现鼻内良性增生物，从而导致鼻充血和不同程度的鼻出血。

2. 解剖学改变　妊娠期间，胸壁运动增加和肋骨向外扩展，肋下角可增加多达 35°，横膈抬高多达 4 cm，胸廓直径可增加 2 cm 或以上，胸腔总体体积不变。

3. 呼吸功能改变　妊娠期间潮气量大幅增加（达 40%），而呼吸频率不变，以致肺通气量逐渐增加，到足月时每分钟肺通气量可增加近 50%。另外，由于横膈上移及补呼气量和残气量减少，功能残气量在妊娠期间约降低 20%，导致肺总量略微降低，由 4.2 L 降至 4 L。上述改变导致妊娠女性的 PaO_2 增加至 100～110 mmHg（非妊娠期正常值为 80～100 mmHg），而动脉二氧化碳水平（$PaCO_2$）从非妊娠时的 35～40 mmHg 降低至妊娠期间的 27～32 mmHg。正常晚期妊娠动脉血 pH 7.39～7.45，碳酸氢盐 16～22 mEq/L，也就是说妊娠处于一种代偿性呼吸性碱中毒状态。PaO_2 的增加满足了胎盘、胎儿和母体器官代谢需求的增加所致的耗氧量增加（近 20%），$PaCO_2$ 降低可能有助于胎儿经胎盘清除二氧化碳。

二、普 通 感 冒

普通感冒是指轻度上呼吸道病毒性疾病，包括不同程度的喷嚏、鼻塞、流涕、咽痛、咳嗽、低热、头痛和不适。普通感冒是一种良性的自限性综合征。超过 200 种病毒亚型与普通感冒有关，最常见的为鼻病毒和冠状病毒。

与非妊娠期患者一样，普通感冒相关的症状通常轻微、自限性，通常不需要干预或对干预反应不佳。其症状通常会在 10 天内消退，但咳嗽可能持续更长时间。药物治疗可能缓解一些症状；但是治疗不会缩短症状的持续时间。对乙酰氨基酚用于咽痛和头痛、发热；重度流涕的患者，可以选择异丙托溴铵鼻喷雾剂或鼻内色甘酸钠（美国 FDA 妊娠安全性分级均为 B 级）；咳嗽患者可使用右美沙芬或者愈创甘油醚（美国 FDA 妊娠安全性分级均为 C 级）。除了存在继发细菌性鼻窦感染证据的小部分患者（＜2%），普通感冒的治疗并不需要使用抗生素。

三、急性支气管炎

急性支气管炎在疾病的最初几日内不能与普通感冒相区分，但是当咳嗽症状持续超过 5 天，并伴有痰液产生就应当考虑急性支气管炎。痰液通常代表来自气管支气管上皮脱落的细胞，并伴有炎性细胞。50% 的急性支气管炎患者出现咳脓痰，但脓液及痰液变色并不意味着细菌感染。胸部 X 线片检查无异常可以将急性支气管炎与肺炎相区分。在约 90% 的病例中，支气管炎由病毒引起。病原体包括甲型和乙型流感病毒、副流感病毒、冠状病毒、腺病毒、鼻病毒及呼吸道合胞病毒。对症治疗与普通感冒相同。对病毒性支气管炎进行抗生素治疗并无益处。雾化治疗可能使咳嗽症状缓解。由于镇咳药物通常对治疗支气管炎引起的咳嗽无效，应当劝阻妊娠妇女使用这些药物。支持治疗和安慰是优选的治疗措施。

四、急性鼻-鼻窦炎

急性鼻-鼻窦炎是指鼻腔和鼻旁窦的炎症，病程一般少于 4 周。急性鼻-鼻窦炎绝大多数由病毒感染所致，最常见的病毒为鼻病毒、流感病毒和副流感病毒。急性细菌感染仅占 0.5%～2.0%，通常是作为病毒感染的并发症出现。最常见的细菌为肺炎链球菌、流感嗜血杆菌和卡他莫拉菌，前两种细菌约占全部病例的 75%。常见的症状包括鼻充血和鼻塞、脓性鼻分泌物、上颌牙不适及面部疼痛或压迫感（当身体前倾时加重或局限于鼻窦），其他体征和症状包括发热、乏力、咳嗽、嗅觉减退或嗅觉丧失、耳压迫感或胀满感、头痛及口臭。患者也可能有咽鼓管功能障碍的症状和体征，例如，耳痛、耳闷胀或压迫感、听力损失或耳鸣。

单纯根据症状难以鉴别病毒性感染与细菌性感染。细菌性感染的病情往往更严重，症状或体征持续存在≥10 天且无临床改善；疾病开始时出现至少连续 3～4 天的严重症状或体征（高热、脓性鼻分泌物或面部疼痛）；或者症状最初改善，随后症状或体征加重（“二次加重”）。治疗急性细菌性鼻窦炎的抗生素要针对最有可能的病原体，对于无青霉素过敏的急性细菌性鼻窦炎患者的治疗，阿莫西林克拉维酸钾（口服，1 次 500 mg/125 mg，每天 3 次）为首选药物。对于有青霉素过敏的细菌性鼻窦炎的妊娠妇女，阿奇霉素仍然是优选药物。辅助治疗包括盐水鼻腔喷雾或者缓冲盐水鼻腔冲洗和类固醇鼻喷雾剂（如倍氯米松或者布地奈德）。

五、流行性感冒

流行性感冒是由甲型或乙型流感病毒引起的急性呼吸道疾病，在世界范围内引起暴发和流行，主要发生在冬季。

妊娠女性流行性感冒的临床表现与一般人群相似，可出现上呼吸道和（或）下呼吸道受累的症状和体征，如干咳、咽痛和流涕，并伴有全身性疾病的征象，如发热、头痛、肌痛和无力。有些患者的临床表现不典型：类似普通感冒的无发热性呼吸道疾病，到仅有相对很少的呼吸道受累的临床表现，以全身性症状和体征为主的疾病。在无并发症的流感病例中，阳性体征通常很少。

根据季节性流行性感冒和流行性感冒大流行（1918—1919 年、1957—1958 年和 2009—2010

年）的数据，妊娠女性患流行性感冒后较一般人群更可能发展为严重疾病，甚至死亡。在 2009 年 H1N1 大流行期间，妊娠女性中的死亡人数特别多，占总死亡人数的 5%，妊娠女性的流行性感冒严重程度增加被认为与妊娠期发生的正常生理变化（例如，心率和氧耗增加、肺容量减少，以及细胞介导免疫功能降低）有关。妊娠女性发生流行性感冒时较一般人群更可能住院及入住重症监护室（intensive care unit，ICU）。妊娠（尤其是晚孕期）和产后（尤其是 2 周之内）的妇女是发生流行性感冒并发症的高危人群。因此，自 2004 年以来美国疾病预防控制中心（Centers for Disease Control，CDC）免疫接种实践咨询委员会推荐：在流行性感冒季节，所有妊娠女性或准备妊娠的女性都应接种流行性感冒灭活疫苗，无论其处于妊娠哪一阶段。流行性感冒疫苗除了改善妊娠结局、保护妊娠女性以外，妊娠期间接种流行性感冒疫苗还可保护婴儿最长至出生后 6 个月。

肺炎是流行性感冒最常见的并发症，但是其他并发症也可发生，尤其是累及肌肉和中枢神经系统（central nervous system，CNS）的并发症。流行性感冒并发的肺炎类型可分为原发性病毒性肺炎、继发性细菌性肺炎或混合性肺炎。原发性流行性感冒病毒性肺炎是指流行性感冒病毒感染直接累及肺，通常较为严重，可见高热、呼吸困难，甚至进展为发绀。原发性流行性感冒病毒性肺炎的典型 X 线片检查表现包括双侧网状影或网状结节影，伴或不伴肺实变影像。高分辨率计算机断层扫描可能显示支气管血管周围或胸膜下多灶性肺实变影，和（或）磨玻璃样影。继发性细菌性肺炎临床表现特点是急性流行性感冒症状好转后出现发热和呼吸道症状的恶化。发热可能会在急性流行性感冒 1 天或多天后减轻，然而病情非但没有继续好转，反而因并发继发性细菌性肺炎而病情复发，出现高热、咳嗽、咳脓痰，以及 X 线片检查显示肺浸润。最常见的细菌性病原体是肺炎链球菌，金黄色葡萄球菌是流行性感冒并发细菌性肺炎的第二常见病原体。

对于妊娠女性和分娩后 2 周内有明显暴露的产后女性（包括发生了妊娠丢失的女性），抗病毒预防治疗是一种合理的选择。推荐用于甲型和乙型流行性感冒预防的抗病毒药物的剂量为：扎那米韦 10 mg（分 2 次吸入），每天 1 次，最多持续 10 天；或奥司他韦 75 mg，口服，每天 1 次，最多持续 10 天。

对于确诊或疑似流行性感冒感染的妊娠女性，除了给予与其他患者人群相同的流行性感冒感染控制预防措施外，应当立即给予抗流行性感冒病毒药物进行经验性治疗，无须等待诊断性检测的结果，以免延误治疗。现有资料表明，经验性治疗的益处超过任何理论风险。针对 2009—2010 年流行性感冒季节的研究证实：在妊娠女性出现流行性感冒症状后早期（通常<2 天）开始治疗相较于更晚开始治疗可使严重疾病及死亡减少。一项针对 2010—2014 年流行性感冒季节的研究证实，与出现症状后 2 天以上才接受治疗的重度流行性感冒女性相比，早期接受抗病毒治疗者的中位住院时长显著缩短。其他研究数据也表明，出现流行性感冒症状后 2 天以上才开始治疗也具有益处。因此，无论症状已出现多久，都应开始治疗，因为治疗的风险低，且即使延误时间较长，治疗仍可能使患者获益，尤其是对于病情严重的妊娠女性。妊娠期甲型和乙型流行性感冒的抗病毒治疗的剂量与非妊娠成人相同：奥司他韦 75 mg，每天 2 次，持续 5 天；扎那米韦每日 10 mg（分 2 次吸入），持续 5 天；帕拉米韦 600 mg，单次静脉给药，持续 15～30 分钟。治疗 5 天后，若患者病情仍较重，则可考虑延长疗程。

六、肺炎（社区获得性肺炎）

妊娠妇女的肺炎发病率似乎与非妊娠患者接近，报道的发病率为每千例分娩中 0.2～8.5 例。

1. 临床表现 典型的肺炎症状是突发寒战，随之出现发热、胸膜炎性胸痛、呼吸急促，以及排脓痰性咳嗽；但是，大多数患者并不表现出典型的症状。社区获得性肺炎的常见临床特征包括咳嗽、发热、胸膜炎性胸痛、呼吸困难和咳痰。黏液脓性痰最常见于细菌性肺炎，而少痰或水样痰则更可能提示非典型病原体。其他常见特征包括胃肠道症状（恶心、呕吐、腹泻）和精神状态改变。胸痛的发生率为 30%，寒战的发生率为 40%～50%，剧烈寒战的发生率为 15%。在大多数患者中，胸部检查时可闻及啰音，而约 1/3 的患者具有肺实变的体征。

2. 影像学检查 诊断肺炎需要胸部 X 线片检查，且对于疑诊肺炎的妊娠妇女，绝不应该阻止进行这项检查。妊娠期胸部 X 线片检查（后前位和侧位）的适应证与非妊娠患者相同，包括呼吸短促和（或）咳嗽伴发热、心动过速、呼吸过速、氧饱和度降低或者肺部检查时发现啰音或肺实变体征。胎儿胸部 X 线片检查的辐射吸收剂量（＜0.001 rad）远低于引起任何近期或远期不良反应的剂量。放射影像学表现可能包括肺叶实变、间质浸润和（或）空洞。细菌感染所致的肺炎通常表现为肺叶实变，而间质浸润通常是由病毒感染引起。

临床高度怀疑肺炎但患者的胸部 X 线片检查呈阴性时，可行 CT 检查。CT 检查，尤其是高分辨率 CT（high resolution CT，HRCT），在评估间质性疾病、双侧病变、空洞、脓胸及肺门淋巴结肿大时，较胸部 X 线片更敏感。在检测病灶及确定解剖学改变方面，高分辨率也明显优于胸部 X 线片。

3. 病原学检查 肺炎链球菌是最常见的病原体；其他病原体还包括病毒、流感嗜血杆菌、支原体、衣原体、军团菌、金黄色葡萄球菌。对于疑似社区获得性肺炎门诊患者，经验性治疗通常是成功的，因此大多数患者可以不进行检测。住院患者建议根据医院的检测条件进行病原学的检测。应用质量良好的痰液样本行革兰染色和培养联合尿抗原检测很可能是最有助于快速诊断社区获得性肺炎的方法。入住重症监护病房的患者应在治疗前进行血培养、痰液培养和革兰染色及尿抗原检测。多重聚合酶链反应（PCR）现在可用于检测肺炎衣原体、肺炎支原体及 14 种呼吸道病毒病原体，这些检测方法快速、具有良好的敏感性和特异性，是大多数此类病原体的首选检测方法。支气管镜在妊娠期可以进行，如果需要通过支气管镜获取标本，妊娠期不应禁止这项检查。

4. 治疗 妊娠妇女由于妊娠期生理改变（包括膈升高达 4 cm、功能残气量降低、氧消耗增加等），更易出现严重的肺炎病程。这些改变使得妊娠妇女对即便是短期缺氧的耐受能力也降低。此外，呼吸过速可引起呼吸性碱中毒，并减少子宫血流。鉴于这些因素，患肺炎的妊娠妇女建议收入院治疗，使其能接受静脉补液、辅助供氧及密切的母胎监测，直到临床症状改善。

初始治疗方案是经验性抗生素治疗，因为相当一部分患者此时尚未明确致病微生物，而且患者的临床特征和胸部放射影像学表现也没有足够的特异性来明确病因及影响治疗决策。抗生素的选择与非妊娠患者相似，但是考虑到肾小球滤过率的升高，可能需要更大和更频繁的剂量，首选抗肺炎球菌的 β 内酰胺类抗生素（头孢曲松、头孢噻肟、氨苄西林-舒巴坦）加阿奇霉素。对头孢菌素类抗生素过敏者可采用克林霉素加氨曲南。妊娠期通常避免使用的抗生素包括多西环素、克拉霉素和氟喹诺酮类。尽管应用了经验性治疗，但在临床或流行病学环境中，针对微生物诊断的检测仍然很重要。能够在 24～72 小时内明确具体病因的诊断性检查结果有助于指导后续的治疗。当诊断性检查结果提示特定病原体如军团菌、季节性流行性感冒病毒、禽流感（H5N1、H7N9）病毒、中东呼吸综合征冠状病毒、社区获得性耐甲氧西林金黄色葡萄球菌（CA-MRSA）、结核分枝杆菌等时，建议调整经验性抗微生物治疗方案。

大多数患肺炎的妊娠妇女可以在普通病房接受治疗，但需要机械通气或者伴发脓毒性休克需要升压药治疗的妊娠妇女，需要收入 ICU 治疗。在美国，IDSA/ 美国胸科学会（American Thoracic Society，ATS）的共识指南推荐将有严重社区获得性肺炎且满足 3 条下述次要标准的非妊娠期患者收入 ICU 治疗：呼吸频率＞30 次 / 分、氧合指数 PaO_2/FiO_2 低于 250、多肺叶浸润、意识模糊 / 定向障碍、尿毒症、白细胞计数＜4×10^9/L、低体温（核心温度＜36 ℃）或者需要积极补液复苏治疗的低血压。考虑到与妊娠有关的生理学改变和潜在的胎儿并发症，建议对于患有肺炎的妊娠妇女只要满足 1 条上述次要标准，就考虑收入 ICU 治疗是谨慎的做法。

因为妊娠妇女容易出现肺水肿，应当密切监测液体出入量。辅助给氧使得妊娠期母体的血氧饱和度（SaO_2）保持在≥95% 的水平，这是维持足够的胎儿氧合所必须的。如果 SaO_2 降至 95% 以下，应该行动脉血气分析以测量 PaO_2 及 $PaCO_2$。母体 PaO_2≥70 mmHg 是合适的，能维持自胎盘母体面到胎儿面良好的氧气扩散梯度。妊娠期正常的 $PaCO_2$ 为 25～33 mmHg，因此，35 mmHg 以上的 $PaCO_2$ 已经提示出现了 CO_2 潴留，预示着可能将发生呼吸衰竭。胎儿对缺氧和酸中毒状态的耐受性很差，应行胎心率监测和胎儿超声检查，密切评估胎儿状况。

大多数肺炎患者在初始抗生素治疗 72 小时内会显示出临床情况改善。对于在治疗最初 2～3 天内有良好临床反应的患者，推荐的治疗持续时间为总共 5～7 天。在停止治疗前，患者应持续 48～72 小时无发热，不需辅助供氧（除非因先已存在的疾病需要供氧），并且临床不稳定因素（定义为心率＞100 次 / 分、呼吸频率＞24 次 / 分、收缩压≤90 mmHg）不超过 1 个。如果发现存在肺外感染（如脑膜炎或心内膜炎），或如果明确患者有铜绿假单胞菌、金黄色葡萄球菌或军团菌肺炎或一些不常见病原体引起的肺炎，则需要延长治疗时间。

综上所述，妊娠会引起呼吸系统的组织学表现、解剖学关系和呼吸功能发生一系列的改变，再加上妊娠期间耗氧量增加、细胞介导免疫功能降低，而发生呼吸道感染的孕妇有时过于担心用药及影像学检查对胎儿的影响而延迟诊治，因此妊娠期间发生的呼吸道感染往往较一般人群更严重、进展更快。掌握妊娠期间的呼吸系统改变、有效识别呼吸道感染的症状和体征、及时进行针对性的检查及尽早经验性治疗是改善母胎预后的关键。

参考文献

[1] Niederman MS, Mandell LA, Anzueto A, et al. American Thoracic Society. Guidelines for themana gementofadultswithcommunity-acquiredpneumonia. Diagnosis, assessmentofseverity, antimicrobialtherapy, and prevention. Am J Respir Crit Care Med, 2001, 63 (7): 1730-1754.

[2] Mehta N, Chen K, Hardy E, et al. Respiratory disease in pregnancy. Best Pract Res Clin Obstet Gynaecol, 2015, 29 (5): 598-611.

[3] Romanyuk V, Raichel L, Sergienko R, et al. Pneumonia during pregnancy: radiological characteristics, predisposing factors and pregnancy outcomes. J Matern Fetal Neonatal Med, 2011, 24 (1): 113-117.

[4] Mertz D, Geraci J, Winkup J, et al. Pregnancy as a risk factor for severe out comes from influenza virus infection: A systematic review and meta-analysis of observational studies. Vaccine, 2017, 35 (4): 521-528.

CME TEXTBOOKS NATIONAL PROJECT

第7章 阴道微环境、微生物

陈　飞
中国医学科学院　北京协和医学院　北京协和医院

微生物是人体密不可分的组成部分，和人体共存的微生物比人体细胞数还多，其编码的基因及携带的遗传信息是宿主体细胞和生殖细胞的10倍，故人类微生物基因组又被称为“第二基因组”。微生物组的研究有助于揭示人体遗传和代谢方面的机制，了解疾病的发生进展，在新药研发和个体化的治疗方面存在巨大的潜力，因此微生物组研究是当今的热门领域。肠道菌群与肿瘤、自身免疫疾病等研究已取得了卓越的成就。一个多世纪以前人们就知道阴道是一个有菌环境，阴道作为人体器官中重要的有菌环境之一，其微生物组构成与女性生殖系统的健康和疾病都息息相关，阴道局部的菌群稳定对女性的健康有重要意义。2007年，美国启动的人类微生物组计划（human microbiome project，HMP）包括阴道微生物的研究，旨在分析正常人群的微生物环境构成。虽然阴道微生物组的研究尚处于起步阶段，现有研究已展现出阴道微生物在炎症、肿瘤等疾病方面的重要作用。

一、阴道菌群的测定

传统的细菌测定是通过革兰染色和培养的方法进行鉴定的，但只有20%和人类密切相关的细菌可以通过培养的方法测定出来，这种细菌测定方法耗时久、阳性率低，常常低估了菌群的多样性。近年来，不依赖细菌培养而基于分子生物学技术的测序方法开始用于细菌的检测。一种是通过设计细菌16S rRNA高度保守区域的引物进行聚合酶链反应（polymerase chain reaction，PCR），然后进行测序并和文库比对，从而分析出细菌构成，并根据细菌的基因量信息计算出菌种的丰度，该方法可定位到细菌的种（species）。另一种是通过全基因组测序，即宏基因组的分析，获得标本的菌谱构成，这种方法可以定位到细菌的种和株（strains）。相应的，16S rRNA测序快捷、经济，但信息量不如宏基因组丰富，宏基因组测序成本高昂，主要用于微生物研究的前沿领域。基于测序的菌群测定方法更加全面和精准，有助于了解菌群的分布和多态性。

需要指出的是，除非对特定部位的标本进行定量分析，大部分测序只提供细菌种类有或无的信息，并不能提示其在该环境微生物构成中的比例，因此有时仍需结合培养的方法分析微生物的构成。培养的方法虽然耗时长，存在一定的假阳性率和假阴性率，但其对于确定菌种的比例和数量有一定的价值，并且可以分离并鉴定到菌株的水平。因此，传统的培养法在微生物的研究中仍具有重要的地位。

二、健康状况下的阴道微生物

现有研究已充分证明乳酸杆菌为阴道微生物的优势菌种，乳酸杆菌通过产生乳酸、过氧化氢等影响阴道的微环境，从而竞争性抑制其他细菌的生长，抵御其他微生物感染阴道。使用16S rRNA测序技术鉴定阴道微生物显示，健康或无症状女性之间虽然都是以乳酸杆菌为主，但其相对丰度和比例也有所不同，通常是由1种或2种乳酸杆菌为主，比如惰性乳酸杆菌、卷曲乳酸杆菌、加氏乳酸杆菌、詹氏乳酸杆菌等，也有一部分女性，尤其是黑种人和西班牙人种的健康女性，可能是由多种细菌构成，如普氏菌属、阴道加德纳菌、奇异菌属、巨球型菌属，而非乳酸杆菌为优势菌。鉴于乳酸杆菌对阴道内环境稳态的重要作用，根据乳酸杆菌的类型及构成情况，有学者将阴道微生物进行如下的分类（community state types，CST）：CST Ⅰ主要是卷曲乳酸杆菌（L. cripatus），CST Ⅱ主要为加氏乳酸杆菌（L. gasseri），为最常见的两种类型；CST Ⅲ主要为惰性乳酸杆菌（L. iners），CST Ⅴ为詹氏乳酸杆菌（L. jensenii）。而CST Ⅳ中乳酸杆菌非优势菌，而是由多种厌氧微生物构成，如阴道加德纳菌（Gardnerella）、巨型球菌（Megasphera）、纤毛菌属（Sneathia）及普氏菌属（Provotella），通常合并细菌性阴道病。虽然还没有得到学界的广泛认可，但这一分类方法近年来已被许多研究采用并报道。这一分类和女性的阴道环境稳定性是相关的，CST Ⅰ型和Ⅱ型的女性阴道环境最稳定，不容易发生细菌性阴道病（bacterial vaginosis，BV）；Ⅲ型和Ⅴ型的稳定性略差，容易向BV转变，有研究表明惰性乳酸杆菌可以适应稍高的pH，因此可能与BV共同存在；Ⅳ型通常和BV有关，因为Ⅳ型的菌群多样性高，缺少优势菌群，本来就可能存在BV。

虽然阴道菌群是一个稳定的系统，但即使是正常女性阴道菌群也是动态变化的，不同地域、种族、年龄段的女性阴道微生物构成都有差别，同一女性月经周期的不同时间、性生活前后阴道菌群的构成都可能不同。使用分子生物学方法进行菌种分析后这一现象更加显而易见。月经期间阴道的pH升高，不利于乳酸杆菌增殖，因此乳酸杆菌的比例会稍下降；类似的，性生活后pH也升高，阴道菌群的构成也相应地发生变化，乳酸杆菌减少，菌群多样性升高；老年女性的乳酸杆菌比例也相对下降，尤其是卷曲乳酸杆菌的数量，但绝经后女性阴道菌群的多样性也下降，这一现象在阴道干涩萎缩的女性中更常见。有研究认为，以乳酸杆菌为优势菌的阴道环境与高雌激素状态有关系，这种优势以卷曲乳酸杆菌最为明显，而在月经周期的初期及绝经后女性中雌激素相对降低，阴道卷曲乳酸杆菌的分离率明显降低。虽然阴道菌群存在动态变化，但和肠道菌群相比，健康女性的阴道菌群仍以一种相对稳定的构成存在，因此阴道微生物环境的稳态对女性生殖道健康存在重要意义。

三、阴道感染及炎症性疾病

1. 细菌性阴道病 最早的细菌性阴道病就是指由阴道内杆菌（后来被证实为乳酸杆菌）减少而导致的阴道分泌物增多及阴道炎。后来Gardner和Dukes发现这种非特异的阴道炎和革兰染色下某种短杆菌（后来被命名为阴道加德纳菌）增多有关，由细菌围绕着阴道上皮形成一圈灰色边缘的形态被称为“线索细胞”。依据这些表现，细菌性阴道病的诊断有临床标准和革兰染色标准（Nugent评分），临床标准需满足以下4条中的3条：①阴道分泌物白色稀薄；②镜下见线索细胞；③阴道pH>4.5；④KOH实验阳性。Nugent评分是计算革兰阳性大杆菌（乳酸杆菌）、革兰染色不定小杆菌（加德纳菌）、革兰染色不定卷曲杆菌（动弯杆菌）的比例。临床指标的敏感度和特异度分别为 70% 和 94%，Nugent 评分的敏感度和特异度分别为 89% 和 83%。但是这一标准可能导致过度诊断，据报道诊断为 BV 的女性中有 42% 的人无明显临床症状。随着测序方法的应用，人们发现 BV 患者的阴道微生物多态性增加，以厌氧菌的增加更明显，除了常见的阴道加德纳菌、支原体、普氏菌，还有阴道阿托波菌、梭菌、巨球菌等，后者对常规的甲硝唑治疗不敏感，容易复发，因此详细的细菌鉴定对临床诊断和治疗决策的制订具有指导意义。

2. 性传播疾病　既往已经有明确的报道，阴道微生物多样性增加和性传播疾病（sexually transmitted diseases，STDs）呈正相关，BV 患者容易同时合并滴虫、淋病、真菌、人乳头瘤病毒（human papilloma virus，HPV）、单纯疱疹病毒 2 型的阴道感染。近年来随着阴道微生物测定技术的发展和阴道菌群分类的细化，更有研究报道不稳定的阴道微生物和人类免疫缺陷病毒（human immunodeficiency virus，HIV）的感染有关。以往认为，阴道菌群失衡使得局部 pH 发生改变，从而容易受 STDs 病原体侵染，但也有可能是由于 STDs 病原体感染引起了阴道局部微环境的变化，从而引起菌群失调和 BV，因此两者之间的因果关系一直不甚明确。测序方法应用以后，在 STDs 高危的正常女性中，不同阴道菌群类型的易感性也不一样，CST Ⅳ型发生 HPV、HIV 感染的风险明显高于其他类型。细胞学和动物模型显示，阴道菌群可能通过调节局部的炎性反应，从而募集淋巴细胞进行免疫反应，影响 STDs 病原体的清除或侵入。另有研究发现，阴道益生菌可以产生抗菌物质抑制致病菌。体外实验表明，从阴道中分离出的卷曲乳酸杆菌、加氏乳酸杆菌、詹氏乳酸杆菌可以影响白色念珠菌的生长、菌丝形成及毒性相关基因的表达，其中卷曲乳酸杆菌的抗菌效应最强，可抑制超过 60% 白色念珠菌的生长，其抗菌效应可能是通过分泌抗菌物质及过氧化氢与有机酸共同作用完成。因此，阴道微生物的构成不仅对个体疾病的发生产生影响，在流行病学的疾病防控方面也有研究价值。

3. 产科并发症　阴道炎可能引起早产、胎膜早破、绒毛膜羊膜炎等严重的产科并发症，但一些既往健康、孕期无其他症状、使用拭子培养阴性的孕妇仍可能出现上述问题。基于测序方法的阴道微生物分析显示，妊娠 16 周时如果惰性乳酸杆菌为优势菌，子宫颈长度＜2.5 cm 和发生＜34 周早产的风险增加，而卷曲乳酸杆菌占优势则足月出生的比例升高，且孕激素并不改变阴道的菌群结构。孕期女性的阴道菌群相对稳定，一项观察性研究表明，孕期母亲的压力可能引起阴道细菌群落构成的失调，并影响后代的菌群组成。或许孕早期测定阴道微生物群落构成并及时监测或干预能减少产科并发症的发生。另外，最近 *Nature* 杂志发布了一项很有趣的研究结果，不同分娩方式下，6 周后的婴儿牙龈、鼻腔、皮肤菌群有细微的差别，而粪便菌群相似且不存在可观察群落功能差异，即分娩方式并不决定婴儿菌群。

微生物的稳态对阴道内环境的稳定起到了重要的作用，而阴道菌群失衡可能出现感染或者生殖相关的问题。随着分子生物学手段的进展和新的测序技术的成熟，微生物组学分析更加便捷，和以往传统的阴道分泌物培养相比，测序检测出阴道微生物提供的信息更加丰富和准确。虽然我们目前对阴道微生物和疾病的认识有了长足的进步，但微生物的世界错综复杂，未知的领域更加广阔，深入研究阴道微生物平衡和失调的机制有助于未来个体化的治疗和疾病的预防。

参考文献

[1] Green KA，Zarek SM，Catherino WH. Gynecologic health and disease in relation to the microbiome of the female reproductive tract. Fertil Steril，2015，104（6）：1351-1357.

[2] Mitra A, MacIntyre DA, Marchesi JR, et al. The vaginal microbiota, human papillomavirus infection and cervical intraepithelial neoplasia: what do we know and where are we going next? Microbiome, 2016, 4 (1): 58.

[3] Brotman RM, Shardell MD, Gajer P, et al. Association between the vaginal microbiota, menopause status, and signs of vulvovaginal atrophy. Menopause, 2014, 21 (5): 450–458.

[4] Witkin SS, Linhares IM. Why do lactobacilli dominate the human vaginal microbiota? BJOG, 2017, 124 (4): 606–611.

[5] Dareng EO, Ma B, Famooto AO, et al. Prevalent high-risk HPV infection and vaginal microbiota in Nigerian women. Epidemiol Infect, 2016, 144 (1): 123–137.

[6] Anahtar MN, Byrne EH, Doherty KE, et al. Cervicovaginal bacteria are a major modulator of host inflammatory responses in the female genital tract. Immunity, 2015, 42 (5): 965–976.

[7] Wang S, Wang Q, Yang E, et al. Antimicrobial compounds produced by vaginal lactobacillus crispatus are able to strongly inhibit Candida albicans growth, hyphal formation and regulate virulence-related gene expressions. Front Microbiol, 2017, 8: 564.

[8] Jašarević E, Howard CD, Misic AM, et al. Stress during pregnancy alters temporal and spatial dynamics of the maternal and offspring microbiome in a sex-specific manner. Sci Rep, 2017, 7: 44182.

[9] von Mutius E. The shape of the microbiome in early life. Nat Med, 2017, 23 (3): 274–275.

第8章 阴道上皮内瘤变

陈　飞　胡惠英
中国医学科学院　北京协和医学院　北京协和医院

一、概　　述

女性下生殖道上皮内瘤变与高危型人乳头瘤病毒（human papilloma virus，HPV）感染密切相关，包括宫颈上皮内瘤变（cervical intraepithelial neoplasia，CIN）、阴道上皮内瘤变（vaginal intraepithelial neoplasia，VAIN）和外阴上皮内瘤变（vulvar intraepithelial neoplasia，VIN），以上不同部位病灶可同时存在。VAIN目前称为阴道鳞状上皮病变，包括阴道低级别鳞状上皮病变和高级别鳞状上皮病变。阴道低级别鳞状上皮病变又称为VAIN 1或鳞状上皮轻度不典型增生，进展为癌的风险较低；阴道高级别鳞状上皮病变包括VAIN 2～3，鳞状细胞原位癌或阴道鳞状上皮中重度不典型增生，进展为阴道浸润癌的风险约12%，在子宫切除术后的患者该风险可达16.7%。

既往文献报道VAIN的发病率相对较低，仅为0.2/10万～0.3/10万，占下生殖道上皮内瘤变的0.4%～1%。近年来，随着HPV检测、子宫颈细胞学检查、阴道细胞学检查及阴道镜检查的普及和提高，VAIN的检出率明显增加。一般认为，VAIN的发病平均年龄较CIN大约10岁，VAIN 1～2级的平均年龄约为45岁，VAIN 3的平均年龄约为60岁，也有文献报道VAIN的平均年龄相对低龄化，可能与近年HPV感染的低龄化有关。

VAIN好发于阴道上1/3，占78%～92%，可能原因是阴道上1/3与子宫颈上皮有共同的胚胎起源——泌尿生殖窦，对HPV有共同的易感性。除了HPV感染之外，其他引起VAIN的高危因素有放疗史、免疫抑制、出生前暴露于已烯雌酚、吸烟等。

二、病　　理

VAIN的大体形态可正常或为浅糜烂或隆起的白斑，可多灶性，主要分布在阴道的上1/3。镜下诊断标准同CIN。

三、临床表现

VAIN多无症状。有时因HPV感染出现阴道分泌物增多伴臭味或性交后出血。病灶多位于阴道上段，单个或多个，分散或融合，红色或白色。散在的病灶呈卵圆形，稍隆起，表面有刺状细突。

四、诊　　断

VAIN 患者大多没有临床症状，故诊断主要依靠检查，包括细胞学检查和阴道镜检查。子宫颈病变诊断的三阶梯细胞学－阴道镜－组织病理学，同样适合于诊断阴道病变。阴道脱落细胞检查可作为 VAIN 的筛选方法。如发现异常细胞，应明确其是否来自子宫颈和外阴。所有因 HPV 感染或子宫颈细胞学筛查有异常而转诊阴道镜检查的患者，在行阴道镜检查时除了检查子宫颈情况，也应同时检查阴道及外阴。

正常情况下阴道没有腺上皮，由非角化复层鳞状上皮构成，没有转化区，但伴有皱褶多，易漏诊。阴道检查时应注意使用器具抚平皱褶，暴露阴道穹隆，旋转窥器以观察到整个阴道。阴道镜下，VAIN 的表现与 CIN 大致相同，表现为醋酸白色上皮、点状血管和镶嵌。应用醋酸后，阴道的观察时间应长于子宫颈，一般需观察 3 分钟。应用鲁戈碘溶液后，VAIN 的不典型增生上皮不含糖原，碘染阴性，病灶区域边界清晰、锐利，在碘试验阴性处活检，可明确诊断。碘试验对病灶的部位和范围的确定具有决定性的意义，并可指导治疗的界限。故阴道镜下病灶活检是明确诊断 VAIN 的关键技术。范围较广泛的病灶需做多点活组织检查。应注意阴道穹隆部位，约 28% 的 VAIN 3 患者在该处发现隐蔽的癌灶。

对于绝经后妇女，因雌激素水平下降，阴道鳞状上皮萎缩，细胞内糖原积聚减少，且阴道壁平且薄，容易导致阴道壁碘淡染。绝经后萎缩性改变更可能导致弥漫碘不染，而不是边界清晰的 VAIN 区域。故对于阴道细胞学异常的绝经后妇女，可先局部应用雌激素治疗 2～4 周，逆转萎缩性改变后，再行阴道镜检查，更易于发现病变。

有文献报道，因子宫颈癌切除子宫的患者中，有 5%～10% 的患者有 VAIN，另有文献报道该比例高达 70%。CIN 或子宫颈癌患者在术前阴道镜检查时应加强阴道壁的检查意识，仔细评估是否存在 VAIN，可否在手术时同时处理，如无法同时处理应告知患者术后行进一步治疗。因 CIN、子宫颈癌子宫切除术后发生 VAIN 的时间多在 4 年内，主要集中在 2 年左右，对于子宫颈情况不能解释的细胞学结果、全子宫切除术后异常的细胞学结果，均应警惕 VAIN 或阴道癌。由于 VAIN 与阴道癌、CIN 与子宫颈癌有相同的病因及危险因素，因行子宫切除术后的患者仍应进行常规的阴道穹隆细胞学检查和密切随访。

五、治　　疗

目前，对于 VAIN 的治疗尚无国际性的公认指南，因 VAIN 1 可自行消退，进展成浸润癌的风险相对较低，故有学者主张可以期待观察，密切随访，也有学者认为积极治疗有助于 HPV 的清除。而 VAIN 2～3 进展成阴道浸润癌的风险为 12%，应积极治疗，防止恶变。目前治疗上主要是根据患者病变的部位、程度、患者年龄及其生育要求，个体化的采用药物治疗、激光气化治疗、手术治疗、放疗、腔内超声抽吸等方法，以达到消除病灶、防止疾病进展、尽量减少并发症及复发等疗效。

1. 药物治疗　目前尝试用于治疗 VAIN 的药物有氟尿嘧啶、咪喹莫特、三氯醋酸。氟尿嘧啶既往联合其他治疗如激光显示有效，单用有效性有待确证，应用时应在密切观察下每周 1 次，采用 5% 氟尿嘧啶软膏 1～2 ml 涂于病灶表面至病变表面脱落，一般需连用 10 周，可取得短期缓解，但复发率较高，且不良反应是可引起严重的外阴阴道炎、创面愈合不良，伴有黏膜不适、烧灼感和溃疡，部分患者可有大量的阴道排液、异常阴道流血、疼痛等，目前，单独使用较少。咪喹莫特乳膏是一种免疫调节药，具有抗病毒及抗肿瘤活性，可通过诱导细胞因子如干扰素、白介素 6、肿瘤坏死因子的表达，以增强抗病毒活性及刺激细胞免疫反应。具体用法是病灶局部涂抹 5% 咪喹莫特软膏，每周 1～3 次。疗程一般最长至 16 周。不良反应是局部灼热和疼痛。有文献报道咪喹莫特的有效率 57%～86%，但研究的样本量偏小，具体效果有待于进一步研究证实。药物治疗复发率较高，对于复发性 VAIN 运用药物治疗周期相对长，局部不适的不良反应使得患者依从性较差。

2. 激光气化治疗　CO_2 激光气化是目前国内外备受推崇的治疗 VAIN 主要方法，激光的优点是定位精确，可控性强，能在直视下精确地控制治疗深度和范围，安全有效、出血少、不良反应少，可适用于单发或多发性病灶，光斑直径 1～3 mm，光束集中，操作方便，与电灼、冷凝或切除术相比，极大地减少了损伤邻近膀胱直肠的风险，不影响阴道长度，操作简单，门诊即可完成，患者依从性好。

激光治疗前应先行阴道镜评估，确定病灶范围和治疗界限。VAIN 累及的阴道上皮厚度<1 mm，而阴道直肠隔的平均厚度为 4～5 mm，激光治疗时应运用浅表的气化技术，掌握深度，以免损伤直肠或膀胱。关于 CO_2 激光治疗 VAIN 的成功率，国外报道单次治疗成功率为 69%～87.5%，多次激光治疗成功率 78%～100%，复发率为 26.51%。激光治疗术前需要病理确认排除浸润癌可能。

3. 手术治疗　VAIN 的手术治疗包括局部切除、部分或全阴道切除。手术切除优点是可提供组织病理学检查，可发现 12%～28% 隐匿浸润癌，比较适用于因 CIN 或子宫颈癌切除子宫后的 VAIN 3 位于阴道残端的患者，特别是浸润癌不能完全排除时。但因阴道前邻膀胱后邻直肠，手术切除创伤风险较大，且易引起阴道缩短、狭窄，对于年轻患者慎用。全阴道切除因其创伤大，基本弃用。而对于复发性 VAIN，反复运用手术切除治疗明显存在局限性。

4. 腔内放疗　阴道内放射治疗的治愈率较高，但不良反应明显，包括阴道狭窄、阴道纤维化和溃疡、阴道瘘形成、放射性直肠炎、卵巢早衰等，且无法获得病理组织，若复发，不利于后续进一步手术。目前此法运用较少，对于全子宫切除术后大范围 VAIN 3 且反复复发的绝经后妇女，可采用放射治疗。

5. 腔内超声抽吸　腔内超声抽吸是通过超声波快速的机械运动破坏组织，再抽吸并移除组织，适用于解剖上难以达到的区域，如阴道上段，此法对周围组织损伤较小，国外报道其成功率为 66%，复发率为 19%。

六、预　　后

VAIN 复发率为 10%～42%。随时间延长，复发率增加。多发性病灶、单用氟尿嘧啶治疗、HPV 感染及免疫抑制等均为 VAIN 复发的危险因素。持续性 VAIN 可能发展为浸润癌。因此，任何 VAIN 患者均需接受长期随访。一般于治疗后 3、6、12 个月应分别行阴道细胞学涂片检查，必要时行阴道镜检查，以后至少每年做 1 次阴道细胞学涂片检查。

参考文献

[1] Hodeib M，Cohen JG，Mehta S，et al. Recurrence and risk of progression to lower genital tract malignancy in women with high grade VAIN. Gynecol Oncol，2016，141（3）：507-510.

[2] Sopracordevole F, Barbero M, Clemente N, et al. High-grade vaginal intraepithelial neoplasia and risk of progression to vaginal cancer: a multicentre study of the Italian Society of Colposcopy and Cervico-Vaginal Pathology (SICPCV). Eur Rev Med Pharmacol Sci, 2016, 20 (5): 818–824.
[3] Frega A, Sopracordevole F, Assorgi C, et al. Vaginal intraepithelial neoplasia: a therapeutical dilemma. Anticancer Res, 2013, 33 (1): 29–38.
[4] 隋龙，陈丽梅. 阴道上皮内瘤变复发临床诊治策略. 中国实用妇科与产科杂志，2016，11：1057–1060.
[5] Siegler E, Segev Y, Mackuli L, et al. Vulvar and vaginal cancer, vulvar intraepithelial neoplasia 3 and vaginal intraepithelial neoplasia 3: experience of a referral institute. Isr Med Assoc J, 2016, 18 (5): 286–289.
[6] Jentschke M, Hoffmeister V, Soergel P, et al. Clinical presentation, treatment and outcome of vaginal intraepithelial neoplasia. Arch Gynecol Obstet, 2016, 293 (2): 415–419.
[7] Sopracordevole F, Mancioli F, Clemente N, et al. Abnormal papsmear and diagnosis of high-grade vaginal intraepithelial neoplasia: a retrospective cohort study. Med (Baltimore), 2015, 94 (42): 1827–1829.
[8] de Witte CJ, van de Sande AJ, van Beekhuizen HJ, et al. Imiquimod in cervical, vaginal and vulvar intraepithelial neoplasia: a review. Gynecol Oncol, 2015, 139 (2): 377–384.
[9] Piovano E, Macchi C, Attamante L, et al. CO_2 laser vaporizationfor the treatment of vaginal intraepithelial neoplasia: effectiveness and predictive factors for recurrence. Eur J Gynaecol Oncol, 2015, 36 (4): 383–388.
[10] Matsuo K, Chi DS, Walker LD, et al. Ultrasonic surgical aspiration for vaginal intraepithelial neoplasia. Int J Gynaecol Obstet, 2009, 105 (1): 71–73.

CME TEXTBOOKS NATIONAL PROJECT

第9章 外阴上皮内瘤变

陈　飞　胡惠英
中国医学科学院　北京协和医学院　北京协和医院

一、概　　述

外阴上皮内瘤变（vulvar intraepithelial neoplasia，VIN）是外阴癌前病变的统称，指病变局限于外阴表皮内，未向周围间质浸润及转移。VIN发病多见于中、老年人或伴有免疫抑制的女性。VIN的发病率近年来有上升的趋势，尤其是在年轻女性中。该病的发病与人乳头瘤病毒（human papilloma virus，HPV）尤其是HPV16型的感染明显相关，在近80%的VIN3标本中可分离出HPV16型。随着人群中HPV疫苗的使用日益增多，绝经前女性中寻常型VIN与外阴浸润癌的发生率同时显著下降。约50%的VIN患者可同时伴有宫颈上皮内瘤变（cervical intraepithelial neoplasia，CIN）、阴道上皮内瘤变（vaginal intraepithelial neoplasia，VAIN）。

二、分　　类

外阴上皮内瘤变的术语多年来一直被认为是非常重要的，因为它影响了诊断、治疗和研究。历史上对该类病变曾有多种不同的命名，包括外阴非典型增生、鲍温病、Queyrat红斑瘤、外阴单纯性原位癌、外阴佩吉特病及鲍温样丘疹病等。

1986年，国际外阴疾病学会（International Society for the Study of Vulvar Disease，ISSVD）建议统一使用外阴上皮内瘤变这一术语，并根据病变部位的细胞成熟度、核异型性、成熟障碍及有丝分裂活跃性分为VIN1、VIN2及VIN3。在VIN1中异型细胞分布于上皮下1/3范围，VIN2中异型细胞分布于上皮下2/3范围，VIN3中异型细胞分布超过上皮下2/3范围。此外，ISSVD在1986年还增加了一个分化型VIN的定义，也将其归于VIN3病变。

但是以VIN 1～3的分级标准并不能很好地反映VIN的自然病程发展。与CIN不同，并无证据表明VIN在病程中也是经历由VIN1至VIN3的发展过程。VIN1在临床上虽然少见，但仍反映了一种疾病的状态，其病变范围局限于上皮最基底部分，目前发现并无证据表明VIN1是一种癌前病变，其多数为一种反应性改变或是HPV感染的影响。因此，对VIN1要避免过度治疗。另外有研究表明，不同观察者之间对于VIN1的诊断有明显差异，而将VIN2和VIN3统一合并为高级别VIN则具有良好的组织学诊断一致性。此外，近年来研究已证实，VIN也分为HPV感染相关型与HPV感染不相关型，它们在流行病学、临床表现、组织病理学及分子生物学特性上均有所不同。因此，2004 年 ISSVD 对 VIN 分类定义进行了重新修正。VIN1 定义不再使用，新的 VIN 定义仅指高级别 VIN 病变（VIN2、VIN3）。其中与 HPV 感染相关者命名为普通型 VIN，并根据病理表现进一步分为疣型（warty type）、基底细胞型（basaloid type）及混合型（mixed type）；与 HPV 感染不相关的命名为分化型 VIN（VIN，differentiated type），主要见于年长的女性，常与硬化性苔藓和（或）鳞状上皮过度增生相关；外阴佩吉特病等其他不能归入上述 2 类的 VIN 病变归入未分化型 VIN（VIN，unclassified type）。

2012 年 ISSVD 同美国阴道镜和子宫颈病理学会（American Society of Colposcopy and Cervical Pathology，ASCCP）和美国病理学家协会共同参与了下生殖道鳞状上皮病变（LAST）术语的研究。此术语不仅仅只针对外阴，而且把 HPV 相关的整个下生殖道鳞状上皮病变术语统一。2015 年，ISSVD 统一了下生殖道鳞状上皮病变术语，最终版本包含以下内容：外阴低级别鳞状上皮病变，包括扁平湿疣或 HPV 感染；外阴高级别鳞状上皮病变（HSIL）（在 2004 年 ISSVD 术语中称为“外阴上皮内瘤变普通型 VIN”）；分化型外阴上皮内瘤变（dVIN）。这个新术语的优点是包括所有类型的外阴 SILs，提供了一个关于研究和解决外阴病变良好方案的基础，并且与世界卫生组织分类、临床特征和病理学表现保持了一致。

三、病　　理

1. 巨检　病灶表现为表皮增生，局部可有皮肤增厚斑块、乳头或小的赘疣，表面可呈黑色素沉着，灰白色或暗红色。普通型 VIN 多见为界限清晰的皮肤病损，病变部位颜色与周围正常之间界限清晰。外观可呈疣状或扁平样增生改变。分化型 VIN 经常见于发生有硬化性苔藓或扁平苔藓的部位中，可见局部隆起状表现。

2. 镜检　被覆表皮增厚，可形成乳头。表皮细胞极性紊乱，细胞成熟不良，可见核异常及核分裂象增加。VIN 典型表现为角化细胞成熟不一致，伴有细胞核深染、不同程度的核异型性，并且病变角化细胞排列紊乱，沿垂直方向分布。目前发现 VIN 有 3 种形态类型：基底细胞型、疣型和分化型。还有一种少见的佩吉特样 VIN 病变。基底细胞型 VIN 特点为上皮层增厚且表面平坦，镜下可见密集的体积相对较小的分化差的角化细胞，核染色质粗大深染。疣型 VIN 具有挖空细胞、多核角化细胞及尖锐湿疣的其他特点，但是缺乏典型尖锐湿疣所具备的细胞形态一致和明显的成熟分化。疣型 VIN 镜下特征为湿疣状改变，可有显著角化过度及角化不全表现，也存在有角化不良的角化细胞。基底细胞型和疣型 VIN 病变可在同一患者身上共存，甚至偶有在同一处病灶中共存的情况，在两者之间存在移行区。这两种病变类型都与 HPV，尤其是 HPV16 型相关。

分化型 VIN 与 HPV 感染不相关，镜下病理表现为细胞分化好，细胞异型性局限于上皮基底层和靠近基底层的上皮区域，特征表现为基底层和旁基底层角化细胞嗜酸性胞质增加并且有角化不良，一般在表皮突的深层顶端部位明显。与表层细胞相比，受累的角化细胞核相对较大，具有小泡状染色质及明显的核仁。这种细胞形态改变常常与外阴鳞状细胞癌和苔藓硬化相关。p53 蛋白的过表达可作为其与正常基底细胞区分的依据。分化型 VIN 应检查是否合并浸润癌。

四、临 床 表 现

VIN 病变可位于外阴任何区域，包括尿道口及肛周部位。以大小阴唇、阴蒂周围、外阴后部等无毛发区域较为常见，最好发于 3 点钟位和 9 点钟位的无毛发区。其症状无特异性，有症状的

VIN 患者最常见的表现为外阴部分瘙痒和浅表性交困难，程度轻重不一，可持续数月至数年，部分患者无症状，仅在妇科检查时被发现。外阴检查可见斑丘疹样病灶，病灶颜色可为白色、红色及不同程度的棕色至黑色。颜色较浅的病灶可能像尖锐湿疣，而颜色较深的病灶可能与交界痣或混合痣的外观类似，偶有患者外阴部位无肉眼明显可见的病灶。病变可单发或多发，往往呈多灶性，分散存在或融合成片，严重者可弥漫覆盖整个外阴。

五、诊　断

依据临床症状与体征常可疑诊本病，但确诊需要依据病理学检查。外阴部位更合适的评估方式是阴道镜。取材时若病灶不明显，可在局部涂抹 3%～5% 醋酸后辅助阴道镜检查外阴、会阴及肛周皮肤组织异常血管情况，在发现异常血管处取活检。取材时根据病灶情况决定取材深度以排除浸润癌，对于大范围的上皮要进行多点活检取材。对于 VIN 患者，必须对外阴、前庭及肛周区域皮肤进行彻底检查。有 50% 的 VIN 患者病变会累及肛周皮肤。另外，鉴于下生殖道上皮内瘤变具有多中心性的特点，还建议对阴道和子宫颈进行彻底检查。HPV 与 VIN 的发生关系密切，对有经济能力的患者应行 HPV 检查而协助诊断。

所有外阴上皮内瘤变是否需要活检专家意见有分歧，怀疑是外阴湿疣常规治疗无效或者绝经后外阴可见的疣状物需组织活检。对于免疫抑制状态和 HIV 抗体阳性的患者，怀疑为低级别病变也需要活检。对持续瘙痒、疼痛但外阴病灶不明显，或者按外阴阴道炎正规治疗后症状持续存在的患者可行阴道镜检查或者其他放大镜检。镜检前需要使用浸湿 3%～5% 醋酸纱布外敷。角质化部分需要延长酸化时间，而且通常不能按照典型的阴道镜分级标准来判定。甲苯胺蓝试验常被推荐于本病诊断中，但是该实验方法无效且临床应用很少。

六、治　疗

VIN 治疗的目的在于消除病灶，缓解临床症状，预防其向恶性转化。近年来，由于 VIN 发病年龄的年轻化趋势，在治疗的同时还需要更加注意其对女性生理及心理的影响。鉴于 VIN 病变具有一定的潜在恶变性、复发性，而一些治疗方法可能造成对外阴解剖结构的破坏，其不仅影响外阴局部外观，还可能导致性交困难。因此，VIN 的治疗应在达到满意疗效的同时注意尽量保留外阴正常的组织和功能。对于外阴 VIN 患者治疗方案的选择应根据以下 3 个方面的因素加以平衡：①与患者有关的因素，包括年龄、症状、一般情况、手术可能并发症、随诊情况、心理状态等；②与疾病有关的因素，包括病灶的病理类型、大小、数目、位置、发生浸润风险、病变是否侵犯黏膜及毛发生长区；③与治疗方法相关的因素，即治疗方法对于外阴结构及功能的影响。

治疗适用于所有 HSIL 患者，渐进性的治疗方法总结如下。①对于孤立的病灶，采取局部扩大切除手术即可做出诊断，可达到治疗作用。手术要求切除肉眼可辨别区域外 0.5～1 cm，并确认手术切缘干净。怀疑有恶变的也可以考虑局部广泛切除。②对于大面积或多中心病变，采用激光消融疗法，术前多点活检除外浸润癌。在非毛囊皮脂腺区域需达到约 1 mm 深度，在毛囊皮脂腺区域需达到 2.5 mm 深度。激光消融范围要扩大到上皮内瘤变外约 1 cm 区域。激光疗法也可作为手术切除方法的补充，用于排除外阴前庭、小阴唇等非毛囊皮脂腺区域的 VIN 病变。③若术前多点组织学活检显示毛囊皮脂腺区域的深层腺管有病变累及，则对病灶行扩大切除手术。④对于复发性病灶，组织学检查证实非浸润性病变的，可考虑局部应用 5% 氟尿嘧啶，每天 2

次。该疗法可能出现严重疼痛。用药期间患者应绝对避免妊娠。若用药期间发生妊娠，必须告知患者该药的潜在致畸风险。⑤对于原发性和复发性病变，特别是HPV相关病变，另一种治疗选择是睡前局部涂抹5%咪喹莫特软膏（第2天晨起后擦除），每周3次，持续16周。用药前需排除浸润性病变。需告知患者用药可能造成的红斑和疼痛反应。残留的病灶应及时考虑手术切除。最近的研究报道咪喹莫特的临床缓解率在38%～58%，但局部不良反应可能会导致其使用减量。

七、预　　后

高级别鳞状上皮病变患者治疗后复发率为9%～50%，病灶切缘阳性的复发率相对更高，手术治疗的患者复发率相对较低。多中心病变患者复发率更高。大多数研究随访有限，但都认为外阴HSIL（uVIN）有疾病复发和外阴癌的风险。外阴的自检和连续诊视在复发的检出中尚未证实有效，但这样做显得审慎。鉴于VIN疾病进展相对缓慢，治疗完全缓解且随访时没有新发病灶的女性，在初次治疗后6个月和12个月后以肉眼检查进行监测，此后年度随访监测。

八、预　　防

目前没有确切的方法能够筛查出外阴癌前病变即HSIL。吸烟与外阴HSIL（uVIN）显著相关，应该建议戒烟。

接种四价HPV疫苗（针对6、11、16型和18型）或九价HPV疫苗（针对6、11、16、18、31、33、45、52型和58型）能够有效降低外阴HSIL，应该推荐用于11～12岁的女童，如果目标年龄未接种，至26岁前可以补行接种。

参考文献

[1] Bornstein J, Bogliatto F, Haefner HK, et al. The 2015 International Society for the Study of Vulvovaginal Disease (ISSVD) terminology of vulvar squamous Intraepithelial Lesions. Obstet Gynecol, 2016, 127 (2): 264-268.

[2] Pepas L, Kaushik S, Nordin A, et al. Medical interventions for high-grade vulval intraepithelial neoplasia. Cochrane Database Syst Rev, 2015, 8: CD007924.

CME TEXTBOOKS NATIONAL PROJECT

阴道炎症

第10章

杨 毅
中国医学科学院 北京协和医学院 北京协和医院

阴道炎症是指阴道内因外源性或内源性病原体过度繁殖，造成阴道局部环境异常，进而产生相应的症状和体征，所引发的一类感染性疾病，是妇科门诊中最常见的疾病。根据病原体及发病病因等不同可分为十余种，如外阴阴道假丝酵母菌病（vulvovaginal candidiasis，VVC）、细菌性阴道病、滴虫阴道炎、需氧菌性阴道炎、细胞溶解性阴道病、萎缩性阴道炎等。由 2 种或 2 种以上病原体引起的混合性的阴道感染也不少见，诊治较单一阴道炎症更为困难。

针对国内临床上阴道炎症这类常见病一直以来缺乏明确的规范指南这一现状，近几年，我们中华医学会妇产科学分会感染性疾病协作组在廖秦平教授的领导下，组织全国妇产科感染领域的专家，共同编写了外阴阴道假丝酵母菌病、细菌性阴道病、滴虫阴道炎等疾病诊治规范指南，为临床妇产科医生正确诊断阴道炎症、规范治疗提供了极大的帮助。

一、外阴阴道假丝酵母菌病

外阴阴道假丝酵母菌病曾称为真菌性阴道炎、外阴阴道念珠菌病等，是女性常见的阴道炎症之一。75% 的妇女一生中至少患 1 次 VVC，40%～50% 的妇女会再次复发。VVC 的病原菌是以白假丝酵母菌为主的酵母菌，其他如光滑假丝酵母菌、热带假丝酵母菌、近平滑假丝酵母菌等占少数。

（一）外阴阴道假丝酵母菌病的分类

在临床上，VVC 分为单纯性 VVC 和复杂性 VVC 两大类。其中，单纯性 VVC 是指正常的非孕期女性发生的、散发、由白假丝酵母菌所致的轻或中度 VVC。复杂性 VVC 则包括复发性 VVC、重度 VVC、妊娠期 VVC、非白假丝酵母菌所致的 VVC，以及未控制的糖尿病及免疫功能低下等特殊女性患者发生的 VVC。其中，重度 VVC 是指临床症状严重，外阴或阴道皮肤黏膜有破损，按 VVC 症状、体征评分标准（表 10-1），评分≥7 分为重度 VVC。复发性 VVC 是指 1 年内有症状性 VVC 发作 4 次或 4 次以上，称为复发性 VVC（recurrent vulvovaginal candidiasis，RVVC），发病率为 5%～8%。

表 10-1 VVC 的症状、体征评分

症状、体征	评分			
	0 分	1 分	2 分	3 分
瘙痒	无	偶有发作	能引重视	持续发作
疼痛	无	轻	中	重
充血、水肿	无	轻	中	重
抓痕、皲裂、糜烂	无	—	—	有
分泌物量	无	稍多于正常	量多，无溢出	量多，有溢出

（二）外阴阴道假丝酵母菌病的诊断

1. 临床表现

（1）症状：外阴瘙痒、灼痛，还可伴有尿痛以及性交痛等症状；白带增多。

（2）体征：外阴潮红、水肿，可见抓痕或皲裂，小阴唇内侧及阴道黏膜附着白色膜状物，阴道内可见较多的白色豆渣样分泌物，可呈凝乳状。

2. 实验室检查

（1）悬滴法：10%KOH 镜检，菌丝阳性检出率约 70%，适于诊室内设有显微镜的妇科门诊使用。生理盐水悬滴法镜检因为菌丝阳性检出率过低（＜50%），不再推荐临床使用。

（2）涂片法：革兰染色法镜检，菌丝阳性检出率约 80%，略优于 10%KOH 镜检，一般只能由门诊涂片后送检验科进行染色镜检，耗时略长。

（3）培养法：RVVC 或有症状但多次显微镜检查阴性者，应采用培养法诊断，同时还可以进行药物敏感试验。

（4）核酸检测法：BD 公司的非扩增核酸探针杂交技术 Affirm VPⅢ 阴道病原微生物三联检，可以直接检测阴道分泌物中是否存在有治病浓度的假丝酵母菌的 DNA，45 分钟出结果，是目前最为准确快捷的分子检测方法。

（三）外阴阴道假丝酵母菌病的治疗

1. 治疗原则 积极去除 VVC 的诱因。规范化地应用抗真菌药物，首次发作或首次就诊是规范化治疗的关键时期。性伴侣无须常规治疗。RVVC 患者的性伴侣应同时检查，必要时给予治疗。不常规进行阴道冲洗，如阴道内异常白带量确实大，可以考虑在妇科检查后使用长棉签蘸生理盐水进行擦洗予以清除。VVC 急性期间最好避免性生活，以免造成女性阴道黏膜的损伤，进而加重病情。性交时使用安全套。同时还应检查 / 治疗其他性传播感染。强调治疗的个体化。长期口服抗真菌药物要注意监测肝、肾功能及其他有关不良反应。

2. 抗真菌治疗方法 抗真菌治疗方法包括阴道用药和口服用药两种。具体治疗方案如下。

（1）单纯性 VVC 治疗：单纯性 VVC 治疗选下列方案中的任一种，具体方案如下。

1）阴道用药：咪康唑 1200 mg 阴道软胶囊，单次睡前阴道内用 1 粒；咪康唑 400 mg 阴道软胶囊，每晚睡前阴道内用 1 粒，连续用 3 天；咪康唑阴道栓 200 mg，每晚睡前阴道内用 1 枚，连续用 7 天；克霉唑 500 mg 阴道片，单次睡前阴道内用 1 片；克霉唑阴道栓 100 mg，每晚睡前阴道内用 1 枚，连续用 7 天；制霉菌素阴道泡腾片 10 万 U/ 片，每晚睡前阴道内用 1 片，连续用 14 天。

2）口服用药：氟康唑 150 mg，顿服，共 1 次。

（2）重度 VVC 治疗：重度 VVC 应在治疗单纯性 VVC 方案基础上，延长疗程。如氟康唑 150 mg，顿服，第 1、4 天应用。其他可以选择的药物还有伊曲康唑等，但在治疗重度 VVC 时，建议采用 5～7 天的疗程。症状严重者，可以在外阴或阴道内局部应用低浓度糖皮质激素软膏或唑类霜剂。

（3）妊娠期 VVC 治疗：早孕期权衡利弊慎用药物。选择对胎儿无害的唑类阴道用药，而不选用口服抗真菌药物治疗。具体方案同单纯性 VVC，但长疗程方案疗效会优于短疗程方案。

（4）复发性 VVC 治疗：复发性 VVC 治疗原则包括强化治疗和巩固治疗。根据培养和药物敏感试验选择药物。在强化治疗达到真菌学治愈后，给予巩固治疗至 6 个月。下述方案仅供参考。

1）强化治疗：强化治疗至真菌学转阴，具体方案如下。①口服用药，如氟康唑 150 mg，顿服，第 1、4、7 天应用。②阴道用药，咪康唑阴道软胶囊 400 mg，每晚 1 次，共 6 天；咪康唑阴道软胶囊 1200 mg，第 1、4、7 天应用；克霉唑 500 mg 阴道片，第 1、4、7 天应用；克霉唑栓 100 mg，每晚 1 次，7～14 天。

2）巩固治疗：目前国内外没有较为成熟的方案，建议对每月规律性发作 1 次者，可在每次发作前预防用药 1 次，连续 6 个月。对无规律发作者，可采用每周用药 1 次，预防发作，连续 6 个月。对于长期应用抗真菌药物者，应检测肝、肾功能。

（5）VVC 治疗中的特殊情况

1）VVC 再发者的治疗：VVC 再发为曾经有过 VVC，再次确诊发作，由于 1 年内发作次数达不到 4 次，不能诊断为复发性 VVC，称为 VVC 再发。对于这类 VVC，尚无明确分类，建议仍按照症状体征评分，分为单纯性 VVC 或重度 VVC。治疗上，建议根据此次发作严重程度，按照单纯性 VVC 或重度 VVC 治疗，可以适当在月经后巩固 1～2 个疗程。要重视对这类患者好发因素的寻找及去除。

2）混合感染：VVC 易合并其他病原体感染，常见的混合感染有 VVC 合并滴虫阴道炎、细菌性阴道病等，应选择针对各种病原体感染治疗。

（四）外阴阴道假丝酵母菌病的随访

VVC 的临床症状持续存在或 2 个月内再发作者应进行随访。对 RVVC 在治疗结束后 7～14 天、1 个月、3 个月和 6 个月各随访 1 次，3 个月及 6 个月时建议同时进行真菌培养。

二、细菌性阴道病

细菌性阴道病（bacterial vaginosis，BV），曾称为非特异性阴道炎、嗜血杆菌阴道炎、棒状杆菌阴道炎和加德纳菌性阴道炎，本质是以阴道乳酸杆菌减少或消失，相关致病微生物增多为特征的临床症候群，是阴道正常菌群失调导致的厌氧菌为主的阴道混合感染。与细菌性阴道病发病相关的微生物包括阴道加德纳菌、普雷沃菌属、动弯杆菌、拟杆菌、消化链球菌、阴道阿托波菌和人型支原体等。细菌性阴道病与盆腔炎、不孕、流产、妇科和产科手术后感染、早产、胎膜早破、新生儿感染和产褥感染等的发生有关，近年的研究显示，HPV 感染和相应的癌前病变等在细菌性阴道病患者中也更为多见，可能与阴道局部免疫功能异常有关。

（一）细菌性阴道病的诊断

1. 临床表现

（1）症状：约 1/2 的细菌性阴道病患者无临床症状，有症状者可表现为阴道分泌物增多伴腥臭味。

（2）体征：查体可见外阴阴道黏膜无明显充血等炎性反应，阴道分泌物均质、稀薄。

2. 实验室检查 实验室检查包括有线索细胞检查，阴道分泌物 pH 测定和胺试验等。目前临床上普遍接受的细菌性阴道病诊断的“金标准”是 Amsel 法：①线索细胞阳性；②阴道分泌物增多、变稀呈均质状、有异味；③胺试验阳性，即在阴道分泌物中加入 10%KOH 产生鱼腥味；④阴道 pH＞4.5。

线索细胞是指阴道上皮细胞表面附有大量阴道小杆菌或小球菌（主要为加德纳菌），使细胞呈颗粒状外观，细胞边界模糊不清，是细菌性阴道病的特征性表现，因此是必备的。此外，3 项特征中至少有 2 项则可诊断为细菌性阴道病。Amsel 法常受阴道 pH、近期性生活（精液为碱性）、排卵前后激素变化、月经期、阴道冲洗和药物等影响，而胺试验受主观影响较大，导致临床上常出现过度诊断和治疗的情况。因此，有条件的医疗机构建议可采用更为客观但也更为复杂的革兰染色法（Nugent 评分），可以对细菌性阴道病的严重程度进行有效的分级。

3. 微生物酶快速检测法 20 世纪 80 年代后期，发现组成细菌性阴道病的微生物代谢常产生一些特异性的酶，据此出现了细菌性阴道病酶化学检测法。临床上常用的主要有唾液酸酶法（BV-blue）：原理是加德纳菌、类杆菌、动弯杆菌等厌氧菌代谢产生大量唾液酸酶，与 BV-blue 法的底物反应，产生唾液酸，使显色剂呈蓝色。唾液酸酶法检测细菌性阴道病的敏感度和特异度分别达 95.6% 和 96.3%，阳性和阴性预测值也分别达 95.6% 和 96.4%。

4. 阴道细菌培养 细菌性阴道病常为多种厌氧菌过度繁殖，厌氧菌培养难度大，而又非单一细菌感染，特异性差，因此阴道细菌培养的实际意义不大。但对于复发性细菌性阴道病，培养有一定的意义，可以发现特异性病原体，进而指导后续的治疗。

（二）细菌性阴道病的治疗

对于妊娠妇女及非妊娠妇女的细菌性阴道病，治疗目的是不同的。

1. 非妊娠妇女

（1）治疗指征：①有症状细菌性阴道病；②妇科经阴道的手术、操作前（如子宫内膜活检、刮宫术、放置宫内节育器、输卵管造影及子宫全切术等）。

（2）具体方案：①首选方案。甲硝唑 400 mg，口服，每天 2 次，共 7 天，使用甲硝唑治疗及随后 24 小时内避免饮酒；或甲硝唑阴道栓（片）200 mg，每晚 1 次，共 5～7 天；或 2% 克林霉素（氯洁霉素）膏 5 g，阴道上药，每晚 1 次，共 7 天。②替换方案。克林霉素（氯洁霉素）300 mg，口服，每天 2 次，共 7 天。③可选用恢复阴道正常菌群的制剂，如乳酸杆菌活菌（定君生）每晚阴道内用 2 粒，共 10 天。

2. 妊娠妇女

（1）治疗指征：①有症状的孕妇；②有早产或妊娠不良结局等高危因素无症状细菌性阴道病妊娠妇女。

（2）具体方案：①首选方案。甲硝唑 400 mg，口服，每天 2 次，共 7 天。②替换方案。克林霉素（氯洁霉素）300 mg，口服，每天 2 次，共 7 天。在美国 FDA 药品分类中，甲硝唑为妊娠期 B 类药物，妊娠期应用甲硝唑的安全性已被证实及接受。多项研究及荟萃分析不能证明妊娠期间使用甲硝唑与新生儿致畸及基因突变相关，但国内药典中甲硝唑仍是妊娠及哺乳期禁用的药物，故妊娠期应用甲硝唑需执行知情选择原则。

3. 哺乳期 选择局部用药，尽量避免全身用药。

（三）细菌性阴道病的随访

细菌性阴道病治疗后若症状消失，无须随访。因为细菌性阴道病复发较常见，如症状再次出现，建议再进行治疗，并使用与初始治疗不同的方案。对妊娠合并细菌性阴道病需要随访治疗效果。此外，女性对细菌性阴道病治疗的反应及复发不受性伴侣是否治疗的影响，因此，不建议常规治疗性伴侣。

（四）细菌性阴道病的复发

复发性细菌性阴道病目前还没有形成明确的概念。初步的专家共识多是指在细菌性阴道病患者经过正规治疗后，症状体征消失，Amsel 法或 Nugent 评分诊断细菌性阴道病为阴性，但是在 1 年内反复发作超过 4 次（参考复发性外阴阴道假丝酵母菌病的定义），称为复发性细菌性阴道病。复发的可能原因有治疗不彻底、未能恢复以乳酸杆菌为主要菌群的阴道环境、细菌性阴道病病原体中一些特殊种类的厌氧菌如阴道阿托波菌等容易产生耐药等。复发性细菌性阴道病的处理原则应采用与初次治疗方案不同的规范化治疗。

三、滴虫阴道炎

滴虫阴道炎（trichomonal vaginitis，TV）是由阴道毛滴虫（一种厌氧寄生的动鞭毛原虫，常寄生在人体阴道和泌尿道内）感染引起的女性下生殖道感染性疾病。主要经性接触直接传播，也可以通过公共浴池、浴盆、浴巾、游泳池、坐便器、衣物、污染的器械等间接传播。滴虫阴道炎与沙眼衣原体感染、淋病奈瑟菌感染、宫颈上皮内瘤样病变及孕妇发生早产、胎膜早破等均有一定的相关性。

（一）滴虫阴道炎的诊断

1. 临床表现

（1）症状：滴虫阴道炎主要表现为阴道分泌物增多，可有恶臭味道，外阴瘙痒、灼热感等，部分患者也可出现尿频、尿急和尿痛等泌尿系统感染症状；也有少数患者临床表现轻微，甚至没有症状。

（2）体征：查体可见外阴阴道黏膜充血，阴道分泌物多呈泡沫状、黄绿色。

2. 实验室检查 下列检测方法中任意一项阳性即可确诊。

（1）悬滴法：显微镜下在阴道分泌物中找到阴道毛滴虫。该方法简单易行，缺点是悬滴法的敏感度仅为 60%～70%。且需要立即检查湿片（10 分钟内）以获得比较准确的诊断结果。

（2）培养法：培养法是比较敏感及特异的诊断方法，其特异度可达 98%，敏感度为 75%～96%。缺点是耗时比较长。对于临床可疑而悬滴法结果阴性者，可进行滴虫培养。

（3）核酸检测法：BD 公司的非扩增核酸探针杂交技术 Affirm VP Ⅲ阴道炎病原微生物三联检，可以直接检测阴道分泌物中是否存在滴虫的 DNA，45 分钟出结果，是目前最为准确、快捷的分子检测方法。

（二）滴虫阴道炎的治疗

1. 患者的治疗 治疗滴虫阴道炎主要是硝基咪唑类药物，其中最为常用且被美国 FDA 批准的有甲硝唑及替硝唑。由于滴虫阴道炎常合并其他部位的滴虫感染，因此，治疗首选口服用药，不推荐局部用药。

（1）推荐方案：全身用药可以使用甲硝唑 2 g，单次口服；或替硝唑 2 g，单次口服。与甲硝唑相比，替硝唑具有更高的血清及泌尿生殖道药物浓度、更长的半衰期、更低的胃肠道不良反应，因此其通常更为有效。

（2）替代方案：全身用药可以使用甲硝唑 400 mg 口服，每天 2 次，共 7 天。对于不能耐受口服药物或不适宜全身用药者，可选择阴道局部给药，但疗效低于口服用药。

（3）注意事项：由于硝基咪唑类药物有抑制乙醛脱氢酶的作用，因此，服药后饮酒或服用乙醇饮料，甚至是藿香正气水（一般含 40%～50% 乙醇）可出现双硫仑样反应，可引起腹部痉挛，面部潮红或呕吐等反应。因此，在服用甲硝唑期间及停药 24 小时内，或在服用替硝唑期间及停药 72 小时内，应禁止摄入含乙醇的物质。

2. 性伴侣的治疗 滴虫阴道炎主要通过性接触直接传播，且男性感染者多无明显症状，因此，应对性伴侣进行治疗，这是滴虫阴道炎彻底治愈以及减少传播和复发的关键。还需告知患者及性伴侣治愈前应避免性交。一般可以采用与女性患者相同的治疗方案。

3. 对硝基咪唑类药物过敏或不耐受者的治疗 这类患者可以选择硝基咪唑类以外的药物进行治疗，但一般疗效较差。也有学者尝试对硝基咪唑类药物过敏患者应用脱敏疗法治疗，即逐渐增加药量的甲硝唑脱敏疗法，显示有较好的治愈率。但还需更多临床研究加以验证。

4. 妊娠期滴虫阴道炎的治疗 尽管滴虫阴道炎与孕妇发生早产、胎膜早破及分娩低出生体重儿存在相关性，但尚没有足够的研究结果表明对其进行治疗可降低上述并发症的发生。因此，孕妇滴虫阴道炎的治疗应权衡利弊，知情选择。一般来说，对于有症状的孕妇，应进行滴虫阴道炎检测，如确诊应考虑治疗，这样可以有效缓解孕妇阴道分泌物增多等不适症状，也可以防止新生儿呼吸道和生殖道感染，阻止滴虫的进一步传播。虽然甲硝唑可以通过胎盘，但现有数据表明，其对孕妇的影响为低度风险，目前尚未发现其对胎儿有致畸性或致突变性，因此其被美国 FDA 认证的 B 级药物；而替硝唑对人类妊娠影响的研究有限，动物研究认为，其对妊娠的影响为中度风险，因而被美国 FDA 认证为 C 级药物。因此，建议妊娠期滴虫阴道炎的治疗应选择甲硝唑 400 mg，口服，每天 2 次，共 7 天（注意：需患者知情选择）。

5. 哺乳期滴虫阴道炎的治疗 甲硝唑可分泌至乳汁中，因此，哺乳期女性服药后应考虑其哺乳对婴儿的影响。原则上，对于单次口服 2 g 甲硝唑者，应在服药后 12～24 小时内避免哺乳，以减少甲硝唑对婴儿的影响；单次口服 2 g 替硝唑者，应在服药后 3 天内避免哺乳。而对于采用口服甲硝唑 400 mg，每天 2 次，共 7 天方案治疗的哺乳期女性，因其乳汁中的甲硝唑浓度较单次口服者更低，在知情选择的前提下服药同时，可以继续哺乳。

6. 持续性或复发性滴虫阴道炎的治疗 尽管再次感染者是持续性或复发性滴虫阴道炎的主要原因，但是其中确实有一部分患者是由于滴虫耐药所致，甲硝唑的耐药发生率略高于替硝唑。因此，对于再次感染者，可继续选择指南推荐的治疗方案进行治疗；对于怀疑耐药的滴虫阴道炎，如果是甲硝唑 2 g 单次口服治疗失败者，可以考虑选择甲硝唑 400 mg 口服，每天 2 次，共 7 天（性伴侣同治）。或者建议行甲硝唑和替硝唑药敏试验后选择用药。

（三）滴虫阴道炎的随访

一般来说，对于治疗后无症状的滴虫阴道炎患者无须随访。但是所有性活跃期的女性，均应建议其在初次治疗后 3 个月内进行复查，以了解有无再次感染。

四、萎缩性阴道炎

萎缩性阴道炎（atrophic vaginitis）是指由于卵巢功能衰退，雌激素水平降低，导致阴道壁黏膜萎缩、变薄，上皮细胞内糖原含量减少，阴道内益生菌、乳酸菌减少或缺失，阴道内环境的pH升高（多为5.0～7.0），阴道局部抵抗力下降，以致病的需氧菌为主的病原体过度繁殖而引发的一种阴道炎症。绝经后老年女性通常都会伴有卵巢功能的衰退及雌激素水平的降低，因此，很容易发生萎缩性阴道炎，此时我们也习惯地称其为老年性阴道炎。此外，其他任何原因如手术、放化疗导致的人工绝经，或产后闭经、药物假绝经治疗及卵巢早衰等情况下，女性雌激素水平降低也都有可能引发萎缩性阴道炎。

（一）萎缩性阴道炎的诊断

1. 临床表现

（1）症状：阴道内分泌物增多，性状稀薄呈淡黄色，感染严重时可出现脓性或脓血性；外阴多有瘙痒或灼热感等不适；由于阴道黏膜菲薄，常伴有性交疼痛，以及性交后阴道出血；同时由于尿道黏膜也常有萎缩，因此可有尿频、尿痛等泌尿系统感染的症状。

（2）体征：妇科检查时可见阴道呈萎缩性改变，黏膜上皮皱襞消失，黏膜萎缩、菲薄并充血，表面可见散在的小出血点或点状出血斑。有时可见浅表溃疡，溃疡面可与对侧粘连，严重时造成狭窄甚至闭锁，炎症分泌物引流不畅形成阴道积脓或宫腔积脓。

2. 实验室检查 阴道分泌物检查显微镜下以近基底层上皮细胞多见，同时可见多量的白细胞，但无滴虫和假丝酵母菌菌丝。

根据患者自然或人工绝经的病史、临床的症状、体征及必要的辅助检查，正确诊断并不困难。经正规治疗后，阴道壁局灶性的溃疡仍持续存在，应考虑行活组织病理检查以除外恶性病变的可能。

（二）萎缩性阴道炎的治疗

目前临床上的萎缩性阴道炎治疗的主要原则是通过补充雌激素增加阴道黏膜抵抗力，同时使用抗生素杀灭或抑制过度繁殖的细菌等病原体生长。

1. 杀灭或抑制细菌等病原体生长 萎缩性阴道炎患者的临床症状主要是需氧菌等细菌过度繁殖所致的炎症反应。及时地给予阴道局部的抗生素如甲硝唑或替硝唑阴道栓、克林霉素阴道乳膏等，置于阴道深部，每晚睡前1次，一般7～14天为1个疗程，通常可以及时、有效地缓解患者主要的临床症状。

2. 补充雌激素、增加黏膜抵抗力 针对萎缩性阴道炎发病病因的根本性治疗是补充雌激素、增加黏膜抵抗力。通常需要持续补充雌激素一段时间，待受损的卵巢功能恢复、自身雌激素水平回升至正常水平才可以停药，而卵巢功能不可逆损伤、雌激素水平自身不能恢复正常者则有可能需长期予以补充雌激素。因为可能需要长期使用雌激素，所以最好推荐使用阴道局部制剂补充雌激素，如用雌三醇软膏阴道局部涂抹，每天1～2次，连续使用14天或更长时间。局部使用雌三醇能够有效治疗阴道萎缩疾病，促使患者阴道上皮细胞趋于正常化，有利于恢复阴道内环境pH，增强阴道上皮细胞抵抗力，缓解尿频、尿痛等症状，而且雌三醇代谢迅速，不会对子宫内膜造成不良影响。单纯补充雌激素通常适用于临床症状体征轻微的萎缩性阴道炎患者，或者是在萎缩性阴道炎患者经过抗菌治疗炎症明显缓解后用以巩固治疗的效果。

3. 抗菌＋补充雌激素联合治疗 通常为了快速、有效地治疗萎缩性阴道炎，我们需要将杀灭

/ 抑制病原体和补充雌激素联合使用。如在临床上采用替勃龙（利维爱）＋替硝唑联合方案，即每晚阴道局部使用复方替硝唑栓剂 1 粒，连续 7 天，同时口服替勃龙 1.25 mg，连续 7 天隔日使用，治疗 2 个月，可以达到有效治疗萎缩性阴道炎的作用。其中，替硝唑可以有效杀灭阴道里过度繁殖的大多数厌氧菌，而替勃龙能够促进阴道上皮细胞增殖，增加细胞外基质的合成，增厚阴道上皮，增加阴道壁弹性和上皮细胞内糖原含量，缓解绝经后引起的外阴道不适症状。除了上述的联合治疗方案外，目前临床上还已经推出了同时含有雌激素和杀菌药的阴道局部用复合制剂，如氯喹那多 - 普罗雌烯阴道片。氯喹那多是一种广谱抗生素，对多种病原菌具有抑制作用；普罗雌烯是一种合成的不对称雌二醇二醚，其穿透阴道和表皮上皮细胞的能力差，局部用药不会引起全身性激素反应，具有刺激阴道和子宫颈黏膜增殖的作用，每晚将 1 枚氯喹那多 - 普罗雌烯阴道片置于阴道深部，1 周为 1 个疗程，通常 1～2 个疗程就可以有效治疗萎缩性阴道炎，而且不易复发。此外，一些中成药的局部制剂等，因其既有一定的抗菌 / 抑菌能力，同时也含有促进萎缩黏膜恢复的类雌激素成分，也可以尝试使用，而且因这类中药制剂相对来说药效温和、安全，更适合萎缩性阴道炎长期维持治疗。

（三）萎缩性阴道炎的随访

以老年女性为主体的萎缩性阴道炎患者体内低雌激素水平的状态是长期存在的，因此，在炎症得到有效控制后，还应该对这些女性的日常生活（如性生活时合理使用润滑剂等）给予正确的指导，才能有效避免老年女性阴道炎症的反复发生，缓解其痛苦，提高其生活质量。

参考文献

[1] 吴文湘，刘朝晖. 外阴阴道假丝酵母菌病的诊治进展. 国际妇产科学杂志，2011，38（6）：490–493.

[2] 欧阳振波，徐玉静，袁瑞莹，等. 中、美、加细菌性阴道病诊治指南解读. 现代妇产科进展，2016，25（3）：227–228.

[3] 梁旭东，魏丽惠. 细菌性阴道病的诊治及相关问题. 中国妇产科临床杂志，2010，11（3）：165–168.

[4] 欧阳振波，尹倩，全松，等. 中、美、加滴虫阴道炎诊治指南解读. 现代妇产科进展，2016，25（2）：143–144.

[5] 纪瑞云，柏雪，范爱萍，等. 常见阴道炎症的治疗进展. 国际妇产科学杂志，2009，36（4）：307–310.

[6] 谢幸，苟文丽. 妇产科学. 8 版. 北京：人民卫生出版社，2013：252–253.

[7] 庞立芳. 老年性阴道炎的治疗进展. 临床合理用药，2012，5（6）：141–142.

[8] 江琴. 雌三醇软膏与舒康凝胶剂联合治疗老年性阴道炎 31 例. 中国老年学杂志，2012，32（13）：2846–2847.

[9] 梁莹莹. 利维爱联合复方替硝唑栓剂治疗老年性阴道炎的临床观察. 当代医学，2011，17（4）：117–118.

[10] 刘静雯. 氯喹那多 - 普罗雌烯阴道片治疗老年性阴道炎 80 例临床分析. 中国实用医药，2010，5（29）：132.

CME TEXTBOOKS NATIONAL PROJECT

第11章 盆腔炎症性疾病的现代诊治观念

冷金花　李　雷
中国医学科学院　北京协和医学院　北京协和医院

盆腔炎症性疾病（pelvic inflammatory disease，PID）是感染引起的女性上生殖道炎性病变，累及内膜、输卵管、卵巢或盆腔腹膜，临床表现多样。在疾病发生方面，炎症从阴道或子宫颈上行播散至上生殖道，内膜是中继站。PID的特征性表现是盆腔触痛伴有下生殖道的炎性分泌物。炎症播散过程可能没有明显表现，导致亚临床的PID；PID的临床症状和体征也可能非常隐匿。PID是严重的女性健康问题，导致很多生育问题，如不孕、异位妊娠和慢性盆腔疼痛等。从20世纪60年代腹腔镜进入临床应用后，PID的研究日益繁荣，对疾病的微生物基础、与生殖问题的相关性等问题均取得重大突破，从而建立了标准的抗感染治疗方案。估计2001年美国新发PID病例超过75万例。在过去20年中，北美和西欧的PID发生率和严重性显著下降。这些成就主要是公共卫生对于沙眼衣原体和奈瑟淋球菌感染的控制获得重大进步。尽管如此，PID仍是威胁女性健康的重大问题，因为患者的生育结局并不理想，亚临床PID控制不佳，在很多发展中国家对PID的预防也没有获得明显进步。

急性的（≤30天病程）、临床诊断的PID由阴道和子宫颈的微生物上升至内膜、输卵管和邻近组织所致。超过85%的感染是由于性传播的子宫颈病原体或细菌性阴道病相关的微生物所致，约15%是由呼吸道或胃肠道微生物定植于下生殖道所致。亚临床的PID与急性病变相似，但发生率可能高达2倍。慢性（＞30天病程）PID定义为结核分枝杆菌或放线菌属导致的慢性感染，而不是一种慢性的复发性盆腔疼痛。慢性盆腔疼痛往往是急性PID治疗后的常见现象。

上行传播的病原体主要是性传播导致的奈瑟淋球菌或沙眼衣原体。性传播的生殖支原体可能是子宫颈炎、子宫内膜炎、输卵管炎和不孕的一种病原体，但是证据并不一致。病原体上行传播的因素并不清楚，前瞻性研究证实，约15%未治疗的衣原体感染会进展至临床诊断的PID。淋球菌感染导致的PID风险可能更高。性生活和经血逆流对于病原体的上行播散可能较为重要。在急性PID患者的输卵管中，除了分离出淋球菌或衣原体外，还有很多阴道定植的厌氧菌和兼性细菌。这些病原体和细菌性阴道病有关，导致正常的阴道乳酸杆菌数目降低，更加复杂的厌氧性生物膜相关微生物过度增生。细菌性阴道病导致局部酶的产生，会可降解子宫颈黏液及相关的抗微生物肽，从而破坏子宫颈屏障，导致致病菌上升感染。感染导致输卵管和腹膜上皮的炎性反应，形成结痂、粘连甚或梗阻。相应的免疫反应在PID发生中作用重大，因为再次感染显著增加输卵管不孕的风险。感染导致输卵管上皮纤毛细胞丢失，破坏卵子的转送，引起不孕或异位妊娠。腹膜粘连可能阻止妊娠，而盆腔粘连则与盆腔疼痛有关（图11-1，图11-2）。巨细胞病毒、解脲支原体可能与某些PID病例有关。

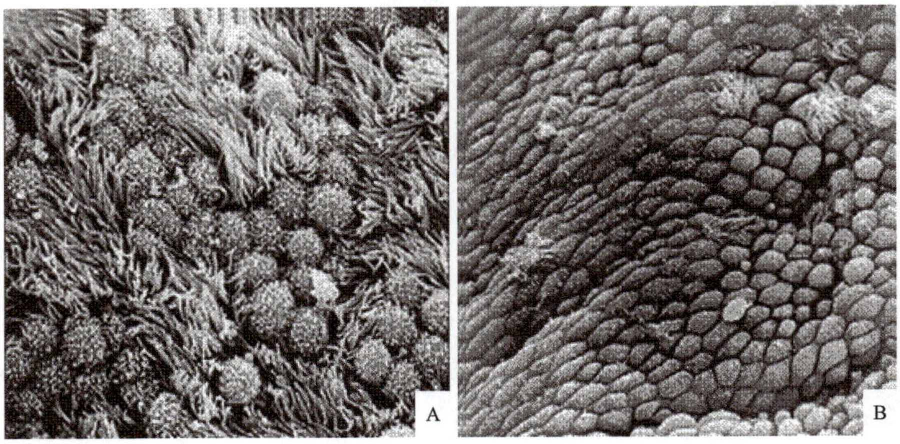

图 11-1 盆腔炎症性疾病中输卵管上皮的病理性改变

注：图 A，正常的输卵管上皮；图 B，盆腔炎症性疾病后的输卵管上皮。炎症导致纤毛上皮缺失，导致卵子输送过程的异常，引发不孕和异位妊娠

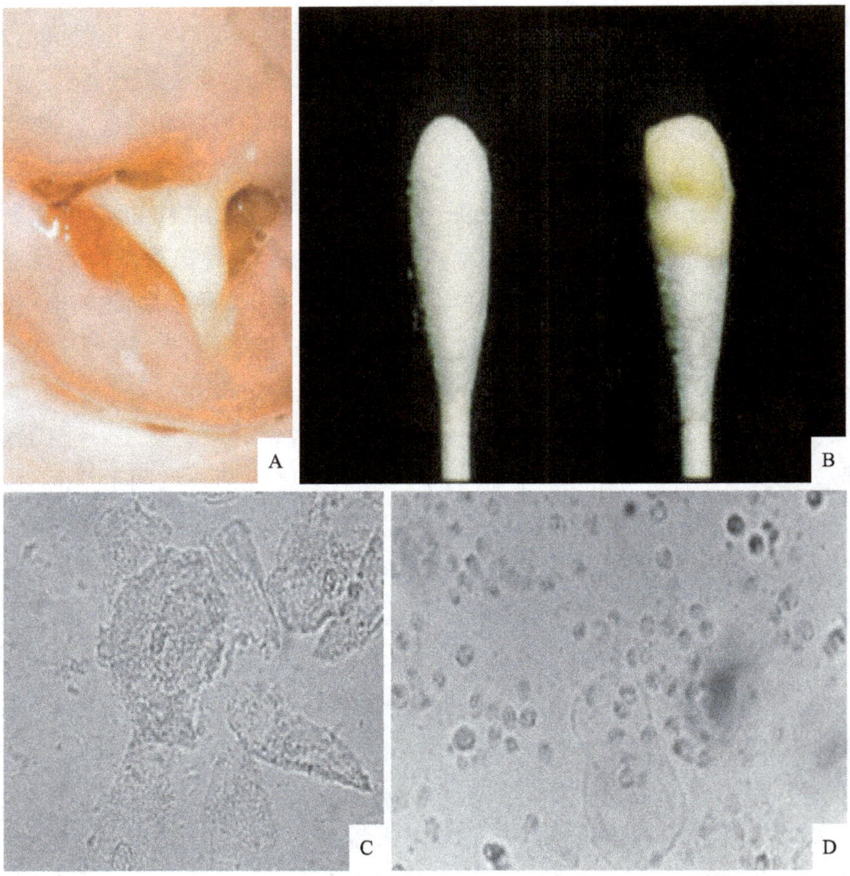

图 11-2 盆腔炎症性疾病的诊断

注：盆腔炎症性疾病的临床诊断基于双合诊是发现的盆腔触痛和阴道检查时下生殖道的炎性改变，其中图 A，子宫颈脓性分泌物；图 B，棉签上的子宫颈脓性分泌物；图 C、D，高倍显微镜下阴道分泌物的检查；图 C 中可见线索细胞；图 D 中可见白细胞增加（≥1 个白细胞 /1 个阴道上皮细胞）

本文重点分析 2010 年以来 PID 的重要指南和文献，包括中国相关指南的内容介绍，为读者提供 PID 研究的概览和综述，以及 PID 未来的研究方向。

一、重要文献

鉴于PID和生殖关系密切，已经成为重大的公共卫生问题，很多专业杂志对此都有非常有益的讨论和综述，包括PID的现代定义和概念、病因学分析、详尽的治疗学讨论、医患对PID的觉察和预防及针对PID的多学科合作等内容。这些精彩的论述在指南之外为我们提供了有关PID的全面的新视界，为这一重大公共卫生问题的结局提供了很多新颖的思路和视角。

有关PID文献证据中最重要的部分来自Cochrane数据库，相关内容也非常丰富，2010年以来的文献就有5篇。2017年发布的《盆腔炎症性疾病的抗感染治疗》对不同治疗药物进行了荟萃分析。作者未发现明确的证据说明某种药物和另一种药物相比，对于PID有更高的治愈率，也没有明确的证据表明甲硝唑比其他药物对于厌氧菌有更好的活性。对于轻、中度PID，大环内酯类（阿奇霉素）可能要比四环素类（多西环素）更加有效。

二、国外指南

2010年英国生育协会发布了关于沙眼衣原体对于生殖的影响的相关指南。指南指出，沙眼衣原体是最常见的性传播感染病原体，是最常见的不孕感染病因。近期也有证据提示沙眼衣原体对于男性生殖也有影响。英国的调查发现，90%的临床医生会为不孕伴侣提供沙眼衣原体的筛查。感染沙眼衣原体会导致盆腔炎症性疾病风险显著增加，通过抗感染治疗可以预防这种风险。指南对相关证据进行了系统分析，发现沙眼衣原体与输卵管不孕和异位妊娠关系极为密切。

在英国皇家妇产科学会指南的基础上，2011年英国性健康和HIV联盟于2011年升级了有关PID管理的指南。指南针对诊断检测、治疗方案和健康促进原则等有效管理方案提出推荐，覆盖了初始表现的管理以及减少传播和复发的问题。指南主要针对16岁以上的女性，适用于英国医疗系统中3级水平的诊疗管理。指南不长，文字简单，每一条指南推荐都按照Ⅰ～Ⅳ级的证据级别和推荐强度进行说明。

2014年国际抗性传播感染联盟（IUSTI）的欧洲部分发布了PID治疗指南。指南针对上行传播，而非分娩或手术相关的PID，也没有对放线菌病治疗进行讨论。指南分为病因学和传播、临床特点、体征、管理4个部分，其中管理是重点，包括为患者提供信息、解释和建议，治疗，推荐药物，门诊药物，性伴侣注意事项，随访，预防和健康促进等。每一条指南推荐都按照Ⅰ～Ⅳ级的证据级别和A～C级的推荐强度进行说明，简洁明了，容易操作。

2015年美国疾病预防控制中心在其有关性传播疾病的指南中有PID的专门内容，包括诊断、治疗、其他管理考虑、随访、性伴侣管理、特殊问题（过敏、妊娠、HIV感染和宫内节育器等）几个方面。该指南是美国疾病预防控制中心自2012年以来的再次升级指南，是很多临床指南制定的重要标准和参考，具有重要的权威性。指南指出，所有诊断PID的女性都应该接受HIV筛查，并以核酸扩增技术进行淋病和衣原体感染的检查。指南认为，对性活跃的女性进行衣原体的筛查和治疗可以降低PID风险；尽管细菌性阴道病与PID有关，但是诊断和治疗细菌性阴道病是否能够降低PID还并不清楚。

2016年法国妇产科联盟发布了PID诊断和管理的升级指南。指南的主要结论包括：如果自发性盆腔疼痛伴有诱发的附件或子宫痛，应考虑PID的诊断（C级推荐）；盆腔超声可用于除外输卵管-卵巢脓肿（B级推荐）；微生物诊断需要从阴道和子宫颈管内取样进行分子和生物学分析（B

级推荐）；无严重合并症的PID其一线治疗是氧氟沙星和甲硝唑联合治疗14天，或头孢曲松、甲硝唑和多西环素联合治疗14～21天（B级推荐）。

2016年IUSTI发布了生殖支原体感染的欧洲指南。指南认为，生殖支原体与子宫颈炎和PID有关，主要通过黏膜接触传播。无症状感染非常常见。除了阴道分泌物增加、尿痛或其他PID的相关症状外，性活跃的高危人群可考虑通过核酸扩增技术进行生殖支原体的诊断。多西环素治愈率仅有30%～40%，但是不增加耐药。在大环内酯类敏感的情况下，阿奇霉素高达85%～95%。疗程增加似乎能提高治愈率。三线药物用于耐药治疗。

三、中国指南

中华医学会妇产科学分会感染性疾病协作组于2008年发布了《盆腔炎症性疾病诊治规范（草案）》，2014年发布了《盆腔炎症性疾病诊治规范（修订版）》。此外，该协作组在2011年分别发布了《细菌性阴道病诊治指南（草案）》和《滴虫阴道炎诊治指南（草案）》，可以视为PID相关指南的补充。

在2014年的中国指南中，发布者参考美国疾病预防控制中心指南，提出了PID诊断的最低标准（子宫压痛、附件压痛和子宫举痛）、附加标准和特异性标准。治疗原则以抗菌药物治疗为主，必要时行手术治疗。根据经验选择广谱抗菌药物覆盖可能的病原体，包括淋病奈瑟球菌、沙眼衣原体、支原体、厌氧菌和需氧菌等。①所有的治疗方案都必须对淋病奈瑟菌和沙眼衣原体有效，子宫内膜和子宫颈的微生物检查无阳性发现并不能除外淋病奈瑟菌和沙眼衣原体所致的上生殖道感染。②推荐的治疗方案抗菌谱应覆盖厌氧菌。③诊断后应立即开始治疗，及时合理地应用抗菌药物与远期预后直接相关。④选择治疗方案时，应综合考虑安全性、有效性、经济性及患者依从性等因素。⑤给药方法：根据疾病的严重程度决定静脉给药或非静脉给药及是否需要住院治疗。指南发布者对静脉用药、非静脉用药和用药事项进行了详细说明。

在2014年的中国指南中，发布者提出的手术指征如下。①药物治疗无效。输卵管、卵巢脓肿或盆腔脓肿经药物治疗48～72小时，体温持续不降、感染中毒症状未改善或包块增大者，应及时手术。②肿块持续存在。经药物治疗2周以上，肿块持续存在或增大，应手术治疗。③脓肿破裂。腹痛突然加剧，寒战、高热、恶心、呕吐、腹胀，检查腹部拒按或有感染中毒性休克表现，应疑诊脓肿破裂。若脓肿破裂未及时诊治，患者病死率高。因此，一旦疑诊脓肿破裂，需立即在抗菌药物治疗的同时行手术探查 。

在2014年的中国指南中，发布者还对中医、中药及物理治疗、妊娠期PID的治疗、性伴侣的治疗、治疗后随访及预防提供了简单的建议。该指南特别有意义的地方是专门辟出一节提出下腹痛的诊断和处理（图11-3）。发布者的初衷是：下腹痛是PID的主要症状，但是目前我国的医疗资源不平衡，许多基层医院无法对急性PID进行病因学诊断及必要的实验室检查，使PID不能得到及时的诊断和治疗。为了更好地对PID进行诊治，避免上生殖道感染后遗症（输卵管因素不孕和异位妊娠）的形成，保证妇女健康，针对女性下腹痛的处理具有实用价值。但在临床应用时，尤其是面对急性下腹痛患者，应该注意排除外科或妇产科的其他急症后，方可给予抗菌药物治疗。

该指南的主要缺点是：缺少参考文献及对推荐进行证据级别和推荐强度的分级，与国际范式尚有一定距离。

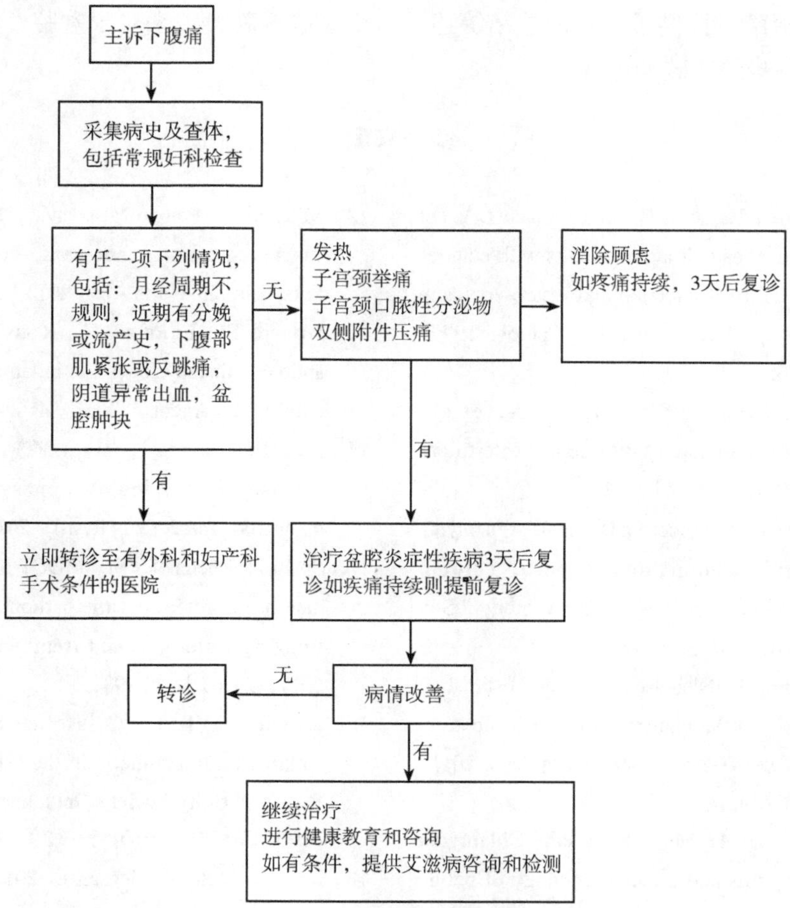

图 11-3　女性下腹痛的处理流程

四、研 究 方 向

英国生育协会有关沙眼衣原体的指南中推荐今后的研究方向包括：在设计良好的前瞻性女性和男性患者的队列研究中明确定义不良生育结局，明确没有合并症的沙眼衣原体感染的确切生殖风险；在随机对照研究中分析衣原体抗体对不孕的影响；在随机对照研究中分析经验性治疗对于精液质量和精子功能的影响。

世界卫生组织并没有 PID 的特别指南，但对于性传播疾病有很多政策和研究的规划设计。在其 2016 年发布的全球卫生部门战略草案《性传播感染，2016–2021 年——终结性传播感染》中指出，性传播感染检测方面的创新方向之一就是改善盆腔炎症性疾病的诊断工具。

美国国立卫生研究所也推出了改善 PID 诊断、治疗和预防的工作计划，研究计划的重点之一是开发准确的无创或微创的输卵管炎症确诊方法，以及开发能够预测长期生殖道疾病的炎性改变。候选的生化标志物包括 CA125、E-钙黏素等。免疫组织化学和流式细胞仪用于宫腔活检标本的分析也在进行中。影像学技术在症状性和非症状性女性的作用也有待大规模研究明确。PID 有效的预防和治疗策略及其卫生经济学评估，对于中低收入国家的临床医生和患者而言也是亟待解决的重要公共卫生问题，其中疫苗开发可能是比较合理的解决之道。

总之，盆腔炎症性疾病是感染引起的女性上生殖道炎性病变，累及子宫内膜、输卵管、卵巢或盆腔腹膜，临床表现多样，淋病奈瑟球菌和沙眼衣原体是最常见的感染病原体，严重影响患者的生育结局和生活质量。盆腔炎症性疾病已经成为重要的公共卫生问题，对此很多机构和国家开发了重要的临床指南，提供了关键的总结综述。基于这些成就，未来对于盆腔炎症性疾病的控制和预防将取得进一步的突破和进展。

参考文献

[1] Kiviat NB, Wolner-Hanssen P, Eschenbach DA, et al. Endometrial histopathology in patients with culture-proved upper genital tract infection and laparoscopically diagnosed acute salpingitis. Am J Surg Pathol, 1990, 14 (2): 167–175.

[2] Wiesenfeld HC, Hillier SL, Meyn LA, et al. Subclinical pelvic inflammatory disease and infertility. Obstet Gynecol, 2012, 120 (1): 37–43.

[3] Bender N, Herrmann B, Andersen B, et al. Chlamydia infection, pelvic inflammatory disease, ectopic pregnancy and infertility: cross-national study. Sex Transm Infect, 2011, 87 (7): 601–608.

[4] French CE, Hughes G, Nicholson A, et al. Estimation of the rate of pelvic inflammatory disease diagnoses: trends in England, 2000–2008. Sex Transm Dis, 2011, 38 (3): 158–162.

[5] Rekart ML, Gilbert M, Meza R, et al. Chlamydia public health programs and the epidemiology of pelvic inflammatory disease and ectopic pregnancy. J Infect Dis, 2013, 207 (1): 30–38.

[6] Ross JD, Hughes G. Why is the incidence of pelvic inflammatory disease falling? BMJ, 2014, 348: 1538.

[7] Campion EW, Brunham RC, Gottlieb SL, et al. Pelvic inflammatory disease. N Engl J Med, 2015, 372 (21): 2039–2048.

[8] Haggerty CL, Gottlieb SL, Taylor BD, et al. Risk of sequelae after Chlamydia trachomatis genital infection in women. J Infect Dis, 2010, 201 Suppl 2: 134–155.

[9] Oakeshott P, Kerry S, Aghaizu A, et al. Randomised controlled trial of screening for Chlamydia trachomatis to prevent pelvic inflammatory disease: the POPI (prevention of pelvic infection) trial. BMJ, 2010, 340: 1642.

[10] Price MJ, Ades AE, De Angelis D, et al. Risk of pelvic inflammatory disease following Chlamydia trachomatis infection: analysis of prospective studies with a multistate model. Am J Epidemiol, 2013, 178 (3): 484–492.

[11] Ness RB, Kip KE, Hillier SL, et al. A cluster analysis of bacterial vaginosis-associated microflora and pelvic inflammatory disease. Am J Epidemiol, 2005, 162 (6): 585–590.

[12] Mitchell C, Prabhu M. Pelvic inflammatory disease: current concepts in pathogenesis, diagnosis and treatment. Infect Dis Clin North Am, 2013, 27 (4): 793–809.

[13] Duarte R, Fuhrich D, Ross JD. A review of antibiotic therapy for pelvic inflammatory disease. Int J Antimicrob Agents, 2015, 46 (3): 272–277.

[14] Das BB, Ronda J, Trent M. Pelvic inflammatory disease: improving awareness, prevention, and treatment. Infect Drug Resist, 2016, 9: 191–197.

[15] Spain J, Rheinboldt M. MDCT of pelvic inflammatory disease: a review of the pathophysiology, gamut of imaging findings, and treatment. Emerg Radiol, 2017, 24 (1): 87–93.

[16] Akande V, Turner C, Horner P, et al. Impact of Chlamydia trachomatis in the reproductive setting: British Fertility Society Guidelines for practice. Hum Fertil (Camb), 2010, 13 (3): 115–125.

[17] Ross J, Judlin P, Jensen J. 2012 European guideline for the management of pelvic inflammatory disease. Int J STD AIDS, 2014, 25 (1): 1–7.

[18] Brun JL, Graesslin O, Fauconnier A, et al. Updated French guidelines for diagnosis and management of pelvic inflammatory disease. Int J Gynaecol Obstet, 2016, 134 (2): 121–125.

[19] Jensen JS, Cusini M, Gomberg M, et al. 2016 European guideline on Mycoplasma genitalium infections. J Eur Acad Dermatol Venereol, 2016, 30 (10): 1650–1656.

[20] 中华医学会妇产科学分会感染性疾病协作组. 盆腔炎症性疾病诊治规范（草案）. 中华妇产科杂志, 2008, 43 (7): 556–558.

[21] 中华医学会妇产科学分会感染性疾病协作组. 盆腔炎症性疾病诊治规范（修订版）. 中华妇产科杂志, 2014, 49 (6): 401–403.

[22] 中华医学会妇产科学分会感染性疾病协作组. 细菌性阴道病诊治指南（草案）. 中华妇产科杂志, 2011, 46 (4): 317.

[23] Broutet N, Fruth U, Deal C, et al. Vaccines against sexually transmitted infections: the way forward. Vaccine, 2014, 32 (14): 1630–1637.

女性慢性盆腔疼痛的研究进展

第12章

冷金花　李　雷
中国医学科学院　北京协和医学院　北京协和医院

慢性盆腔疼痛（chronic pelvic pain，CPP）定义为持续＞6个月的非周期性疼痛，且疼痛位于盆腔、脐或脐以下的前腹壁、腰骶部或臀部，疼痛强度可导致功能障碍，严重影响患者的生活质量。CPP的病因不明确、自然病史复杂、治疗反应差，目前尚没有CPP的综合性诊疗指南，其诊治对医务工作者提出了挑战。

CPP临床治疗的困难之处在于盆腔疼痛难以定位、定性和定量。现代医学观念中CPP可以理解为“社会-精神心理-生物”3个层次的综合疾病模式。任何层次的功能紊乱都可致CPP，任何层次的处理不当都会影响治疗效果。因此，临床评估不仅需要对患者进行详尽的病史采集和体格检查，辅助恰当的影像学手段，综合多学科力量，还需要充分考虑并恰当干预患者的精神心理状态和社会家庭关系，才能达到有效治疗的目的。

一、慢性盆腔疼痛已经成为世界性的健康问题

不同文献在不同人群中报道的CPP患病率差别较大，从2.1%～25%不等。约有41%的女性CPP患者从未寻求任何医疗帮助，因此CPP的真实患病率很可能被低估。荟萃分析发现剖宫产后CPP到术后12个月仍然保持在11%。另有证据表明，CPP的患病率在逐年上升。CPP以育龄期女性多见，不仅损害患者的体质和生育能力，造成精神上的痛苦，还严重影响了患者的社会心理状况和家庭关系，包括性功能。CPP的病史与妇科术后持续疼痛也有关系。抑郁和焦虑的精神疾患在CPP患者中也很常见，如子宫内膜异位症相关CPP患者其抑郁和焦虑的发生率可分别高达86.5%、87.5%。60%的CPP患者从未确诊病因，20%则从未接受过任何检查。10%～15%的妇科门诊，40%～50%的妇科腹腔镜手术及12%～30%的全子宫切除手术均与CPP有关。美国有900万15～50岁的女性罹患CPP，患病率达15%，每年所需的门诊费用达8亿多美元，造成的直接经济负担达28亿美元，间接经济损失达近6亿美元。英国卫生系统每年需花费近3亿美元治疗CPP，而英国18%的女性雇员因为CPP每年至少请假1天。新西兰每年有15%的女性因为CPP休假，45%的人会因为CPP影响工作产出。另一方面，1/3的CPP患者就诊时疼痛时间超过5年，其中25%在就诊3～4年后仍未得到有效诊治。患病率之高、影响之严重及诊疗之困难，使得CPP已经成为世界性的健康问题，尤其是发展中国家。

二、慢性盆腔疼痛病因复杂，治疗困难

从神经解剖角度考虑，盆腔疼痛可分为内脏性疼痛和躯体性疼痛。内脏性疼痛来源于盆腔内的脏器，如泌尿生殖系统或消化系统脏器病变。躯体性疼痛来源于躯体性结构如盆腔骨骼、韧带、肌肉及筋膜，并可牵涉到相应的腹壁皮神经节。由于将内脏痛觉由外周传导至脊髓的神经纤维多为无髓神经纤维，这些神经纤维除了传导内脏痛觉，也受到躯体痛觉刺激影响，甚至可以通过“交叉对话（cross-talk）”这种方式来刺激躯体的感觉传入纤维，从而异常激活其他传导途径，这可以部分解释临床上 CPP 的模糊、弥漫及多系统重叠性。CPP 的病因来源可以为妇科疾病、泌尿系统疾病、消化系统疾病或骨骼肌肉系统疾病。50% 以上的 CPP 患者合并生殖泌尿系疾病或肠易激综合征（irritable bowel syndrome，IBS）；而 30% 以上的 CPP 没有明确病因。IBS 是最常见的消化系统疾病，而间质性膀胱炎、膀胱功能失调、慢性尿道炎等则是常见的泌尿系统疾病。

从致病因素考虑，已知很多妇科疾病或心理因素与 CPP 的发生有很大的关系，如药物滥用或酗酒、流产、经量过多、盆腔炎、剖宫产史、受虐待经历、心理合并症等都可增加 CPP 的发生率。尽管 CPP 患者腹腔镜探查最常见的发现是子宫内膜异位症和盆腔粘连，但是这些发现并不一定是 CPP 的原因。30% 以上的 CPP 腹腔镜探查没有明确病因。因此，很多学者认为 CPP 是一种复合性的局部疼痛综合征（complex regional pain syndrome），一种神经系统中枢敏感化的表现形式。还有学者分析发现 CPP 和功能性躯体综合征有很多相似之处，需要从系统性病理改变去理解和研究。子宫内膜异位症相关 CPP 的诊疗也不应局限于病灶本身，而要从疼痛相关的神经机制入手进行探索。这些研究初步揭示了 CPP 病因的复杂性，值得我们的重视。

三、引起慢性盆腔疼痛常见妇科原因和治疗对策

在 CPP 的诸多病因中，妇科因素广受关注。很多妇科疾病，包括子宫内膜异位症、盆腔炎症性疾病（pelvic inflammatory disease，PID）、盆腔粘连、子宫肌瘤、盆腔充血综合征、子宫腺肌病以及盆底功能障碍及其相关手术治疗等都可能导致 CPP。PID 所致 CPP 一般有炎性疾病的病史。腹腔镜检查是鉴别妇科因素导致 CPP 的金标准，11.2% 的 CPP 患者会接受腹腔镜检查或开腹探查。在腹腔镜检查中，最常出现的阳性发现为子宫内膜异位症（33%）和盆腔粘连（24%）。33%～55% 的 CPP 患者其腹腔镜检查没有明显阳性发现，清醒状态下的腹腔镜疼痛分布图（laparoscopic pain mapping）可帮助明确病变部位并指导组织活检，为 CPP 的评估和治疗提供有用信息。腹腔镜检查发现，CPP 的发生可能与腹膜深部浸润病灶及合并子宫腺肌病有关，与病变期别有关。2/3 有 CPP 或痛经的患者在腹腔镜检查时可发现子宫内膜异位症。一些原因不明的 CPP 患者需要考虑盆腔充血综合征的可能，常见症状包括疼痛部位不固定、充血性痛经、深部性交痛、性交后疼痛和长期站立后及其他腹压增加时疼痛加重。影像学对于 CPP 的诊断价值尚不清楚，研究者推荐超声和 MRI 是较好的诊断方案，但证据并不充分。

女性 CPP 的处理十分复杂，哪一种手术或药物治疗模式更为有效尚无定论，往往需要药物治疗、手术干预及心理支持治疗等多种治疗综合应用。尽管目前这种治疗模式的作用还缺少循证证据，但必将成为今后研究的主要方向和流行趋势，且现有的研究已经显示，与标准治疗（手术及药物）组相比，综合治疗组在自我评分量表和日常生活方面均有改善。更多的证据集中在手术和药物治疗的临床研究中。

1. 手术治疗

（1）病灶切除对子宫内膜异位症相关疼痛的患者，如果合并盆腔包块、结节或者不孕，应首选手术治疗，尽量切除肉眼所见病灶，重建盆腔解剖。半根治性或根治性手术只适用于无生育要求、年龄较大、病情重或者非手术治疗无效的患者。手术治疗的效果与手术技术密切相关，且随着时间的延长，手术带来的获益会慢慢减少。

（2）虽然在 CPP 患者中粘连发生率较高，但是粘连和盆腔疼痛之间的联系究竟只是偶然发生还是存在因果联系目前还不清。多数研究认为致密、纤维性的粘连可导致严重的 CPP。但是临床研究发现，除了致密粘连的情况，手术分解粘连并不能显著缓解 CPP。

（3）神经阻断术包括骶前神经切除（presacral neurectomy，PSN）和腹腔镜子宫骶韧带神经切除（laparoscopic uterosacral nerve ablation，LUNA），希望通过破坏盆腔疼痛传出神经达到治疗效果。已经证明 LUNA 治疗 CPP 无效。而 PSN 并发症较多，如血肿、大血管损伤、便秘和膀胱功能障碍，治疗“中线性”盆腔疼痛有一定效果。神经阻断术目前不是子宫内膜异位相关症疼痛治疗的主要术式，目前临床多作为辅助手术治疗。

（4）子宫切除 / 子宫双附件切除对女性 CPP 的治疗效果目前尚未得到 RCT 研究证实。手术可能的“安慰剂效应”影响了观察性研究的结论。

2. 药物治疗

（1）口服 NSAIDs 是治疗原发痛经和子宫内膜异位症相关疼痛的一线用药之一，也广泛适用于多种类型疼痛的治疗，半衰期短，可反复应用，胃肠道反应是其主要的不良反应。

（2）激素治疗可以有效缓解与子宫内膜异位症及盆腔充血综合征相关的疼痛。目前临床上常用的激素治疗药物和药具包括口服避孕药、孕激素、促性腺激素释放激素激动药（GnRHa）及左炔诺孕酮宫内缓释系统（LNG-IUS）。复方口服避孕药对 CPP 尤其是痛经和子宫内膜异位症相关疼痛具有很好的治疗效果，尤其是连续应用的情况下。孕激素（醋酸甲羟孕酮）对 CPP 治疗有效，已为 Cochrane 分析证实，但治疗效果在停药 9 个月后即不能维持，且不良反应如体重增加和痤疮等较为显著。使用 GnRHa 的患者停药 1 年后在疼痛评分、症状和查体评分、情绪和性生活状态方面的改善明显优于使用孕激素者，但药物引起的绝经后症状和骨质疏松值得关注。这些药物治疗缓解症状的效果与用药时间有关。LNG-IUS 长期应用，能有效治疗伴有 CPP 的子宫内膜异位症和（或）子宫腺肌病，不会导致低雌激素血症且具有保护子宫内膜的作用，适用于没有生育要求的妇女。

（3）精神类抗抑郁药物对女性 CPP 的治疗效果目前尚无定论。荟萃分析显示抗抑郁药可以改善 CPP 患者对疼痛的耐受性、恢复睡眠习惯、减轻抑郁症状，但与安慰剂相比未能改善 CPP 患者的疼痛。多项 RCT 研究证实抗惊厥药物如卡马西平、苯妥英纳等对神经性疼痛如术后疼痛或治疗后神经痛有良好疗效。

（4）其他药物。静脉注射二氢麦角胺对盆腔充血综合征导致疼痛的治疗效果得到了临床试验的证实。A 型肉毒毒素对于盆底肌肉痉挛引起的 CPP 有很好的治疗效果。一些中成药对于 PID 和子宫内膜内异症相关疼痛的治疗效果也得到了对照试验的证实。

3. 物理治疗　神经调节（neuromodulation）将电流传送至脊神经或外周神经以达到治疗慢性疼痛的目的，目前经常应用的包括脊神经背根刺激、外周神经刺激、骶神经刺激等，可作为一线治疗或其他手术、药物方案治疗失败后的处理措施。经皮电神经肌肉刺激也可用于 CPP 的治疗。其他理疗方案如微波、针灸、按摩、锻炼腹式呼吸、生物反馈等都尚没有很好的评估标准和对照方案，治疗效果没有定论。不过 2017 年一项系统性回顾和荟萃分析发现，针刺治疗要比药物治疗对于慢性盆腔疼痛综合征有更好的效果。

4. 心理治疗 虽然荟萃分析已经发现心理咨询和干预可在短期内改善疼痛评分，但由于相关RCT研究规模和水平的限制，目前心理治疗对于CPP的治疗效果尚无定论，尚需更严格的大规模RCT进行长期随访予以证实。研究不仅需要关注疼痛的改善，还需对疼痛认知和行为模式进行探索。这方面的进展对于疾病的综合治疗将具有重要价值。有学者建议，对于CPP的精神心理评估应尽早开展。

四、慢性盆腔疼痛诊治流程和对策

CPP涉及多种学科，诊断性检查手段多而复杂，治疗势必需要充分考虑到患者的社会心理和家庭教育，实现多学科协作。2005年英国皇家妇产科学会发表了CPP初始治疗指南，亦有其他报道了不同病因CPP诊疗常规和指南，2013年欧洲泌尿协会发表了CPP的诊治指南。与其他部位慢性疼痛（头痛、纤维肌痛、背痛等）不同的是，CPP目前仍没有全面的诊治指南和诊疗流程。这种情况不仅反映了CPP病情的复杂和多变，也说明我们对疾病的病因和机制了解仍不透彻、诊疗手段在循证证据上仍不足。图12-1是目前比较公认的子宫内膜异位症相关疼痛的诊治流程。2015年中华医学会妇产科学分会子宫内膜异位症协作组发布了子宫内膜异位症相关疼痛的新的诊治流程（图12-2）。

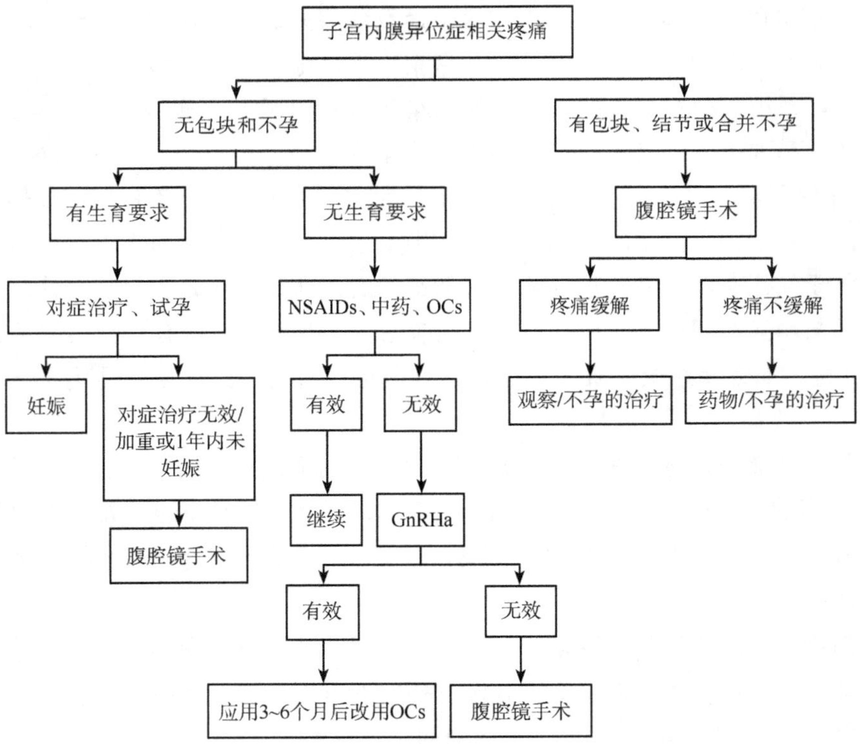

图12-1 子宫内膜异位症相关疼痛的处理流程

注：NSAIDs，非甾体消炎药；OCs，口服避孕药；GnRHa，促性腺激素释放激素激动药

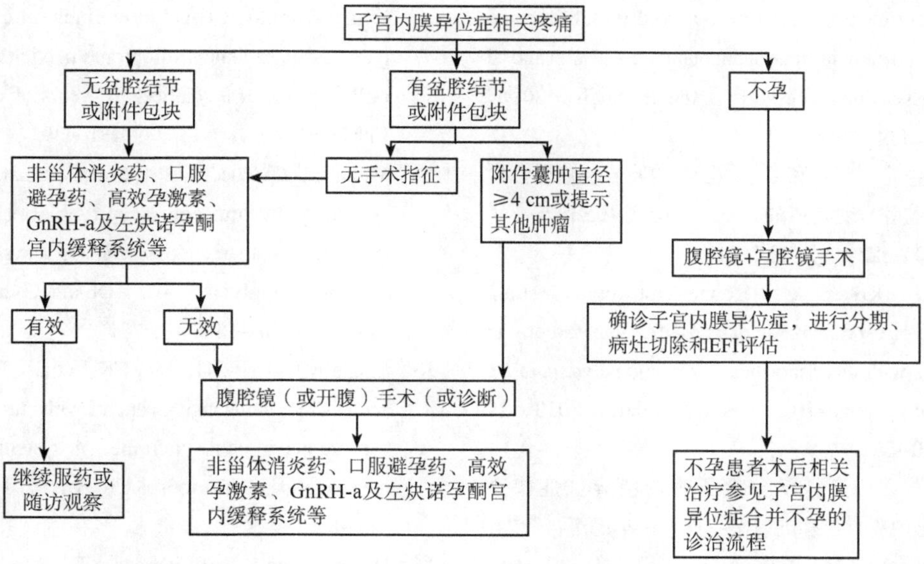

图 12-2 2015 年中华医学会妇产科学分会子宫内膜异位症协作组提出的子宫内膜异位症相关疼痛的诊治流程

五、慢性盆腔疼痛的研究方向

2017 年国际失禁学会（International Continence Society）提出了 CPP 的标准命名学，其中涉及女性生殖系统领域的有 3 种：外阴、前庭和阴蒂疼痛；腹腔内女性生殖系统疼痛；盆底肌疼痛。一些专家提出了 CPP 诊治规范的建议必须包括以下内容：核心结局，包括疼痛、生理功能、情绪变化；参与者对治疗后效果和满意度的评价；不良事件等。还有学者将 CPP 分为 6 类：泌尿系、社会心理、器官特异、感染性、神经系统性以及触痛性。这样的分类可对各种 CPP 进行更加准确的描述，更好地设计 CPP 的临床研究，包括临床研究的随机化，从而实现更有效的诊治。子宫内膜异位症相关疼痛的量表研究也是需要标准化、规范化的问题。

总之，CPP 是困扰女性健康和生活质量的重大健康问题，病因不明确、自然病史复杂、治疗反应差，已知很多妇科疾病或心理因素与 CPP 的发生有关。CPP 涉及多种学科，诊断性检查手段多而复杂，治疗势必需要充分考虑到患者的社会心理和家庭教育，实现多学科协作。总结 CPP 的综合性诊疗指南、实现 CPP 诊疗的标准化是未来研究的主要方向。

参考文献

[1] 汤萍萍，冷金花．慢性盆腔痛的诊治进展．中国计划生育和妇产科，2009，1（2）：6–9.

[2] Nelson P，Apte G，Justiz R 3rd，et al. Chronic female pelvic pain—part 2：differential diagnosis and management. Pain Pract，2012，12（2）：111–141.

[3] Weibel S，Neubert K，Jelting Y，et al. Incidence and severity of chronic pain after caesarean section：A systematic review with meta-analysis. Eur J Anaesthesiol，2016，33（11）：853–865.

[4] Pluchino N，Wenger JM，Petignat P，et al. Sexual function in endometriosis patients and their partners：effect of the disease and consequences of treatment. Hum Reprod Update，2016，22（6）：762–774.

[5] Butrick CW. Persistent postoperative pain：pathophysiology，risk factors，and prevention. Female Pelvic Med Reconstr Surg，2016，22（5）：390–396.

[6] Apte G，Nelson P，Brismee JM，et al. Chronic female pelvic pain—part 1：clinical pathoanatomy and examination of the pelvic region. Pain Pract，2012，12（2）：88–110.

[7] Jackson T，Thomas S，Stabile V，et al. A systematic review and Meta-analysis of the global burden of chronic

pain without clear etiology in low- and middle-income countries: Trends in heterogeneous data and a proposal for new assessment methods. Anesth Analg, 2016, 123 (3): 739–748.

[8] 王巍，冷金花，郎景和，等. 子宫内膜异位症慢性盆腔疼痛与盆腔病变特点的分析. 中国实用妇科与产科杂志，2006，22（4）：318–319.

[9] Janssen EB, Rijkers AC, Hoppenbrouwers K, et al. Prevalence of endometriosis diagnosed by laparoscopy in adolescents with dysmenorrhea or chronic pelvic pain: a systematic review. Hum Reprod Update, 2013, 19 (5): 570–582.

[10] 中华医学会妇产科学分会子宫内膜异位症协作组. 子宫内膜异位症的诊治指南. 中华妇产科杂志，2015，50（3）：161–169.

[11] Chaichian S, Kabir A, Mehdizadehkashi A, et al. Comparing the efficacy of surgery and medical therapy for pain management in endometriosis: A systematic review and Meta-analysis. Pain Physician, 2017, 20 (3): 185–195.

[12] Alger JR, Ellingson BM, Ashe-McNalley C, et al. Multisite, multimodal neuroimaging of chronic urological pelvic pain: methodology of the MAPP research network. Neuroimage Clin, 2016, 12: 65–77.

[13] Engeler DS, Baranowski AP, Dinis-Oliveira P, et al. The 2013 EAU guidelines on chronic pelvic pain: is management of chronic pelvic pain a habit, a philosophy, or a science? 10 years of development. Eur Urol, 2013, 64 (3): 431–439.

[14] Muzii L, Di Tucci C, Achilli C, et al. Continuous versus cyclic oral contraceptives after laparoscopic excision of ovarian endometriomas: a systematic review and meta–analysis. Am J Obstet Gynecol, 2016, 214 (2): 203–211.

[15] Chang SC, Hsu CH, Hsu CK, et al. The efficacy of acupuncture in managing patients with chronic prostatitis/chronic pelvic pain syndrome: A systemic review and meta-analysis. Neurourol Urodyn, 2017, 36 (2): 474–481.

[16] Doggweiler R, Whitmore KE, Meijlink JM, et al. A standard for terminology in chronic pelvic pain syndromes: A report from the chronic pelvic pain working group of the international continence society. Neurourol Urodyn, 2017, 36 (4): 984–1008.

[17] Gurian MB, Mitidieri AM, Rosa ESJC, et al. Measures used to assess chronic pelvic pain in randomized controlled clinical trials: a systematic review. J Eval Clin Pract, 2015, 21 (4): 749–756.

[18] Bourdel N, Alves J, Pickering G, et al. Systematic review of endometriosis pain assessment: how to choose a scale? Hum Reprod Update, 2015, 21 (1): 136–152.

CME TEXTBOOKS NATIONAL PROJECT

第13章 妇产科医生如何认识性传播疾病

潘凌亚　金　滢
中国医学科学院　北京协和医学院　北京协和医院

一、概　　述

1. 性传播疾病的定义　性传播疾病（sexually transmitted diseases，STDs）是指一大类细菌、病毒、寄生虫等，可通过阴道、肛门或口腔性交的方式传播的疾病。据WHO的统计，STDs是成人寻求医疗帮助的最常见的5类疾病之一。无论是对育龄期妇女，还是婴儿，STDs都可能导致严重的长期影响及后果，例如不孕、生殖道肿瘤、盆腔炎症性疾病等，所以STDs应引起医生的重视。由于部分STDs患者会选择妇产科就诊，所以妇产科医生有必要对STDs，特别是有生殖道症状的疾病有所了解和认识。

尽管90%的STDs无临床症状，但依据其始发症状，STDs通常可分为以下几类。①生殖道、肛门、肛周及口腔溃疡。主要包括单纯疱疹病毒感染、梅毒螺旋体感染。②尿道或阴道分泌物异常。主要包括淋病双球菌、沙眼衣原体、滴虫感染。③生殖道疣。主要包括HPV感染。④HIV或HCV感染。

由此可见，有上述①、②症状者及③症状者均可能就诊妇产科门诊，妇产科医生应尤其重视。

2. 高危性行为的问诊及识别　医生应详细询问性交史，从而发现STDs的高危人群。美国USPSTF将高危性行为定义为有多个性伴侣、有新的性伴侣、不规律使用避孕套、在酗酒或吸毒的情况下性交、为交换钱或毒品进行性交。

性生活史的询问可遵循5Ps的原则：性伴侣（partners），如你的性伴侣是男性、女性还是男女都有；避孕（prevention of pregnancy），如你有避孕措施吗，如何避孕；预防STDs（protection from STDs），如性生活时你进行STDs的防护吗，采用什么方法；性行为（practices），如为了评估你患STDs的风险，我需要了解你近期的性行为；STDs的既往史（past history of STDs），如你以前有过STDs感染吗。

3. USPSTF及CDC建议对特定人群进行性传播疾病筛查　所有13～64岁的人群应至少进行一次HIV筛查；性活跃年龄的妇女（性生活开始至24岁）应每年常规筛查衣原体，非妊娠的高危妇女应筛查淋病和梅毒；妊娠妇女，不管是否高危，应筛查衣原体、乙型肝炎、HIV和梅毒；高危者还应筛查淋病和丙型肝炎。

STDs治疗的目标为尽快治愈病例的感染，尽可能消除接触性传播以切断传播途径；预防再感染及复发；治疗性伴侣。

总体来说，细菌和滴虫感染可通过全身治疗治愈。病毒感染（HIV、单纯疱疹病毒、HPV）不能被治愈，但可减轻并控制其后果。

二、梅毒螺旋体感染

梅毒由梅毒螺旋体（treponema pallidum）感染所致。感染后1年之内的临床一、二期和三期梅毒称为早期梅毒，其后称为晚期梅毒。是《中华人民共和国传染病防治法》中列为乙类防治管理的病种。

1. 一期梅毒 感染者中约50%发生一期梅毒，主要为无痛性边界清晰的溃疡，称为硬下疳。好发部位为阴茎、龟头、冠状沟、包皮、尿道口；大小阴唇、阴蒂、子宫颈；肛门、肛管等。也可见于唇、舌、乳房等处。通常于感染后平均3周出现，持续时间为4～6周，可自愈（图13-1）。出现硬下疳后1～2周，部分患者出现腹股沟或区域淋巴结无痛性增大，可单个也可多个。

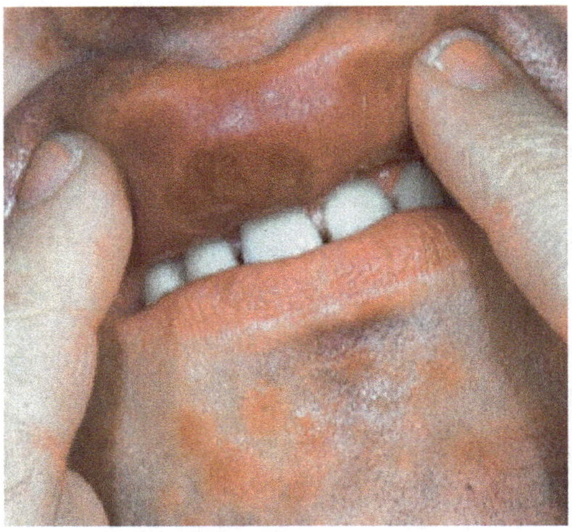

图13-1 初次感染的二期梅毒

注：上唇的硬下疳和面部梅毒斑丘疹

2. 二期梅毒 二期梅毒为血行播散期，一般在硬下疳消退后相隔一段无症状期再发生（一般6周至6个月），出现全身症状，包括发热、头痛、骨关节酸痛、肝大及脾大、淋巴结增大等，尤以斑状丘疹（皮肤梅毒疹）为特征。皮疹可侵犯黏膜、手掌及足底（掌跖梅毒疹）等部位。梅毒螺旋体存在于皮损处，可通过接触传播。二期梅毒如不治疗，75%的患者无进一步症状，但25%可进展为三期梅毒。

3. 三期梅毒 25%的未经治疗的梅毒螺旋体感染发生三期梅毒，并可能发生较严重的全身、心血管及神经损害，如不治疗可能致命。

梅毒病原学检测主要依赖血清学。首先，应进行梅毒螺旋体颗粒凝集试验（TPPA），如阳性，应进行梅毒螺旋体酶联免疫吸附试验（TP-ELISA），后者特异性强，用于感染的确证。如上述检测均阳性，应进行心磷脂抗体或梅毒螺旋体特异性IgM抗体检测，以确认是否需要治疗。感染梅毒后，首先出现IgM抗体，随着疾病发展，IgG抗体随后才出现并慢慢上升。经有效治疗后IgM抗体消失，IgG抗体则持续存在。另外，有经验的检查者可行暗视野显微镜检查，取患者的可疑皮损（如硬下疳、扁平湿疣、湿丘疹等），在暗视野显微镜下检查，见到可运动的梅毒螺旋体，可作为梅毒的确诊依据。最后，怀疑神经梅毒者，应行腰椎穿刺获得脑脊液进行上述血清学检测。

性接触传播是梅毒的主要传播途径，占 95% 以上。接触感染者的皮损部位可获感染，早期患者传染性最强。另外，患有梅毒的孕妇可通过胎盘传染给胎儿，引起胎儿宫内感染，可导致流产、早产、死胎或分娩胎传梅毒儿。一般认为孕妇梅毒病期越早，对胎儿感染的概率越大。孕妇即使患有无症状的隐性梅毒还具有传染性。值得注意的是，梅毒不会因公用浴室、毛巾或马桶传播。

青霉素是治疗梅毒的首选药物。早期梅毒可给予单剂苄星青霉素 240 万 U，肌内注射；晚期梅毒应在第 1、8、15 天给予 3 次同样的上述剂量肌内注射。如青霉素过敏，可给予多西环素 100 mg 口服，每天 2 次，14 天或头孢曲松 1～2 g，静脉给药，10 天。梅毒的治疗失败率相对较高，早期梅毒 6.9%～22.4%，晚期梅毒 19.4%～31.1%，神经梅毒 27.3%～27.8%。因此，所有患者应定期进行临床和血清学随访，前 2 年每 3 个月 1 次，心血管梅毒和神经梅毒则终身随诊。

总之，对于综合医院的妇产科医生而言，对于梅毒患者有以下情况需要注意。①患者可能因为早期梅毒的生殖道病损到普通妇科就诊，对性活跃年龄患者，应考虑到 STDs 的可能性，注意询问其性生活史，从而进行相关的梅毒血清学检查，必要时及时转诊性病门诊；②对于孕妇应常规进行梅毒的血清学筛查，筛查阳性者应在专科医院就诊，尽量减少胎传梅毒的可能，对可能的胎传梅毒儿早期治疗，减少并发症。

三、淋病及沙眼衣原体

淋病及沙眼衣原体是两类常引起尿道炎或阴道分泌物异常的 STDs，男性患者常因尿道炎就诊，表现为脓尿或尿道口脓性分泌物，女性患者常因尿道炎、阴道脓性分泌物或性交后阴道出血就诊。对于女性患者有上述主诉者，应注意阴道及子宫颈的视诊，行阴道分泌物检查常可发现大量白细胞，并除外常见的阴道炎。同时，通常可发现子宫颈炎的表现，即子宫颈管或取子宫颈拭子时可见脓性分泌物，即“化脓性子宫颈炎”，妇科检查触碰子宫颈口时持续出血。

淋病的病原体为淋球菌，其与沙眼衣原体均侵犯子宫颈管柱状上皮，确诊可行子宫颈管拭子进行涂片或针对淋球菌或沙眼衣原体进行培养或 PCR 检测。前者常可在涂片中见到革兰染色阴性的双球菌。

淋球菌和沙眼衣原体感染子宫颈后，病原体可上行，进一步感染子宫内膜和输卵管上皮，造成盆腔炎症性疾病，后者与女性输卵管不孕密切相关。

子宫颈炎诊断明确后，应立即开始治疗，全身治疗的抗生素应覆盖淋球菌和沙眼衣原体。前者可肌内注射或口服单次给药，如头孢曲松 1 g，肌内注射或静脉给药，或头孢克肟 400 mg 口服，或环丙沙星 500 mg 口服，或氧氟沙星 400 mg 口服，或阿奇霉素 1.5 g 口服；后者可给予阿奇霉素 1.5 g 单次口服，或多西环素 100 mg 口服，每天 2 次，连用 7 天。

治疗后 3～6 个月，应随诊进行淋病和沙眼衣原体检测，确保治愈。发病前 60 天内接触的性伴侣也应就诊，进行相关检测及治疗。

对于妇产科医生，关于淋病及沙眼衣原体感染上行所致的盆腔炎症性疾病与输卵管因素不孕之间的关系已经探究了近一个世纪。由于两者均可感染输卵管上皮，尤其是沙眼衣原体，其热休克蛋白与输卵管上皮的热休克蛋白产生交叉反应，因此能引起输卵管的炎性反应，从而导致不育或宫外孕。因此，防止感染上行，及时清除病原体，可保护女性的生育功能。不幸的是，绝大多数沙眼衣原体性盆腔炎及部分淋球菌性盆腔炎并无明显的临床症状，因此，需要对无症状性活跃高危妇女进行必要的筛查。

获得性免疫缺陷综合征

第14章

樊庆泊
中国医学科学院　北京协和医学院　北京协和医院

自20世纪80年代初获得性免疫缺陷综合征（acquired immunodeficiency syndrome，AIDS）被发现，迄今已有20余年，其发病在全球仍呈上升趋势，艾滋病已广泛分布于全球五大洲210个国家，其流行蔓延趋势仍在继续，90%以上的人类免疫缺陷病毒（human immunodeficiency virus，HIV）感染者在发展中国家。全世界平均每天有14 000例新发感染出现。HIV广泛流行成为全球最瞩目的公共卫生问题和社会问题，AIDS是当今世界上严重危害人类健康的一种烈性传染病。

艾滋病全称是获得性免疫缺陷综合征，是由HIV引起的慢性、致死性传染病。目前全球流行的HIV可分为HIV-1和HIV-2两型，它们核苷酸序列之间只有45%的同源性。HIV为单链RNA病毒，分类上属于反转录病毒科，慢病毒亚科。HIV-2主要流行于非洲西部，毒力较弱，引起艾滋病病程较长，症状较轻。HIV-1是引起全球艾滋病的病原体。

一、发病机制

HIV是一种反转录病毒，病毒核心含RNA、反转录酶及核蛋白，病毒外壳上的糖蛋白能与T淋巴细胞CD4受体结合，通过内噬作用进入细胞，引发感染。

HIV感染后的主要发病机制如下：HIV侵入人体后首先与细胞表面的$CD4^+$、CXCR4、CCR5等受体结合而进入细胞，之后在细胞内进行复制，部分整合于细胞染色体DNA中成为潜伏型。HIV对B淋巴细胞、神经系统细胞等非$CD4^+$T淋巴细胞也有一定的感染能力。HIV感染能激发机体的细胞免疫应答和体液免疫应答，如$CD8^+$T淋巴细胞抑制HIV复制；抗体可以中和游离HIV及已和细胞结合的而尚未进入细胞内的HIV颗粒；自然杀伤（natural killer，NK）细胞和杀伤细胞（K细胞）通过抗体依赖性细胞毒性作用能杀伤和溶解HIV感染的细胞等，对HIV的初期感染起一定抑制作用，使感染初期的HIV低水平复制。$CD4^+$T淋巴细胞是免疫系统的中枢细胞又是主要的HIV靶细胞。HIV感染$CD4^+$T细胞后，随着免疫系统损害的加深及HIV的变异，机体的免疫系统最终对免疫细胞及其他靶细胞，使$CD4^+$T淋巴细胞、单核－巨噬细胞、B淋巴细胞、$CD8^+$T淋巴细胞、树突状细胞和NK细胞等功能受损，导致免疫功能缺陷以至丧失，最终导致AIDS的发生，患者容易发生机会性感染或肿瘤以至死亡。

二、病　　理

艾滋病相关的病理改变，可分为以下3个方面。

1. HIV 直接造成的淋巴造血系统和神经系统的原发改变　淋巴造血系统病变中淋巴结是 HIV 最早和最多累及的部位。根据淋巴结的组织学改变，可分为以下 3 个时期。第一期，淋巴结增大，镜下淋巴结结构存在；第二期，增大的淋巴结回缩，皮质变薄，淋巴滤泡减少及透明变性；第三期，淋巴结萎缩，淋巴结内的滤泡及副皮质区结构消失。

与同龄人相比，胸腺体积明显缩小，上皮严重萎缩，皮质与髓质分界不清。艾滋病患者急性感染期，脾多增大，偶见巨脾，少见淀粉样变，可出现骨髓增生异常综合征（myelodysplastic syndrome，MDS）改变。

2. 神经系统病变　47%～80% 的 AIDS 患者出现不同程度的中枢神经系统病变，如 HIV 性脑炎、无菌性脑膜炎、空泡性脊髓炎、白质脑病等。

三、并　发　症

HIV 感染后引起的免疫功能损伤或缺陷，继发机会性感染和恶性肿瘤。

1. 机会性感染　AIDS 患者因免疫功能损伤、抑制或缺陷，机体防御功能降低，导致机会性感染发生，其病原体可分为病毒、细菌、真菌和寄生虫 4 类，近 80% 的艾滋病患者死于机会性感染。

2. 恶性肿瘤　艾滋病相关恶性肿瘤目前公认的有卡波西肉瘤、淋巴瘤、脑原发性恶性淋巴瘤及子宫颈癌，其中卡波西肉瘤和非霍奇金 B 细胞性淋巴瘤约占 95%。

HIV 感染后还会引起如肺、心脏、肠、肾病等其他病变。

四、传 播 途 径

HIV 存在感染者组织与体液，如血液、精液、阴道分泌物中含量高，最具传染性。无症状的 HIV 感染者及 AIDS 患者是 HIV 感染的主要传染源。HIV 的传播途径是如下。

1. 性接触直接传播　包括同性、异性及双性接触。

2. 血液传播　见于吸毒者共用注射器，接受 HIV 感染的血液、血制品，接触 HIV 感染者的血液、黏液等。

3. 母婴传播　HIV 在妊娠期能通过胎盘传染给胎儿或分娩时经软产道及出生后经母乳喂养感染新生儿。

五、临 床 表 现

HIV 进入人体后，先有短暂的血清转化病变，表现为流感样症状及淋巴结增大。感染 HIV 后，80% 的患者无临床症状出现，但 $CD4^{+}T$ 淋巴细胞计数逐渐下降；如果未接受治疗 25%～35% 的感染者在 2 年内发展为 AIDS，而 AIDS 的病死率是 100%。从感染 HIV 到发展为艾滋病的潜伏期长短不一，短至几个月，长达 17 年，平均 8 年。AIDS 可大致分为急性 HIV 感染期、无症状期和艾滋病期 3 个阶段。

1. 急性 HIV 感染期　大多数患者临床症状轻微，主要表现为发热、淡漠、皮疹、肌痛和头痛等最为常见，检查可见颈、枕及腋部淋巴结增大及肝脾大。上述症状持续 1～3 周可自行消退。

2. 无症状期 无症状期可历时数月至10年，临床上一般无特殊表现，但部分患者可出现持续性淋巴结增大并维持相当长的时间。

3. 艾滋病期 艾滋病期主要表现为HIV相关症状、各种机会性感染及肿瘤。其中HIV相关症状，又称消耗综合征，主要表现为持续1个月以上的发热、盗汗、腹泻；体重减轻10%以上；神经精神症状如记忆力减退、性格改变、头痛、癫痫及痴呆等。机会性感染：口腔假丝酵母菌感染、卡氏肺孢菌肺炎（pneumocystis carinii pneumonia，PCP）、病毒感染、隐球菌脑膜炎、肺结核等。肿瘤：卡波西肉瘤、淋巴瘤。

六、人类免疫缺陷病毒感染的自然史

感染HIV后，人体免疫系统的功能将进行性地丧失，最终出现各种机会性感染和艾滋病相关肿瘤。HIV-1感染的自然史受宿主和病毒双重因素的影响，由于病毒和（或）宿主的差异使得每个感染者具有不同的自然史（图14-1）。感染HIV的初始阶段发展到晚期的艾滋病这一进程中，HIV的复制、对$CD4^{+}T$淋巴细胞的破坏及机体免疫系统代偿性增生以维持免疫功能至晚期的衰竭，经历一个相对漫长的过程。从感染HIV-1至发展成为艾滋病的平均时间是8～10年。机体感染HIV后，不能彻底清除体内的病毒，从而形成终身、慢性艾滋病病毒感染，目前大部分专家认为艾滋病既不能自愈，也不能治愈。

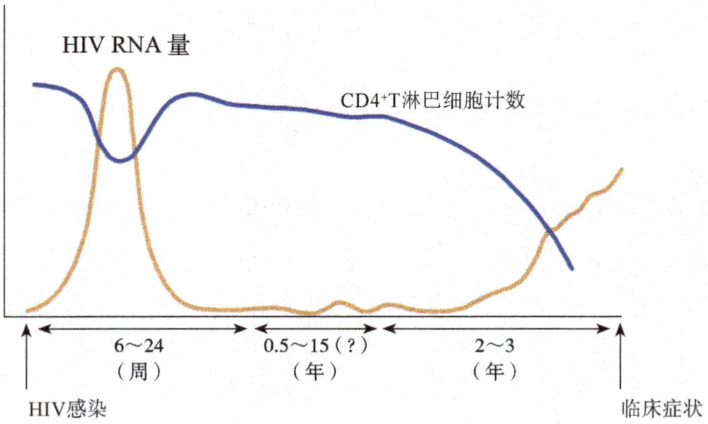

图14-1 HIV-1感染自然史示意图

［引自：Saag MS，Holodniy M，Kuritzkes DR，et al. HIV viral load markers in clinical practice.Nature Med，1996，2(6)：625-629］

七、诊 断

需结合流行病学史（包括不安全性生活史、静脉吸毒史、输入未经HIV抗体检测的血液或血液制品、HIV抗体阳性者所生的子女或职业暴露史）、临床表现及实验室检查综合分析，慎重做出诊断。实验室检查包括HIV抗体、病毒载量、$CD4^{+}T$淋巴细胞、p24抗原检测、HIV基因型耐药检测等。诊断艾滋病必须上HIV抗体阳性（经确诊试验证实），而HIV RNA和p24抗原的检测有助于诊断，尤其是能缩短“窗口期”和帮助早期诊断新生儿的HIV感染。病毒载量测定和$CD4^{+}T$淋巴细胞计数是判断疾病进展和治疗时机、评价疗效和预后的两项重要指标。

诊断标准根据患者所处感染时期各有特点。急性期诊断标准为患者近期内有流行病学史和临床表现，实验室检查HIV抗体由阴性转为阳性或仅实验室检查HIV抗体由阴性转为阳性。无症状期诊断标准为有流行病学史，无任何临床表现，抗 HIV 抗体阳性或仅 HIV 抗体阳性。

艾滋病期诊断标准为有流行病学史，HIV 抗体阳性，如上下述各项中的任何一项或 HIV 抗体阳性，$CD4^+T$ 淋巴细胞数＜200/μl：①原因不明的 38 ℃以上持续不规则发热，超过 1 个月；②慢性腹泻次数多于 3 次 / 日，超过 1 个月；③ 6 个月之内体重下降 10% 以上；④反复发作的口腔白色念珠菌感染；⑤反复发作的单纯疱疹病毒感染或带状疱疹病毒感染；⑥卡氏肺孢菌肺炎；⑦反复发生的细菌性肺炎；⑧活动性结核或非结核分枝杆菌病；⑨深部真菌感染；⑩中枢神经系统占位性病变；⑪中、青年人出现痴呆；⑫活动性巨细胞病毒感染；⑬弓形虫脑病；⑭青霉菌感染；⑮反复发生的败血症；⑯卡波西肉瘤、淋巴瘤。

八、治　　疗

1. 抗反转录病毒治疗　1987 年首个抗艾滋病药物问世，目前已有 24 种药物在美国 FDA 注册用于艾滋病治疗。能够减缓甚至反转疾病进展的治疗是抗反转录病毒治疗。

抗反转录病毒药物可分为以下 4 类：①核苷反转录酶抑制药（nucleoside reverse transcriptase inhibitor，NRTI），如齐多夫定（AZT）、拉米夫定（3TC）、司他夫定（d4T）、阿巴卡韦（ABC）和去羟肌苷（ddI）等；②非核苷类反转录酶抑制药（nucleotide reverse transcriptase inhibitor，NNRTI），如奈韦拉平（NVP）、依非韦伦（EFV）等；③蛋白酶抑制药（PIs），如茚地那韦（IDV）、利托那韦（RTV）等；④融合抑制药（fusion inhibitors），如 Fuzeon（T20，enfuritide）。前 2 种药物作用于 HIV 复制的早期，抑制病毒的反转录酶；第 3 种药物作用于 HIV 复制的后期，抑制另外一种重要的酶（蛋白酶）的活性；第 4 种抑制病毒和细胞相融合。

1981 年，人类首个抗 HIV 的药物 AZT 问世，开始了使用单一的 NRTI 治疗 HIV/AIDS 时期，疗效不尽人意。100% 的服药者在治疗数周后出现病毒重新高速复制。第二阶段，将 2 个核苷类反转录酶抑制药（如 AZT+3TC）联合应用，其抗病毒的作用得到增强，疗效维持的时间也有所延长，但是仍不能长期维持其抗病毒的功效。20 世纪 90 年代中后期，美籍华裔科学家何大一博士首先应用 1 个蛋白酶抑制药加 2 个核苷反转录酶抑制药治疗 HIV/AIDS 患者，取得了革命性的进展。三联药物方案具有强大的抗病毒作用，一般可在治疗 2～3 个月后，血浆中检测不到 HIV-RNA，并且可长期维持这一疗效，另外随着治疗的继续，还可以使被 HIV 破坏的人类免疫功能获得恢复或部分恢复。这种联合用药的方法，被称之为高效抗反转录病毒疗法（HAART）。据美国研究，1995 年底至 1997 年，经过采用 HARRT 治疗后，3 种 AIDS 主要的机会性感染，巨细胞病毒感染、卡氏肺孢菌肺炎、鸟分枝杆菌感染的发病率下降了 60%～80%。因为艾滋病相关疾病而住院的人数下降了 60%、卡氏肺孢菌肺炎 80%，病死率下降了 44%。有效的治疗阻止了疾病的进展，延长了患者的生命，提高了生活质量。

HARRT 治疗也存在以下的问题。第一，治疗不能根除体内的 HIV（治疗后在血浆中虽然检测不到 HIV RNA，但是在一些细胞中仍有病毒），因此需要长期服药；第二，药物的不良反应，如恶心、呕吐、腹部不适、贫血、肾结石等；第三，价格昂贵，每人每年的费用约需 3 万元；第四，长期用药可发生病毒变异，而产生耐药。

2. 免疫治疗及疫苗　目前出现一种新的针对 HIV 感染的免疫治疗策略，通过提高机体自身的抗病毒免疫反应抑制 HIV 繁殖。细胞因子如白介素 -2（interleukin，IL-2）、α- 干扰素、粒细胞-巨噬细胞集落刺激因子（granulocyte-macrophage colony stimulating factor，GM-CSF）已应用于 HIV 感染及其相关合并症的治疗。

艾滋病疫苗可能是人类彻底战胜 HIV/AIDS 的手段。分为治疗性疫苗和预防性疫苗。目前的研究虽取得进展，但理想的预防性疫苗的临床应用仍需进一步的研究探索。

3. 中医治疗 中医药作用缓慢持久，增强患者免疫力，扶正祛邪，可作为艾滋病的一种重要的辅助性或替代性治疗。

九、预 防

预防艾滋病应采取综合的防范措施，从切断传播途径入手，重视宣传，加强行为干预。医务人员，应重视职业暴露后的预防。由于艾滋病仍为不治之症，预防的意义和效果远远高于以后治疗。

十、人类免疫缺陷病毒母婴传播的阻断

1. 发生率 艾滋病母婴传播率为 15%～50%，其中发展中国家母婴传播的感染率为 25%～35%；发达国家为 15%～25%；欧美地区为 10%～30%；非洲国家为 25%～50%。母婴垂直传播感染率约 2/3 是在母亲妊娠、分娩过程中被感染，1/3 是在哺乳期被感染。

2. HIV 母婴传播途径 ①宫内传播：血液接触，经胎盘和生殖道上行感染。②产间传播：产程中及分娩时传播。③胎儿皮肤黏膜接触母体血液，子宫颈阴道分泌物。④产后母乳喂养传播。

3. 预防 HIV 母婴传播的主要防治措施 ①行为干预：避免或减少无保护性性行为，避免多个性伴侣、孕期内吸毒和吸烟。②知情选择妊娠结局。③预防性措施：抗反转录酶病毒治疗（ART）、产科措施如避免妊娠期、产间进行创伤性检查、分娩前行产道清洗。④分娩方式选择：病毒载量高时，择期剖宫产可有效预防 HIV 母婴传播。⑤产后措施：HIV 产后传播的主要途径是母乳喂养。为感染 HIV 的母亲提供咨询、正确选择和实施婴儿喂养措施包括单纯母乳喂养、替代喂养或者缩短母乳喂养时间，同时降低婴儿的易感性等；HIV 感染的儿童应该与正常儿童一样完成各项计划免疫，预防接种。

总之，HIV 母婴传播途径可通过干预手段阻断，其主要措施为抗病毒治疗＋产科干预＋人工喂养。

参考文献

[1] Kurman RJ, Carcangiu ML, Herrington S. WHO classification of tumours of female reproductive organs. IARC: Lyon, 2014.

[2] Berek JS. Berek & Novak' s Gynecology. 15th ed. Philadelphia: Lippincott Williams & Wilkins, 2012.

[3] 沈铿，马丁. 妇产科学. 3 版. 北京：人民卫生出版社，2015.

CME | TEXTBOOKS NATIONAL PROJECT

人乳头瘤病毒感染与宫颈上皮内瘤变及子宫颈癌

第15章

谭先杰
中国医学科学院　北京协和医学院　北京协和医院

一、人乳头瘤病毒感染与子宫颈癌因果关系的揭示

2008年诺贝尔生理学或医学奖与两个病毒有关：人乳头瘤病毒（human papilloma virus，HPV）和人类免疫缺陷病毒（human immunodeficiency virus，HIV），分别导致子宫颈癌和艾滋病。德国科学家哈拉尔德·楚尔·豪森（Harald Zur Hausen）凭借有关HPV的研究独享一半的奖金，另两位科学家分享另外一半。豪森的主要贡献是发现了HPV是子宫颈癌的致病病毒，这一结论性的事实众所周知，但背后的传奇，我们或许并不清楚。

1936年，豪森出生在后来饱受战火蹂躏的德国城市埃森，当豪森还是医学生的时候，就对感染性疾病发生了兴趣。他说或许是因为癌症治疗太困难，他对癌症的病因更感兴趣。豪森曾试图用牛痘病毒去破坏小鼠细胞的染色体，但收获不大。当时这一领域很冷，可以借鉴的经验不多。豪森觉得知识不够，自修了细胞遗传学和分子生物学。然而失败越来越多，豪森非常沮丧，想换个地方工作。

大西洋彼岸的一封来信帮助豪森实现了愿望。美国宾夕法尼亚大学医学院给豪森所在的研究所来信，希望能推荐一位年轻的德国学者前去工作。对于所长而言，这类信件实在太多，他随手将信丢进了废纸篓，但对研究组的年轻人们提起了这事儿，于是戏剧性的一幕发生了——豪森毫不犹豫，从废纸篓捡回了信，随后去了美国。

在宾夕法尼亚大学，豪森遇到了著名的病毒学家亨里夫妇（Werner Henle 和 Gertrude Henle），学习到了一种使用EB（Epstein-Bar）病毒改变伯基特（Burkitt）淋巴瘤细胞染色体的技术，让豪森备受鼓舞。3年之后豪森回到德国，在自己的实验室里，经过艰苦的努力，他发现了“无病毒产生”的淋巴瘤细胞中含有EB病毒的DNA，从而第一次显示病毒能够以基因组的形式存在于人类肿瘤细胞，通过修饰基因组使细胞呈肿瘤性生长。在淋巴细胞中发现病毒的信号完全是在意料之中，因为EB病毒可以引起单核细胞增多症。让人颇为意外的是，豪森和他的同事们在一种上皮性癌——鼻咽癌细胞中也发现了病毒。这让豪森萌发了一个大胆的假设：同为上皮细胞癌的子宫颈癌，或许并不是由当时公认的单纯疱疹病毒引起。

1974年，豪森前往美国佛罗里达州参加国际会议，报告他发现子宫颈癌中不存在单纯疱疹病毒的结果。他之前的发言者是一位来自芝加哥的研究人员，报告他从子宫颈癌患者的标本中分离到了40%的单纯疱疹基因组。豪森发言结束后，听众们报以“石头般的静默”，认为豪森的阴性

结果是由于检验方法的敏感性不够所致。豪森说这是他人生中最低谷的一段时期，但他还是将这篇文章投了出去，《癌症研究》发表了这篇数百字的短文。

其实早在1972年，豪森就开始将HPV当作子宫颈癌诱因的候选病毒进行分离，屡败屡试，3年后豪森终于从生殖器疣中分离出了首个HPV，但发现与子宫颈癌无关，接下来分离出来的几种HPV也是如此，直到分离出HPV16，才看到了成功的曙光——近50%的子宫颈癌患者细胞中都含有此种类型病毒的DNA。此后，他们又找到另一种导致子宫颈癌的病毒HPV18。

1977年，豪森发表了《人乳头瘤病毒及其在鳞状细胞癌中可能的作用》一文。1983年，豪森报告大部分（超过半数以上的）子宫颈癌和生殖器癌细胞中都存在HPV16。随后在1984年，他们又发现在超过25%的子宫颈癌细胞中都存在HPV18。

但一系列的报告反驳了HPV的致癌性，称在几乎所有的标本中都可检测到HPV，因此，不能说明HPV是子宫颈癌的致病病毒，后来证实这是由于检测方法PCR过于灵敏，标本受到交叉污染所致。1991年，大量的流行病学研究终于证实了豪森的理论，即高危型人乳头瘤病毒是子宫颈癌的元凶。

追寻HPV与子宫颈癌的联系的工作耗尽了豪森的一生，在这条曲折漫长的道路上，很多早期合作伙伴都已经改弦易辙，但豪森从不后悔，他认为“慢性病的研究值得花费同样漫长的时间”。豪森将他的研究历程和结果浓缩成一本274页的著作——《致病性人乳头瘤病毒》。

豪森获得诺贝尔奖当之无愧，因为HPV与子宫颈癌因果关系的揭示在子宫颈癌的防治历史上具有划时代的意义，至少带来两项巨变：子宫颈癌筛查策略的改变和HPV疫苗的应用。

二、人乳头瘤病毒与子宫颈癌因果关系的发现引起子宫颈癌筛查策略的改变

20世纪40年代，美国医生巴巴尼古拉发明了通过子宫颈涂片筛查子宫颈癌的方法，该方法从1943年开始一直沿用到20世纪90年代中期，后来，取样方法和阅片方法出现了革新，计算机图像分析辅助诊断被引入到子宫颈癌的筛查中，这就是液基细胞学检查（liquid cytological test，LCT）或薄层液基细胞学检查（thinprep cytological test，TCT），同时还对结果的报告方式进行了修改，从巴氏5级分类变为TBS（the bethesda system）分类系统。

尽管有了一些更新，但该筛查策略的主要判断依据是脱落细胞的形态学改变，虽然有计算机辅助，最后的诊断仍然是由细胞病理学医生，也就是由人来确立，这就难以避免地会出现阅片疲劳、主管判断不一的情况，存在着敏感度低、漏诊率高、可重复性差的缺陷，影响筛查的准确性。

自发现HPV是子宫颈癌的致病病毒后，子宫颈癌的筛查思路发生了改变：不去看病毒感染引起的细胞学改变（果），而直接追寻引起病变的病毒（因），即通过检测HPV-DNA来进行筛查。2003年，美国食品和药品管理局（food and drug administration，FDA）批准了二代杂交捕获HPV检测技术（HC2）用于子宫颈癌的筛查，但美国FDA对HPV检测作为子宫颈癌筛查的态度非常谨慎，仅批准用于细胞学检查轻度异常的分流。

具体而言，就是用TCT筛查作为初筛，对于筛查结果为鳞状上皮内低度病变（low-grade squamous intraepithelial lesion，LSIL）或更严重的病变，推荐进行阴道镜检查及活检。而对于报告为意义不明确的不典型鳞状细胞（atypical squamous cells of unknown significance，ASCUS），则进行HC2检测。如果HC2结果阳性，进行阴道镜检查；如果HC2阴性，则可观察，1年后复查。这一策略在中国应用了很多年。2006年美国阴道镜和子宫颈病理学会（American Society of

Colposcopy and Cervical Pathology，ASCCP）将联合筛查正式写入子宫颈癌筛查指南，建议将高危型 HPV 与细胞学联合检测作为 30 岁及以上女性的子宫颈癌筛查方案。

欧洲国家对用 HPV 检测作为子宫颈癌初筛措施的态度要激进得多。从 2007 年开始，欧洲生殖道感染和肿瘤研究组织（European Research Organization on Genital Infection and Neoplasia，EUROGIN）提出的子宫颈癌筛查方案就是以 HPV 检测作为初筛，后来又进行了修订，2010 年 EUROGIN 的子宫颈癌筛查推荐流程为 25～64 岁女性，以 HPV 检测作为第一步，HPV 阴性，5 年后复查；HPV 阳性，行细胞学检查。如果细胞学为高于轻度异常，则行阴道镜检查。如果细胞学结果正常、临界，则行 16、18 分型或 p16 或其他标志物检查，如果阴性，则 3～5 年复查；如果任何一项阳性，行阴道镜检查。

或许迫于欧美同行的压力，更可能是由于新的循证医学数据，美国启动了 TCT 和 HPV 作为子宫颈癌初筛手段的比较研究，其中最著名的研究是 ATHENA 试验。试验纳入了 42 209 名女性，目的是比较不同类型 HPV 感染状态和细胞学检查结果的患者随诊 3 年后出现≥宫颈上皮内瘤变（cervical intraepithelial neoplasia，CIN）3 级的累计发生率。入组时接受了 TCT 检查或者 3 种类型之一的 HPV 检测。ASCUS 或以上的病变或者 HPV 阳性的患者接受阴道镜检查及多点活检，随后患者每年做 1 次 TCT 和 HPV 检测。ASCUS 的妇女进行阴道镜检查，结果为＜CIN2，则继续随诊。3 年随诊结束后，患者接受 1 次退出前的阴道镜检查，如果没有发现病变，则随机活检。

结果发现，基线检查 TCT 阴性，随诊 3 年其发生 CIN3 以上病变的可能性为 0.77%；14 种 HPV 高危 HPV 检测阴性，可能性为 0.33%；TCT 和 HPV 均阴性，其可能性为 0.29%；HPV 阳性者，其可能性增加到 9.63%；HPV16 阳性者，可能性增加到 25.23%；HPV18 阳性者，可能性为 10.66%；其他 12 种阳性者，可能性为 5.39%。该研究的结果表明，对于子宫颈癌的筛查，HPV 检测和分型优于 TCT。

基于这些发现和其他证据，2014 年 4 月，美国 FDA 批准了 HPV 分型用于子宫颈癌的一线初筛，随后加拿大也批准了将 HPV 分型用于子宫颈癌的一线初筛，澳大利亚则宣布用 HPV 分型取代细胞学进行子宫颈癌初筛。

然而新的问题出现了。由于 HPV 感染的常见性和子宫颈癌的相对不常见性，HPV 检测作为初筛的价值受到质疑。美国癌症学会（American Cancer Society，ACS）/ASCCP 认为，子宫颈癌筛查的最佳策略应该是需要识别可能进展为浸润癌的癌前病变（最大化筛查的获益），同时需要避免对一过性 HPV 感染及其相应良性病变的探查和不必要治疗，因为它们不一定会有恶性进展（最小化筛查的潜在危害），由此提出了“同等风险，同等管理”的策略，以 CIN2 以上的 5 年累计发病风险作为衡量的尺度，称量化管理。

这一理念的依据 / 循证医学数据来源于美国 Kaiser 中心 2003—2010 年期间 965 360 名 30～64 岁女性采用 HPV 和液基细胞学检查进行联合筛查和随访管理的数据，和 269 329 名 21～29 岁女性，单独采用细胞学筛查与随访的数据，研究分析了“单独细胞学筛查”模式下，各种不同的筛查（细胞学结果）5 年内 CIN2 以上的累计发病风险，同时也总结了联合筛查（HC2＋细胞学）模式下，不同筛查结果 5 年内 CIN2 以上的累计发病风险。

Kaiser 研究被称为是“里程碑”的研究，因为它确定了分层管理的量化标准或标尺，即“基准（benchmark）”为 CIN2 以上的 5 年累计发病风险。风险量化管理概念的好处是可以应用到子宫颈癌的筛查和后续临床管理中，不论是异常细胞学结果的管理还是阴道镜后 /CIN 随访和治疗后的管理。

在风险量化管理模式中，细胞学单独筛查结果为ASCUS以上，联合筛查HPV（+）/细胞学（-），提示发生高级别宫颈上皮内瘤变风险>5.2，需要转诊阴道镜。细胞学单独筛查ASCUS或者联合筛查HPV（-）/低LSIL、HPV（-）/ASCUS，6～12个月随访；细胞学（-）或HPV（-）/细胞学（-），5年后随访。对于联合筛查结果阴性者，5年后复查发生CIN2～3的风险是0.1%；细胞学（-）3年后复查发生CIN2～3的风险是1%；ASCUS、HPV（+）/细胞学（-）1年后联合筛查发生CIN2～3的风险是5%～10%；LSIL、HPV16、HPV18、细胞学（-），阴道镜检查发生CIN2～3的风险是5%～10%；非典型鳞状上皮不除外高度病变（atypical squamous cells，cannot exclude HSIL，ASC-H）经高频电圈环形电切（loop electrosurgical excision procedure，LEEP）、冷刀锥切后发生CIN2～3的风险是50%；高度上皮内病变（high-grade squamous intraepithelial lesion，HSIL）经LEEP、冷刀锥切后发生CIN2～3的风险是80%。细胞学（-）但HPV16（+）的女性，其发生CIN2以上病变的风险是13.6%，即平均每8个中就有1个存在≥CIN2的高度病变。

鉴于这些结果，2015年ASCCP过渡期筛查指南推荐，筛查起始年龄应该为25岁，HPV检测阴性可3年后再筛查；HPV16、18阳性者风险高，需直接转诊阴道镜；除HPV16、18之外的HPV型别阳性可采取细胞学分流。如果细胞学检查正常，则12个月后随诊；如果细胞学结果高于轻度异常（ASCUS），则行阴道镜检查。

可以看出，正是由于HPV感染与子宫颈癌因果关系的揭示，子宫颈癌的筛查策略才发生了根本性的变化，HPV分型检测从幕后走到台前，从配角变成主角。

三、人乳头瘤病毒与子宫颈癌因果关系的发现导致人乳头瘤病毒疫苗的诞生和广泛接种

豪森成为德国癌症研究中心主管后，曾在20世纪80年代游说制药公司研发HPV疫苗。他认为HPV结构简单，疫苗研制的成功率很大，但医药公司不以为然，认为还有更重要的问题亟待解决。

所幸有眼光深远的制药企业启动了对HPV疫苗的研发。第一个研发出来的疫苗是针对HPV16的疫苗。1998年，HPV疫苗研发历史上的一项里程碑式的试验启动，试验纳入了2400名16～23岁的女性，在这些女性中使用HPV16疫苗。经过了中位时间1.5年的随诊后发现，疫苗能预防所有与HPV16相关的持续HPV感染和CIN。后续随诊分析发现，该疫苗对HPV16相关的高级别CIN的预防保护时间长达9.5年。由于种种原因，该疫苗没有获准上市。

2004年11月，葛兰素史克公司的HPV疫苗研究小组发表了HPV疫苗的3年研究结果，发现，疫苗预防HPV16和HPV18感染的有效率达100%。越来越多的证据显示该疫苗是高度有效的，而且安全性高，耐受性好。这一疫苗后来被注册为Cervarix（希瑞适），但该疫苗没有成为第一个获准上市的HPV疫苗。

2005年5月，在温哥华举行的第22届国际人乳头瘤大会上，默克公司的研究团队报告了抗HPV16、18、6、11的四价疫苗的结果，显示有效率达90%以上。这是研究团队在进行了成功的Ⅱ期临床试验后于2002年启动的一项缩写为Future的临床试验，纳入了超过17 000名16～26岁的女性。结果显示，疫苗对抗HPV16和HPV18相关的子宫颈病变的有效率为97%～100%。2006年，美国FDA批准了四价HPV疫苗的上市，商品名为Gardasil（加卫苗）。

一些研究对四价疫苗和二价疫苗进行了正面比较，结果发现，二价疫苗在针对HPV16和HPV18的抗体水平高于四价疫苗，而且能部分预防HPV31和HPV33感染。可以认为，对于子宫

颈癌的预防而言，二价疫苗是“雪中送炭”，而增加了抗 HPV6 和 HPV11 的四价疫苗是“锦上添花”，因为后两种病毒并不引起子宫颈癌，只引起生殖道疣。

2007 年欧洲批准了英国葛兰素史克公司的二价疫苗希瑞适进入市场，2009 年美国也批准了希瑞适进入美国市场。2016 年 7 月，中国国家食品药品监督管理总局也批准希瑞适进入中国市场。

澳大利亚是世界上第一个将 HPV 疫苗纳入普遍接种计划的国家，从 2007 年开始，澳大利亚对所有的 12～26 岁的在校女生提供免费 HPV 疫苗接种。在该接种计划实施 3 年之后，澳大利亚女性中生殖道疣的发生率明显下降，随后高级别 CIN 的发生率和子宫颈细胞学异常的发生率也明显下降。紧随澳大利亚，欧洲和美国也将 HPV 疫苗纳入了国家免疫计划。

四价疫苗的价值得到证实之后，研究者们着手开发新的疫苗，以预防其他 5 种常见的致癌 HPV，包括 HPV31、33、45、52 和 HPV58。2009 年，一项比较新的九价疫苗与普遍使用的四价疫苗的有效性研究启动，该研究纳入了 14 200 名女性。结果发现，在预防 HPV16、18、6、11 方面，九价疫苗的有效性并不低于四价疫苗，同时对 HPV31、33、45、52、58 相关疾病的预防效率超过 96%。基于这些结果，2014 年 12 月 10 日，美国 FDA 批准默克公司的九价疫苗（Gardasil 9）可用于 9～26 岁的女性及 9～15 岁的男孩。

严格地说，目前还不能得出“HPV 疫苗可以预防子宫颈癌”的结论，因为持续 HPV 感染演变到子宫颈癌的过程可长达 15～20 年，所以如果以子宫颈癌发生率为研究终点，则临床试验数据要到 2020 年才能获得。美国和欧洲都是基于是否能够预防 HPV 持续感染作为评估标准，因为理论上能够预防 HPV 持续感染，就可以预防子宫颈癌。15 年的等待，可能意味着 2～3 代年轻女性失去预防子宫颈癌的机会，“不伤害和有利”原则，是 HPV 疫苗迅速在欧美获批的伦理依据。

四、人乳头瘤病毒感染的治疗

女性中 HPV 感染很常见，据报道终身累计感染率为 40%，甚至最近有报道称达 80%！幸运的是，绝大多数女性的 HPV 感染为一过性，80% 的感染者会在 8～12 个月内自然清除。仅在少数女性 HPV 感染会持续，在持续 HPV 感染的女性中，一部分会进展成为子宫颈病变 / 子宫颈癌。因此，对于一过性 HPV 感染，通常不需要治疗，只有持续性 HPV 感染才考虑治疗。

目前尚没有针对 HPV 的特效治疗方法，市场上治疗 HPV 感染的方法“五花八门”，鱼龙混杂。可以阴道局部使用干扰素、红色诺卡菌细胞壁骨架及抗 HPV 生物蛋白敷料等，还可使用胸腺肽中成药等进行全身治疗，但是这些方法的效果有待客观评价。

实际上，对于 HPV 感染，更可行的处理策略是“治病即治毒”，即治疗 HPV 感染引起的病变，从而达到阻断病毒导致子宫颈癌的路径，甚至最终清除 HPV。所谓的病，就是 CIN。

1. CIN1 的处理　60%～80% 的 CIN1 会自然消退，因此可以保守观察。如果患者合并子宫颈糜烂样外观而且有接触性出血或持续性 CIN1，可给予治疗。进行治疗选择前需要考虑以下情况：①先前细胞学检查为 ASCUS、ASC-H 或 LSIL，每 12 个月检测 HPV DNA 或每 6～12 个月复查子宫颈细胞学。若细胞学高于 ASCUS 或高危 HPV 检测阳性，行阴道镜检查。②先前细胞学检查为 HSIL 而组织学检查为 CIN1，如果阴道镜检测满意而且进行子宫颈管取材阴性者可选择进行诊断性锥切；也可选择每隔 6 个月行阴道镜和细胞学检查进行观察，若 2 次结果阴性可常规随诊，若仍为 HSIL 则行诊断性子宫颈锥形切除术。③若 CIN1 持续超过 2 年，可以继续随访，也可治疗。如果决定治疗，并且阴道镜检查满意，可以采用消融或切除疗法；若阴道镜检查不满意，建议行诊断性子宫颈锥形切除术。④妊娠期发现的 CIN1 可暂不治疗，待产后 6 周复查再定。

2. CIN2和CIN3的处理 尽管长期随访发现CIN2有自然消退的可能，但在组织学上它比CIN3更具有异质性，而且与CIN3区分困难。因此，为了提高安全性，一般采用CIN2作为治疗起始。除非有特殊情况（如妊娠），不建议对CIN2和CIN3女性采用定期细胞学和阴道镜检查进行观察。同时也不能将全子宫切除术作为CIN2和CIN3的初始治疗。具体处理原则如下：①对于阴道镜检查满意、组织学诊断为CIN2和CIN3者，可采用切除方法（锥切），也可采用激光、冷冻、微波等物理消融方法。②对于阴道镜检查不满意者，不能实施消融治疗，建议行诊断性锥切。对于CIN2，可行LEEP，也可行冷刀锥切。对于CIN3，推荐冷刀锥切。③对于复发性CIN2和CIN3，建议锥切。④对于妊娠期诊断的CIN2和CIN3，除非高度怀疑浸润癌，否则不进行子宫颈锥切，也暂不给予其他治疗，产后6周复查后再处理。如果高度怀疑浸润癌，则需要行子宫颈锥切，根据是否保留胎儿，可立即手术或在妊娠中期手术。⑤随诊。CIN2和CIN3治疗后每6～12个月检测HPV。也可以单独采用细胞学或联合使用细胞学和阴道镜进行随访。

参考文献

[1] Walboomers JM, Jacobs MV, Manos MM, et al. Human papillomavirus is a necessary cause of invasive cervical cancer worldwide. J Pathol, 1999, 189 (1): 12-19.

[2] Kiatpongsan S, Niruthisard S, Mutirangura A, et al. Role of human papillomavirus DNA testing in management of women with atypical squamous cells of undetermined significance. Int J Gynecol Cancer, 2006, 16 (1): 262-265.

[3] Wright TC Jr, Stoler MH, Behrens CM, et al. The ATHENA human papillomavirus study: design, methods, and baseline results. Am J Obstet Gynecol, 2012, 206 (1): 46. 1-46.

[4] Franceschi S, Denny L, Irwin KL, et al. Eurogin 2010 roadmap on cervical cancer prevention. Int J Cancer, 2011, 128 (12): 2765-2774.

[5] Schiffman M, Boyle S, Raine-Bennett T, et al. The role of human papillomavirus genotyping in cervical cancer screening: A large-scale evaluation of the cobas HPV Test. Cancer Epidemiol Biomarkers Prev, 2015, 24 (9): 1304-1310.

[6] Gage JC, Hunt WC, Schiffman M, et al. Risk stratification using human papillomavirus testing among women with equivocally abnormal cytology: Results from a State-Wide Surveillance Program. Cancer Epidemiol Biomarkers Prev, 2016, 25 (1): 36-42.

[7] Koutsky LA, Ault KA, Wheeler CM, et al. A controlled trial of a human papillomavirus type 16 vaccine. N Engl J Med, 2002, 347 (21): 1645-1651.

[8] Garland SM, Hernandez-Avila M, Wheeler CM, et al. Quadrivalent vaccine against human papillomavirus to prevent anogenital diseases. N Engl J Med, 2007, 356 (19): 1928-1943.

[9] FUTURE II Study Group. Quadrivalent vaccine against human papillomavirus to prevent high-grade cervical lesions. N Engl J Med, 2007, 356 (19): 1915-1927.

[10] Ault KA, Future II Study Group. Effect of prophylactic human papillomavirus L1 virus-like-particle vaccine on risk of cervical intraepithelial neoplasia grade 2, grade 3, and adenocarcinoma in situ: a combined analysis of four randomised clinical trials. Lancet, 2007, 369 (9576): 1861-1868.

[11] Einstein MH, Takacs P, Chatterjee A, et al. Comparison of long-term immunogenicity and safety of human papillomavirus (HPV)-16/18 AS04-adjuvanted vaccine and HPV-6/11/16/18 vaccine in healthy women aged 18-45 years: end-ofstudy analysis of a phase III randomized trial. Hum Vaccin Immunother, 2014, 10 (12): 3435-3445.

[12] Harper DM, Franco EL, Wheeler CM, et al. Sustained efficacy up to 4. 5 years of a bivalent L1 virus-like particle vaccine against human papillomavirus types 16 and 18: follow-up from a randomised control trial. Lancet, 2006, 367 (9518): 1247-1255.

[13] Paavonen J, Naud P, Salmerón J, et al. Efficacy of human papillomavirus (HPV)-16/18 AS04-adjuvanted vaccine against cervical infection and precancer caused by oncogenic HPV types (PATRICIA): final analysis of a double-blind, randomised study in young women.

Lancet, 2009, 374 (9868): 301–314.

[14] Wheeler CM, Castellsague X, Garland SM, et al. Cross-protective efficacy of HPV-16/18 AS04-adjuvanted vaccine against cervical infection and precancer caused by non-vaccine oncogenic HPV types: 4-year end-of-study analysis of the randomised, double-blind PATRICIA trial. Lancet Oncol, 2012, 13 (1): 100–110.

[15] Lehtinen M, Paavonen, J, Wheeler CM, et al. Overall efficacy of HPV-16/18 AS04-adjuvanted vaccine against grade 3 or greater cervical intraepithelial neoplasia: 4-year end-of-study analysis of the randomised, double-blind PATRICIA trial. Lancet Oncol, 2012, 13 (1): 89–99.

[16] Glaxo Smith Kline Vaccine HPV-007 Study Group, Romanowski B, de Borba PC, et al. Sustained efficacy and immunogenicity of the human papillomavirus (HPV)-16/18 AS04-adjuvanted vaccine: analysis of a randomised placebo-controlled trial up to 6.4 years. Lancet, 2009, 374 (9706): 1975–1985.

[17] Naud PS, Roteli-Martins CM, De Carvalho NS, et al. Sustained efficacy, immunogenicity, and safety of the HPV-16/18 AS04-adjuvanted vaccine: final analysis of a long-term follow-up study up to 9.4 years post-vaccination. Hum Vaccin Immunother, 2014, 10 (8): 2147–2162.

[18] Joura EA, Giuliano AR, Iversen OE, et al. A 9-valent HPV vaccine against infection and intraepithelial neoplasia in women. N Engl J Med, 2015, 372 (8): 711–723.

CME | TEXTBOOKS NATIONAL PROJECT

人乳头瘤病毒检测与子宫颈癌筛查

第16章

孔令华　郎景和
中国医学科学院　北京协和医学院　北京协和医院

子宫颈癌是女性常见恶性肿瘤，位居女性恶性肿瘤第二位。全球每年约有50万新发病例，其中我国占1/4左右。子宫颈癌是目前唯一的主要病因明确锁定的人类恶性肿瘤，由高危型人乳头瘤病毒（high-risk human papillama virus，Hr-HPV）持续感染所致，一般经过5～10年的连续的病理过程，才由癌前病变发展为浸润性子宫颈癌。子宫颈癌是一种可以做到预防和早诊早治的疾病，是世界卫生组织（World Health Organnization，WHO）唯一推荐的可以在全球范围内通过筛查进行防治的恶性肿瘤。

一、人乳头瘤病毒检测与子宫颈癌筛查简介

子宫颈癌筛查已经经历了半个多世纪，20世纪40年代Papanicolaou医生发现在反映妇科内分泌水平的阴道细胞学涂片中，可以找到子宫颈癌细胞，由此开创了巴氏涂片用于子宫颈癌筛查的方法。约30年后（20世纪70年代），德国豪森教授发现HPV与子宫颈癌的发生密切相关，从此子宫颈癌的研究由细胞水平深入到分子水平，尤其是近20年来，可以用于子宫颈癌筛查的HPV检测技术被不断更新和突破，从HPV高危型检测到分型检测，从HPV DNA检测到mRNA的检测，一步步向准确反应疾病的程度迈进。当然，病毒检测技术的发展应用，也带动着妇科细胞学的发展。第一版本的细胞学TBS报告系统就阐述了非典型鳞状细胞–意义不明（atypical squamous cells of undetermined significance，ASCUS）、鳞状上皮内低度病变（low-grade squamous intraepithelial lesion，LSIL）及鳞状上皮内高度病变（high-grade squamous intraepithelial lesion，HSIL）的术语。2014年WHO新颁布的组织学子宫颈病变正式使用LSIL、HSIL两级报告方式，随着对病毒致病机制的认识，越来越多的数据显示LSIL是HPV一过性感染引起的，多数患者可以自愈，只有HSIL是有临床治疗意义的子宫颈病变。随着结合HPV病毒检测的应用，细胞病理医生对ASCUS的认识也更加明确清晰，并不是最早被认为是临床医生和阅片者诊断的灰色地带。ASCUS的诊断包括不典型化生、不典型修复、HPV感染引起的细胞改变、角化不全及放疗后反应，当然还有一部分是因为染色、制片不满意而引起的确实意义不明的细胞学改变。此外，HPV检测的结果能够作为细胞学诊断为ASCUS、LSIL的质控指标，定期统计细胞学不同诊断结果的HPV阳性率，是衡量实验室细胞学诊断准确度的重要指标之一，因此细胞学医生对ASCUS的判定也越来越有信心、有把握。HPV检测基于敏感度高、特异度较低的特性，非常好地弥补了细胞学检查敏感性相对低、特异性较高的特点，细胞学与Hr-HPV检测相结合的子宫颈癌联合筛查有效地提

高了子宫颈癌前病变检测的敏感度，降低了漏诊率，在很多国家已成为 30 岁以上女性子宫颈癌筛查的优选方案。

二、人乳头瘤病毒检测的应用

1. HPV 型别介绍　HPV 有一百多种亚型，大部分 HPV 感染不会发生子宫颈癌，只有小部分高 Hr-HPV 长时间持续感染可以导致子宫颈癌，因此，根据 HPV 与子宫颈癌及癌前病变的相关性将 HPV 分为 Hr-HPV、低危型人乳头瘤病毒（low-risk human papilloma virus，Lr-HPV），研究发现，HPV16、18、31、33、35、39、45、51、52、56、58、59、66 及 HPV68 等亚型在子宫颈癌中比例较高，被称为 Hr-HPV，尤其是 HPV16、18 亚型与子宫颈癌的关系尤为密切。即使是 Hr-HPV，病毒的致癌机制也是很复杂的，不同型别 Hr-HPV 感染对子宫颈上皮的致病力也不同，单一型别与复合型别感染在致病力方面也有不同的结论。不同地区 HPV 的型别略有差异，但 HPV16 亚型在高级别病变致病力及流行性方面的主导地位毋庸置疑，很多国家子宫颈癌筛查指南中明确提出 HPV16、18 亚型筛查阳性可以直接转诊阴道镜检查。此外，进一步确定 HPV 型别对于不同级别子宫颈病变机制的研究、病变治疗后的随诊及指导疫苗的研制和推广使用都是很重要的，因此越来越受到临床医生的关注。

2. HPV 检测方法介绍　早期 HPV 的检测主要依靠核酸印迹（southern blot）、原位杂交（*in situ* hybridization，ISH），但都因敏感度、特异度低、操作复杂、需要新鲜的组织标本等原因限制了它们在临床的应用。近十多年来，国内外几十种 HPV 检测产品得到开展并用于临床和实验室，各种检测技术原理不同，因而敏感度、特异性各不相同。其中以核酸杂交、芯片技术、基于 PCR 技术的方法为目前最为广泛的 HPV 检测手段。以二代杂交捕获技术为原理的 HC2 HPV 检测是第一款美国 FDA 认证的 HPV DNA 检测方法，在其应用的十多年里曾经是全球临床使用最广泛的检测方法，随后研发的各项 HPV 检测方法多与 HC2 法做参照进行对比评估。北京协和医院妇产科细胞学室应用 HC2 法进行 HPV 检测，据笔者 1 年工作数据统计，以病理学≥HSIL 为阳性结果，HC2 法敏感度、特异度、阳性预测值、阴性预测值分别是 98.1%、14.0%、27.3%、96.7%，也证实了该检测方法高敏感度、低特异度的特点。HC2 法 HPV DNA 检测不能具体分型，只能分析 13 种高危亚型，随着对 HPV 与子宫颈癌的深入认识及检测技术的创新应用，HPV 分型检测产品相继问世，美国 FDA 总共通过了 3 款 Hr-HPV 分型检测产品，分别是 Cervista HPV 系列检测技术（有限的 HPV 分型，对 14 种高危亚型进行分组，不能具体分出 HPV16、18 亚型）、Cobas4800 技术 HPV 检测（检测 14 种高危亚型，对 HPV16、18 分型）及 Aptima HPV（检测 14 种高危亚型，对 HPV16、18/45 分型）检测。一项入组了 20 810 名女性的前瞻性研究发现，HPV16 阳性的女性 10 年内进展为 CIN3 和浸润癌的比率是 17.2%，HPV18 阳性患者为 13.6%，而其他高危型 HPV 阳性者进展为 CIN3 和浸润癌的比率仅为 3.0%。ATHENA 研究发现，年龄 30 岁及以上女性中，每 10 位 HPV16 和（或）HPV18 阳性的女性中就有 1 例是子宫颈癌前病变，而她们的细胞学检查是正常的。各种数据均显示出 HPV16/18 检测对子宫颈癌筛查的意义重大，因此，2012 年美国阴道镜和子宫颈病理学会（American Society of Colposcopy and Cervical Pathology，ASCCP）发布的子宫颈癌筛查指南中明确指出 HPV16 和（或）HPV18 阳性即使细胞学是阴性的，可以直接转诊阴道镜检查。

3. HPV 检测结果解读　随着 HPV 分型检测的应用，临床上经常出现同一患者在不同医院的检测型别不同，或者同一患者在近期随诊过程中出现检测型别结果也不同的现象，越来越多的

HPV 亚型分析结果呈现给医生和患者。其实，基于 PCR 技术的特点，在相同反应条件下，多种探针同时 PCR 扩增，是不能满足每种探针的最优检测条件的，对 HPV 型别的识别会有偏差，引起型别检测的不确定性，导致型别确定的偏倚，因此，临床医生应该明白，这种结果不一定都是近期有新生型别感染或是发生了多种型别的感染。与此同时，我国现有 60 余款 HPV 检测产品，虽然 HPV 检测技术已跟国际接轨，但缺乏自己的前瞻性临床试验，所有数据几乎全部借鉴欧美。伴随着一些 HPV 检测误区的出现，国家食品药品监督管理总局也意识到以前认证通过的一些 HPV 检测产品与欧美的差距，为此在 2015 年 11 月发布了《HPV 核酸检测及基因分型、试剂技术审查指导原则》(以下简称《指导原则》)，该原则明确 HPV 检测的型别范围，只针对用于子宫颈癌相关预期用途的 18 种 HPV 基因型核酸检测，建议将 HPV16、18、31、33、35、39、45、51、52、56、58、59、68 共 13 种亚型列为高危型，HPV26、53、66、73、82 共 5 种基因型列为中等风险型，专门指出低危型 HPV 与尖锐湿疣或低度病变有关，极少引起浸润性子宫颈癌，检测 18 种型别之外的 HPV 型别需要提出明确的理由依据及国际权威机构的文献支持。此外，随着大样本数据分析及对 HPV 检测结果的总结，国家食品药品监督管理总局《指导原则》也指出 HPV 检测产品只能定性，而不应该是定量或半定量，此类试剂的样本采集方法不利于量值溯源，无法保证定量检测结果的准确性，因此，建议检测试剂为定性检测。笔者在日常工作中也认为定量无法做到标准、统一、规范，每次取样时无法统计取材量，脱落上皮中分解的病毒量也无法估量，病毒荷载量的检测就会受影响，高荷载量的结果可以反映病毒高度复制的活跃状态，但不能反映患者子宫颈病变的程度。今后批准的 HPV 检测产品的报告中不再会有定量结果的体现，而是以阴性 / 阳性这种定性检测的报告形式呈现。对于阴性的 HPV 检测报告，若是从细胞学取材不满意的标本中分出少量样本进行 HPV 检测，或者将不满意的标本经过冰醋酸处理后再取样进行 HPV 检测，其结果都是不可靠的，妇科细胞学 2014 年新版 TBS 报告系统为此做出了明确的补充解释。HPV 检测产品中带有内部质控，目的就是用于评价样本的采集量是否合格以及采样的标本中是否含有 PCR 检测的抑制成分，这些都是为了避免假阴性的产生。理想的 HPV 检测最重要的是临床敏感性和阴性预测值，这两项指标可以决定哪些人按常规人群管理，避免过度治疗。以组织学诊断为 HSIL 作为临床研究终点确定的敏感性才是真正需要关注的指标，而不是以往的实验室条件下的分析敏感性，只是检测出 HPV 最低拷贝数为指标。临床敏感性需要大样本长时间的临床验证试验才能获得，从而保证对 HSIL 有高的检出率，减少因缺乏临床验证而无法确定临床检测阈值（cut off）而造成的假阳性率。检测阈值是被检分析物的量值，用于确定结果高于还是低于临床或分析决断点。HPV 检测的决断点应该以组织学诊断为 HSIL 结果作为研究终点进行评估，而不是只为查找病毒的有无，避免因一过性感染导致不必要的心理负担，带来一系列社会问题和医疗成本的增加。不同品牌的 HPV 检测产品检测阈值设定不同，检测的定性结果可能也不同，检测阈值是 HPV 检测产品的重要参数，以往国内的检测试剂盒缺少这方面的数据，检测的假阳性率比较高，因此也被国家食品药品监督管理总局列入今后 HPV 试剂盒认证的必要数据之一。

4. HPV 检测与 HPV 疫苗的应用 少数 Hr-HPV 感染是导致子宫颈癌发生的主要原因，具体型别的确定致使 HPV 疫苗的研制得到长足发展，并在 2017 年 3 月美国临床肿瘤学会（American Society of Clinical Oncology，ASCO）发布全球第一个子宫颈癌初级预防指南。虽然 HPV 疫苗已经存在了十多年，具有不同经济水平和结构资源环境的国家对疫苗的摄取并不理想。目前全球已经批准上市的疫苗主要是预防性疫苗共有 3 种，分别是葛兰素史克公司开发的二价 HPV（HPV16、18）疫苗 Cervarix，默沙东公司开发的四价 HPV（HPV6、11、16、18）疫苗 Gardasil 和九价 HPV（HPV6、11、16、18、31、33、45、52、58）疫苗 Gardasil 9。预防性 HPV 疫苗的安全性和有效性已经得到临床认可，但可预防的 HPV 感染亚型有限，免疫保护的持续时间、安全性等问题亟待解决。面对国际 HPV 疫苗的应用进展，我国的疫苗还在研制中，这不仅需要疫苗研制机构的开发研制，还需要 HPV 分型精准检测的技术支持。我国地域广阔人口众多，Bao 等研究认为 HPV16、18、58、33、45、31 及 HPV35 型是我国子宫颈癌常见型别，而癌前病变是 HPV16、58、52、18、33、31 为常见型别，目前国内外大多数文献报道的不同地域 HPV18 型别的感染率结论略有不同。以往显示的数据中，我国 HPV 型别的检测多数采用的是只具备实验室分析敏感性的检测方法，随着对 HPV 检测试剂的深入了解，HPV 分型检测的临床敏感性越来越得到重视，检测型别类型的分类也越来越规范，这些对我国不同地区子宫颈癌常见 HPV 型别的确定，对 HPV 疫苗的研发都是至关重要的，随着实验技术的推进，我们也期待着准确数据的积累与更新。

无论是单独细胞学检查还是 HPV 检测，或是两种方法的联合筛查，没有一种筛查技术、策略、方案可以做到绝对不漏检高级别病变，不过度检出一过性 HPV 感染的良性病变。即使是敏感性高的 HPV 检测也有在子宫颈癌筛查中检测结果为阴性的情况发生，其原因主要有确实存在 HPV 阴性的子宫颈癌（普通腺癌、其他亚型的腺癌、透明细胞癌等罕见类型癌），或者是检测不到特殊的 HPV 型别，当然也有因为实验过程中操作不当，样本取材不满意等原因造成的。因此，我们应该意识到选择高质量、高性价比的 HPV 检测产品，才能达到临床所需要的理想检测结果，大数据的积累统计要基于精准化的 HPV 检测与标准规范的细胞学检查结果，只有这样才能制订出符合我国国情的子宫颈癌筛查方案和策略。

参考文献

[1] Walboomers JMM，Jacobs MV，Manos MM，et al. Human papilloma virus is a necessary cause of invasive cervical cancer worldwide. J Pathology，1999，189（1）：12-19.

[2] De Villiers EM，Fauquet C，Broker TR，et al. Classification of papilloma viruses. Virology，2004，324（1）：17-27.

[3] Plummer M，Schiffman M，Castle PE，et al. A 2-year prospective study of human papillomavirus persistence among women with a cytological diagnosis or atypical squamous cells of undetermined significance or low-grade squamous intraepithelial lesion. J Infect Dis，2007，195（11）：1582-1589.

[4] Saslow D，Solomon D，Lawson HW，et al. American Cancer Society，American Society for Colposcopy and Cervical Pathology，and American Society for Clinical Pathology Screening Guidelines for the prevention and early detection of cervical cancer. CA Cancer J Clin，2012，62（3）：147-172.

[5] 孔令华，金力，程雪梅，等. 高危型人乳头瘤病毒基因检测和液基细胞学在子宫颈癌筛查中的联合应用. 中国医刊，2012，47（5）：47-50.

[6] Khan MJ，Castle PE，Lorincz AT，et al. The elevated 10-year risk of cervical precancer and cancer in women with human papillomavirus（HPV）type 16 or 18 and the possible utility of type-specific HPV testing in clinical practice. J Natl Cancer Inst，2005，97（14）：1072-1079.

[7] Stoler MH，Wright TC Jr，Sharma A，et al. High-risk human papillomavirus testing in women with ASC-US cytology：results from the ATHENA HPV study. Am J Clin Pathol，2011，135（3）：468-475.

[8] McMenamin M，McKenna M. Stability of human papillomavirus（HPV）in cervical Thinprep specimens previously lysed with glacial acetic acid：effect on cobas 4800 HPV test performance. Cancer（Cancer Cytopathol），2014，122：250-256.

[9] Bao YP，Li N，Smith JS，et al. Human papillomavirus type-distribution in the cervix of Chinese women：a meta-analysis. Int J STD AIDS，2008，19（2）：106-111.

[10] Smith JS，Lindsay L，Hoots B，et al. Human papillomavirus type distribution in invasive cervical cancer and high-grade cervical lesions：a meta-analysis update. Int J Cancer，2007，121（3）：621-632.

CME TEXTBOOKS NATIONAL PROJECT

女性生殖器结核

第17章

王 丹 向 阳
中国医学科学院 北京协和医学院 北京协和医院

在过去的两个世纪里，结核分枝杆菌感染是发展及发达国家面临的主要公共卫生问题之一。全球每年估计约有940万新发病例，其中大部分出现在亚洲和非洲国家（亚洲占55%，非洲占31%）。尽管结核病以肺结核最为常见，近年来肺外结核的发病率逐渐升高。由于肺外结核临床及实验室检查的非特异性，使其往往难以诊断。女性生殖器是肺外结核的罕见类型之一，往往导致育龄期女性不孕症。本文通过对女性生殖器结核的治疗进展进行文献复习，并结合北京协和医院妇产科收治的病例资料，以期增加对于该疾病的认识。

一、流 行 病 学

由于大部分生殖器结核未被准确诊断，事实上难以准确估计生殖器结核的发病率。不同国家中生殖器结核的发病率差别较大，在美国不孕门诊中，生殖器结核的发病率约为1%，而在尼日利亚可高达16.7%。在不同国家发病年龄也存在差异。在发展中国家，患者发病年龄为20～40岁，而在西方发达国家中，患者多在40岁之后的绝经前女性中出现，这可能与发展中国家女性结婚年龄较早相关。此外，HIV感染是结核发病的危险因素，文献报道在HIV高发病率的国家，结核感染率增加5倍。HIV病毒可以感染巨噬细胞特别是$CD4^{+}T$淋巴细胞，从而导致其功能受损。由此继发的免疫功能障碍有利于结核分枝杆菌感染与疾病进展。

二、发 病 机 制

女性生殖器结核往往继发于肺结核或者其他部位结核（如胃肠道、肾、骨骼系统等），其传播途径往往经血行传播感染输卵管，然后可下行至子宫内膜；其次为结核性腹膜炎直接蔓延至输卵管；淋巴结传播及上行感染少见。在女性生殖器结核中，输卵管累及的概率高达90%～100%，主要表现为粟粒状结节、输卵管积水、输卵管积脓等。子宫内膜受累的概率为50%～80%，主要为内膜干酪样变和溃疡形成导致宫腔粘连（如Asherman综合征）。卵巢受累主要表现为输卵管-卵巢包块，其受累的概率为20%～30%。其他比较少见的受累部位包括子宫颈（5%～15%）、阴道和外阴（1%～2%）。

三、临 床 表 现

女性生殖器结核往往处于静止期，无特异性临床表现。在有症状的患者中，其临床表现取决于病变受累的部位。在发展中国家，育龄期女性中不孕症是最常见的表现，主要是由输卵管粘连、宫腔形态异常所致。患者就诊时，表现为轻微的盆腔疼痛、月经紊乱和阴道出血。其中子宫内膜受累是月经紊乱的主要原因。而在绝经后女性中，阴道出血是主要表现。尽管在绝经后女性，生殖器结核罕见，但是需要将其列为阴道异常出血的鉴别诊断之一。此外，女性生殖器结核还可表现为盆腔疼痛（32%～57%），伴腹肌紧张及性交困难。在盆腔结核中，弥漫性的结节累及盆腔腹膜、肠道及大网膜，可表现为腹水及腹部包块，而在血 CA125 升高的情况下可被误诊为卵巢癌、腹膜癌或者盆腔脓肿。在表 17–1 中，列举了在北京协和医院妇产科诊治的盆腔结核和原发性腹膜癌的临床表现，由此可见，两者均可表现为腹胀、腹痛，影像学检查提示均有腹水、腹部包块，实验室检查血 CA125 明显升高。因此，对于以上述临床表现就诊的患者，盆腔结核应列为鉴别诊断之一。

表 17–1　盆腔结核与原发性腹膜癌临床表现、肿瘤标志物及影像学特征比较

临床特征	盆腔结核（n=30）	原发性腹膜癌（n=38）	P
年龄（岁）	39±17	60±11	0.000
血 CA125（U/ml）	344.5±255.0	2625.5±3923.7	0.001
症状			
腹胀	16	30	0.037
腹痛	7	7	0.764
腹部包块	12	4	0.008
影像学特征			
盆腔包块	25	12	0.000
腹水	20	29	0.424
腹膜增厚	1	13	0.002
胸腔积液	4	9	0.360

四、诊　断

生殖器结核的诊断手段包括临床表现、影像学检查结果、内镜（宫腔镜及腹腔镜）、细菌学、血清学以及病理学诊断。并非每个病例都需要所有的检查手段，取决于结核发病部位及其临床表现。

1. 结核分枝杆菌培养、抗酸染色及组织学　诊断生殖器结核的金标准是在生殖器部位取材的标本培养中发现结核分枝杆菌。抗酸染色并非特别有用，因为只有在样本中结核分枝杆菌的数量达到 10^5/ml 监测结果才能显示为阳性，而且培养周期较长，需要 2 周。除了培养发现结核分枝杆菌外，在组织病理学中发现肉芽肿（伴或不伴随朗格汉斯细胞）是被普遍接受并认可的诊断生殖器结核的标准。这是因为其他引起肉芽肿的非结核性疾病如结节病、布氏菌病、土拉菌病、阿米巴病的排除比较容易。干酪样坏死比较少见，而且是女性生殖器结核的迟发性特征。

2. 聚合酶链反应 聚合酶链反应（polymerase chain reaction，PCR）在诊断女性生殖器结核中非常有用，该诊断方法有敏感度及特异度高的特点，而且诊断迅速，在1～2天内得到结果。在过去的20年中，不同的诊断结核分枝杆菌的PCR片段被报道。值得注意的是，PCR的正确取材需要侵入性的技术如腹腔镜。但是其缺点是不能区分死菌与活菌，只要标本中存在结核分枝杆菌的DNA，就会出现扩增阳性。

3. 子宫输卵管造影 子宫输卵管造影（hysterosalpingography，HSG）是一种判断输卵管通畅程度和女性生殖器结核的重要检查手段，具有简单、费用低的特点，甚至可以门诊操作，但若已确诊为结核时，无须行HSG检查，避免病变扩散。Klein总结诊断女性生殖器结核的HSG标准包括：①钙化的淋巴结或者在附件区域发现小的不规则钙化灶；②在输卵管峡部和壶腹部转化区出现梗阻；③输卵管走形区域出现多发狭窄；④输卵管轮廓凹凸不平；⑤输卵管走形僵硬如钢丝状；⑥输卵管峡部膨大；⑦输卵管远端造影剂点滴状充盈如玫瑰花样；⑧输卵管积水和远端阻塞呈现囊袋状；⑨子宫内膜粘连或者宫腔变形（除外诊刮或者流产的病史）。但HSG作为影像诊断方法，存在一定的假阳性、假阴性，且医生对于各种不典型造影图像认识不同及不同医生间诊断一致性均可影响其诊断符合率。

4. 其他影像学检查 腹部超声可以提示可能为盆腔结核的征象，但无法明确诊断。腹水是最常见的特征（在我们的研究中出现比例高达83.3%），在部分肠管漂浮的患者中腹水可表现为高回声。其他提示盆腔结核的征象还包括：增厚的腹膜、凝结的肠襻紧贴于前腹壁、腹膜结节（肉芽肿）等回声的粘连。所有这些特征都可能出现在腹膜癌中，因此两者需要进行鉴别诊断。

CT扫描是诊断盆腔结核最有效的放射学检查。盆腔结核在CT上可表现为腹水、增大的淋巴结、肠系膜及大网膜增厚、凝结的肠襻。CT检查对腹膜及肠管增厚、盆腔粘连较超声更为直观。

近来有文献报道正电子发射计算机断层显像（positron emission tomography computed tomography，PET-CT）可以有效鉴别盆腔结核与原发性腹膜癌，但是费用昂贵，难以推广。

5. 腹腔镜 全身麻醉下腹腔镜检查和输卵管通液是评估生殖器结核的最准确手段。腹腔镜能够提供全面评估生殖器表现、获取活检标本，同时配合亚甲蓝通液检查，可了解输卵管通畅程度、梗阻部位情况。在一篇荟萃分析中纳入11组共计402例患者，腹腔镜诊断盆腔结核的敏感度和特异度分别为93%，98%。腹腔镜下盆腔结核可以分为4种类型：粟粒腹水型（9.4%）、粘连包块型（35.8%）、粘连钙化型（43.1%）及结节硬化型（11.7%）。

在生殖器结核的不同阶段，其临床表现不一。在发病早期，输卵管及其系膜，子宫的血管受累。输卵管及盆腔腹膜表现为水肿、表面粗糙。在输卵管、子宫及盆腔腹膜表面可以发现小的结核结节（1～4 mm）。在亚急性阶段，可能观察到输卵管变厚、僵硬成为结节状，甚至出现部分缺失。在输卵管、卵巢、圆韧带、直肠子宫陷窝、子宫后方出现串珠样粘连或者新生血管表面覆盖纤维素。在粘连区域出现较大发黄的结节（4～6 mm）。输卵管可能通畅、部分或全部梗阻。在慢性阶段，腹膜挛缩，妇科查体发现穹隆狭窄。累及子宫内膜时出现子宫挛缩，变蓝（注射亚甲蓝时）。子宫颈长度消失，宫腔闭塞、粘连甚至子宫内膜消失。输卵管出现积水、积脓，粘连于卵巢、子宫后方及道格拉斯窝。输卵管失去通畅性。在部分病例中可以见到干酪样结节。

6. 妇科恶性肿瘤与盆腔结核 妇科恶性肿瘤与盆腔结核往往难以鉴别诊断，因为后者也可以表现为盆腹腔包块和腹水。盆腔结核往往需要与妇科恶性肿瘤中的卵巢癌及腹膜癌进行鉴别诊断。

在北京协和医院统计的30例盆腔结核患者中，最常见的临床表现是腹胀（16/30），平均起病时间为4.6个月（0.5～24个月）。既往史中只有5例患者有结核病史，在19例行胸部X线片检查的患者中，只有5例患者发现肺部结核病灶。影像学检查最常见的阳性发现是腹部包块及腹水，比例分别为 83.3%（25/30）和 66.7%（20/30）。在手术前血肿瘤标志物检查中，血 CA125 升高的比率高达 83.3%（25/30），中位值为 392.5 U/ml，其中最高值达 850 U/ml。盆腔包块、腹水、血 CA125 升高均高度提示妇科恶性肿瘤可能。所有患者均经过手术明确诊断（腹腔镜或开腹手术）。

在鉴别盆腹腔结核与恶性肿瘤方面，传统的影像学检查技术如超声、CT、MRI 检查被认为价值有限。这是因为盆腔结核具有弥漫性播散及种植的特点。在某些腹水的患者中，可以通过穿刺获得组织或者细胞学来进行病理学及 PCR 的诊断。也有文献报道在盆腔结核的患者中腹水检查发现腺苷脱氨酶（adenosine deaminase，ADA）升高，ADA 升高是因为结核分枝杆菌抗原激活 T 细胞所致。在最近的一组荟萃分析中，总结了 4 组前瞻性研究共计 264 例患者。作者发现在 ADA 值为 36～40 U/L 之间时，ADA 诊断盆腔结核的敏感度和特异度分别为 100%、97%。作者认为 ADA 检测是一种快速、准确的监测手段。

PET-CT 检查在诊断盆腔结核中阳性价值高，但是费用昂贵，难以推广。相比之下，全身麻醉下行腹腔镜手术是一种安全、早期诊断盆腔结核的诊断途径。腹腔镜下可以全面评估盆腹腔病灶，同时对于可疑部位取材，并送冷冻病理。手术中的发现包括渗出性腹水、粟粒状结节、干酪样病变、包裹性积液和盆腔粘连。这些大体表现与原发性腹膜癌极为类似，因此，术中对于可疑部位快速病理检查成为一种强制性的鉴别诊断途径。可以通过冷冻病理，明确诊断，指导手术范围。病理切片见到典型的肉芽肿则诊断成立。随着病程的进展，典型的结核结节被纤维化，而使得病理诊断阳性率下降。在本组研究的 30 例患者中，有 17 例行术中快速病理检查，其中有高达 14 例患者显示慢性肉芽肿反应。如果诊断提示为盆腔结核，腹腔镜手术应及时终止避免不必要的扩大手术。表 17-2 对于不同检查的敏感度、特异度、阳性及阴性预测值进行了总结，可以发现手术中快速病理检查是最为精确的鉴别手段。

表 17-2 盆腔结核检查方法敏感度及特异度

项目	盆腔结核（n=30）	原发性腹膜癌（n=38）	敏感度（%）	特异度（%）	阳性预测值（%）	阴性预测值（%）
胸腔积液	4/19	9/38	21	76	31	66
腹水抗酸染色阳性	0/10	0/2	0	100	—	17
腹腔镜下多发结节	13/15	19/22	87	14	41	60
快速病理						
肉芽肿	14/17	0/6	82	100	100	67
干酪样肉芽肿	8/17	0/6	47	100	100	40
组织抗酸染色阳性	15/23	0/1	65	100	100	11

五、治　　疗

结核病以药物治疗为主，极少数患者需要手术治疗。女性生殖器结核的治疗原则同肺结核一样：早期、联合、规律、足量、全程用药。美国胸科协会及英国胸科协会推荐的标准短疗程化疗方案为：异烟肼、利福平、吡嗪酰胺、乙胺丁醇联合用药 2 个月，此后异烟肼和利福平联合用药 4 个月。抗结核治疗效果比较肯定，有报道规范化治疗后女性生殖器结核治疗有效率可达 95%。

值得注意的是，对于某些患者，即使抗结核治疗有效，仍然无法有效治疗不孕症，这主要是因为治疗时输卵管及子宫内膜已发生不可逆的受损。然而对于早期发现并且经过正确治疗的患者，仍有相当部分患者治疗后能够妊娠，值得注意的是发生异位妊娠的概率大大增加。体外受精胚胎移植术（in vitro fertilization and embryo transfer，IVF-ET）是结核性不孕患者获得妊娠的最佳选择。文献报道生殖器结核患者胚胎移植成功的因素主要取决于有无正常的子宫内膜和有功能的卵巢。在 Gurgan 的 298 例 IVF-ET 对照研究中，其中生殖器结核患者 24 例，非结核性不孕患者为 274 例，两组妊娠率分别为 9.1%、21.3%。该研究认为结核累及子宫内膜时使得子宫对于妊娠的容受能力下降，且生殖器结核组促卵泡素（follicle-stimulating hormone，FSH）基础值明显升高，所得卵泡及胚胎数明显减少，提示卵巢储备功能下降。因此，研究建议对于女性生殖器结核不孕患者应先完成规范抗结核治疗，此后再使用雌激素 3～6 个月完善子宫内膜准备。随后进行宫腹腔镜检查，完成采卵及子宫内膜评估情况，以提高 IVF-ET 的成功率。

手术治疗主要用于盆腔结核性脓肿，药物治疗无效；肠梗阻；子宫内膜严重，药物治疗无效；大量包裹性积液及腹水患者。手术切除的范围应个体化，结合患者的病变范围及严重程度。目前不主张单纯为解除输卵管梗阻进行手术，因其改善不孕效果并不明显。

六、手术治疗的并发症

由于盆腔结核在急性期会形成充血、水肿，而在慢性期会导致盆腹腔粘连甚至是冰冻骨盆，因此，给腹腔镜手术甚至是开腹手术带来很大难度。常见的并发症包括出血、膀胱及肠管损伤，手术中由腹腔镜手术转为开腹手术，术后腹膜炎等。在 Sharma 的报道中，将不孕或者慢性盆腔疼痛行腹腔镜检查的 313 例患者分为两组，其中诊断为盆腔结核患者为 87 例，无结核患者为 226 例，两组进行对比分析。结核组的手术并发症高达 31%，而非结核组的并发症为 4%。两组对比结果如下：无法评估盆腔（10.3% 与 1.3% 比较），需要输血治疗（2.3% 与 0 比较），腹膜炎（8.0% 与 1.8% 比较）。

女性生殖器结核在不同国家发病率不同，更容易出现在发展中国家，往往继发于肺部结核。生殖器结核导致女性不孕的比例高达 16%，而在患有生殖器结核的女性中，多达 40%～50% 的患者出现不孕症。其他症状包括月经紊乱、月经量少甚至闭经、慢性盆腔疼痛等。很多早期患者无明显症状，因此对于高度可疑患者甚至可以尝试诊断性治疗，因为其不良反应不大，反而没有及时治疗的患者会损害输卵管及宫腔而导致永久性不孕。微生物学检查及病理学仍然是诊断结核的金标准。腹水 ADA 检查对于鉴别盆腔结核及恶性肿瘤帮助较大。腹腔镜及宫腔镜检查在评估病情，获得病理结果明确诊断方面有一定的帮助。女性生殖器结核治疗主要以药物治疗为主，遵循早期、联合、规律、足量、全程用药的原则。部分不孕症早期患者经正规治疗后可改善症状，晚期患者改善不明显。手术治疗有一定的适应证，且手术风险较高。

参考文献

[1] Neonakis IK，Spandidos DA，Petinaki E. Female genital tuberculosis：a review. Scand J Infect Dis，2011，43（8）：564-572.

[2] Klein TA，Richmond JA，Mishell DR. Pelvic tuberculosis. Obstet Gynecol，1976，48（1）：99-104.

[3] Emembolu JO，Anyanwu DO，Ewa B. Genital tuberculosisin infertile women in northern Nigeria. West Afr J Med，1993，12（4）：211-212.

[4] Duggal S，Duggal N，Hans C，et al. Female genital TB and HIV co-infection. Indian J Med Microbiol，2009，27（4）：361-363.

[5] Nogales-Ortiz F, Tarancó n I, Nogales FF Jr. The pathology of female genital tuberculosis. A 31-year study of 1436 cases. Obstet Gynecol, 1979, 53 (4): 422-428.

[6] Wang D, Zhang JJ, Huang HF, et al. Comparison between peritoneal tuberculosis and primary peritoneal carcinoma: a 16-year, single-center experience. Chin Med J(Engl), 2012 , 125 (18): 3256-3260.

[7] Crochet JR, Hawkins KC, Holland DP, et al. Diagnosis of pelvic tuberculosis in a patient with tubal infertility. Fertil Steril, 2011, 95 (1): 289.

[8] Neonakis IK, Gitti Z, Krambovitis E, et al. Molecular diagnostic tools in mycobacteriology. J Microbiol Methods, 2008, 75 (1): 1-11.

[9] Lakshmi I, Ramaiya F, Walter D. Sonographic features of tuberculosis peritonitis. Abdom Imaging, 1993, 18 (1): 23-26.

[10] Niall O, Aston MA, Chir M. Abdominal tuberculosis. World J Surg, 1997, 21 (5): 492-499.

[11] Suri S, Gupta S, Suri R. Computed tomography in abdominal tuberculosis. Br J Radiol, 1999, 72 (853): 92-98.

[12] Kwon H, Jung J, Lee M, et al. CT Differenciation of tuberculosis and peritoneal carcinomatosis. AJR Am J Roentgenol, 1996, 167 (3): 743-748.

[13] Wang SB, Ji YH, Wu HB, et al. PET/CT for differentiating between tuberculous peritonitis and peritoneal carcinomatosis: The parietal peritoneum. Medicine(Baltimore), 2017 , 96 (2): 5867.

[14] Sanai FM, Bzeizi KI. Systematic review: tuberculous peritonitis. Presenting features, diagnostic strategies and treatment. Aliment Pharmacol Ther, 2005, 22 (8): 685-700.

[15] Merchant R. Endoscopy in the diagnosis of genital tuberculosis. J Reprod Med 1989, 34 (7): 468-474.

[16] Riquelme A, Calvo M, Saleh F, et al. Value of adenosine deaminase (ADA)in ascitic fluid for the diagnosis of tuberculous peritonitis: a meta-analysis. J Clin Gastroenterol, 2006, 40 (8): 705-710.

[17] Saigal S, Agarwal SR, Nandeesh HP, et al. Safety of an ofloxacin-based antitubercular regimen for the treatment of tuberculosis in patients with underlying chronicliver disease: a preliminary report. J Gastroenterol Hepatol, 2001, 16: 1028-1032.

[18] Gurgan T, Urman B, Yarali H. Results of in vitro fertilization and embryo transfer in women with infertility due to genital tuberculosis. Fertil Steril,1996,65 (2): 367-370.

[19] Blumberg HM, Burman WJ, Chaisson RE, et al. American Thoracic Society/Centers for Disease Control and Prevention/Infectious Diseases Society of America: treatment of tuberculosis. Am J Respir Crit Care Med, 2003, 167 (4): 603-662.

[20] Sharma JB, Mohanraj P, Jain SK, et al. Surgical complications during laparotomy in patients with abdomino pelvictuberculosis. Int J Gynecol Obstet, 2010, 110: 157-158.

[21] Sharma JB, Mohanraj P, Roy KK, et al. Increased complication rates associated with laparoscopic surgery among patients with genital tuberculosis. Int J Gynecol Obstet, 2010, 109 (3): 242-244.

[22] Sharma JB. Current diagnosis and management of female genital tuberculosis. J Obstet Gynaecol India, 2015, 65 (6): 362-371.

盆腔放线菌病

第18章

马水清　李　雷
中国医学科学院　北京协和医学院　北京协和医院

放线菌病是一种罕见的、慢性的肉芽肿性病变，由放线菌属的革兰阳性厌氧菌感染所致。放线菌病难以与诸如恶性肿瘤、结核病的慢性疾病相区别，容易误诊，早期诊断时需要考虑到这种少见情况。放线菌病最常见的解剖部位是口、咽、颈部。盆腔放线菌病病例大约20%，女性患者几乎均与宫内节育器（IUD）有关。本文就盆腔放线菌病的流行病学、病理特点、诊断和治疗进行综述如下。

一、流行病学和高危因素

放线菌病十分罕见，在发达国家中发生率为1～6例/100万人口。近年在发达国家放线菌病呈下降趋势，可能与卫生条件改善和更加广谱的抗生素应用有关。1975年的病例报道发现男性的感染率是女性的3倍，而盆腔感染则主要见于携带宫内节育器的女性，还有其他妇科操作发生放线菌病的报道，如经阴道放置补片治疗盆底器官脱垂、放置吊带治疗尿失禁或IVF后发生放线菌病。全子宫切除后盆腔放线菌病也有报道。盆腔放线菌病累及膀胱和输尿管的病例要比生殖系感染少见，但也需要对此进行鉴别。

放线菌病的高危因素包括20～60岁、男性（除了盆腔放线菌病）和糖尿病。免疫状态与放线菌病的关系尚不明确。可能导致放线菌病的免疫抑制因素包括应用甾体激素、双膦酸盐、接受化疗的白血病患者、HIV感染、肺移植和肾移植、饮酒成瘾、创伤、手术和放疗导致的局部组织感染等。口、咽、颈部筋膜是最常见的放线菌病受累部位，约占病例的50%，与口腔操作或损伤有关，也与口腔卫生不良有关。其他常见部位包括胸部（15%～20%）、盆腹腔（20%）和中枢神经系统等。肌肉骨骼的感染往往来自邻近组织的播散（75%）、局部创伤（19%）和血源性播散（3%）。由于抗生素的广泛应用，播散性放线菌病较为罕见。

盆腹腔放线菌病约占病例的20%。腹腔放线菌病大部分（65%）是有急性阑尾炎史（尤其是穿孔类型）的患者。其他高危因素包括：胃肠道穿孔、既往手术史、肿瘤、胃肠道或泌尿系统异物。盆腔放线菌病因缺少特异性表现而难以诊断，发热、体重降低和腹痛等症状见于多种疾病，术前能够诊断的病例不到10%。而且感染能够直接播散至邻近组织，在腹壁上形成窦道或累及肛周部位。

尽管腹部放线菌病可以直接向盆腔转移，但盆腔放线菌病绝大部分与宫内节育器有关。患者应用IUD病史较长（超过2年），有发热、阴道分泌物、盆腹腔痛或体重降低等临床表现。有研究者根据 IUD 与放线菌病的关系建议每 5 年更换 1 次 IUD。围绝经期取出 IUD 可能是最好的盆腔放线菌病预防措施。不同材质 IUD 相关放线菌病的差异目前尚不明确。

二、生物学特点

放线菌是鼻炎部、胃肠道和泌尿生殖系的寄生菌，在黏膜破损时可以侵犯局部组织和器官，从而致病。因此，放线菌病大部分是内源性感染疾病。放线菌经常与其他寄生菌被同时分离出来，如伴放线聚生杆菌、侵蚀艾肯菌、梭菌属、拟杆菌属、二氧化碳噬纤维菌属、葡萄球菌（包括金黄色葡萄球菌）、链球菌属（包括β溶血性淋球菌和肺炎淋球菌）或大肠埃希菌。确切的病原体分布取决于感染部位。动物研究提示这些病原体通过抑制宿主防卫而有助于放线菌感染。放线菌病根据感染部位不同而有截然不同的临床表现。在超过 30 多种的放线菌类型中，衣氏放线菌是感染人类病原体中最为常见的放线菌，其他亚型则与一些特定的临床综合征有关。

三、临床表现和诊断

放线菌病较为少见，初诊时很难考虑到该鉴别诊断，在高达 92% 的病例中临床医生会首先考虑其他诊断。如出现以下临床症状需要警惕放线菌病：惰性病程、慢性病史、包块样表现、窦道形成（可能自愈或再次形成）、播散至整个组织平面、短期抗生素无效或复发等。对于应用 IUD 的、盆腔包块疑似恶性肿瘤的女性患者，均需考虑放线菌病的鉴别诊断。盆腔放线菌病需要考虑的鉴别诊断包括肠道结核、诺卡菌病、输卵管-卵巢脓肿、盆腔脓肿、癌肿、淋巴瘤、慢性盆腔炎、局限性肠炎、炎性肠病、憩室炎、子宫内膜异位症和盆腔炎等。有时候盆腔放线菌病以盆腔包块、腹部转移和积水及腹膜后淋巴结增大为突出表现，与妇科肿瘤的鉴别尤其困难。

放线菌引起的急性盆腔炎较为少见，病程一般 2 个月左右。如果没有合并腹膜炎，盆腔放线菌病高热的情况并不多见，但盆腔放线菌病也可以有严重感染形式的表现，如 IUD 相关放线菌病甚至可导致致死性的中毒性休克综合征，或类似肠道穿孔和子宫穿孔导致的急性腹膜炎。

由于症状并不特异，放线菌病的诊断依然需要依靠病原体培养结果。对于盆腔感染，如果不能找到致病菌或标准抗感染治疗无效，均需考虑放线菌病的鉴别诊断。对于怀疑 IUD 相关放线菌病的情况，应该及时取出 IUD 进行组织病理分析和微生物培养。具体诊断方案，参见下述。

1. 血液学检查 血液学检查并不特异，可能有贫血、轻度白细胞升高、红细胞沉降率和 C 反应蛋白增加等表现。患者 CA125 也会升高，临床上如果合并盆腔包块则与卵巢癌的鉴别诊断非常困难。

2. 影像学表现 感染的早期阶段，影像学并不特异，无诊断价值，与其他局灶炎性或癌症过程类似。与其他感染不同的是，放线菌病中局灶或局域淋巴腺病是很罕见的表现。在感染的晚期阶段，组织平面有浸润表现，最常见的表现是窦道形成，但是这一点对于放线菌病并不特异（图 18-1 至图 18-3）。

3. 组织病理学 组织病理学和微生物学诊断的敏感度都不足 50%。一项 9 例盆腔放线菌病的研究中，7 例通过子宫颈和内膜细胞学检查获得回顾性诊断，半数通过病理确诊，仅有 1 例因为细菌培养而确诊。革兰阳性的丝状微生物和组织学检查发现的硫磺颗粒均强烈支持放线菌素的诊断（图 18-4）。硫磺颗粒就是在苏木精-伊红染色中微生物的集落，表现为圆形或卵圆形嗜碱性团块，带有嗜碱性的棒状末端结构（图 18-5）。尽管硫磺颗粒的出现有助于诊断，但是并非都见于确诊放线菌病的病例中。在 181 例病例报道中，在 56% 的病例中可见 1～3 个颗粒，26% 可见 1 个颗粒，7 例患者中未见硫磺颗粒。其他病变，如诺卡菌病、着色真菌病和葡萄状菌病等也有硫磺颗粒的表现。特异的染色包括革兰染色、高莫利甲胺银染色和吉姆萨染色，可以见到革兰阳性丝状细菌（图 18-6，图 18-7）。种属特异的荧光抗体染色可以快速识别放线菌，甚至在甲醛溶液固定后也能实现。小规模的研究发现传统染色和种属特异染色有很好的相关性，对于混合感染有更好的特异性。

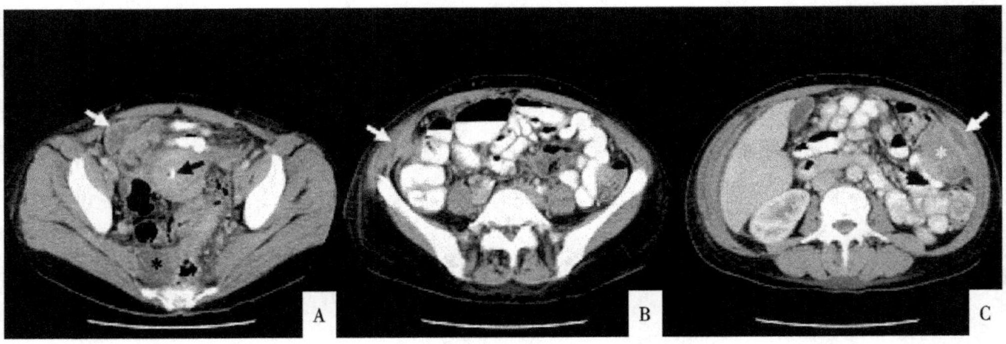

图 18-1　盆腹腔放线菌病的 CT 表现

注：图 A，右侧髂窝的脓肿（白色箭头），骶前可见积液（黑色星号），黑色箭头指示宫内节育器；图 B，右侧髂窝腹部肌肉及其下脂肪层的炎性增厚，左侧是正常对照；图 C，左侧上腹壁肌层内脓肿（白色箭头）及其下脂肪的脓性变化（白色星号）；尽管这些表现并不特异，但是不同组织平面的炎性改变和脓性积聚，以及宫内节育器的出现，均高度提示盆腔放线菌病

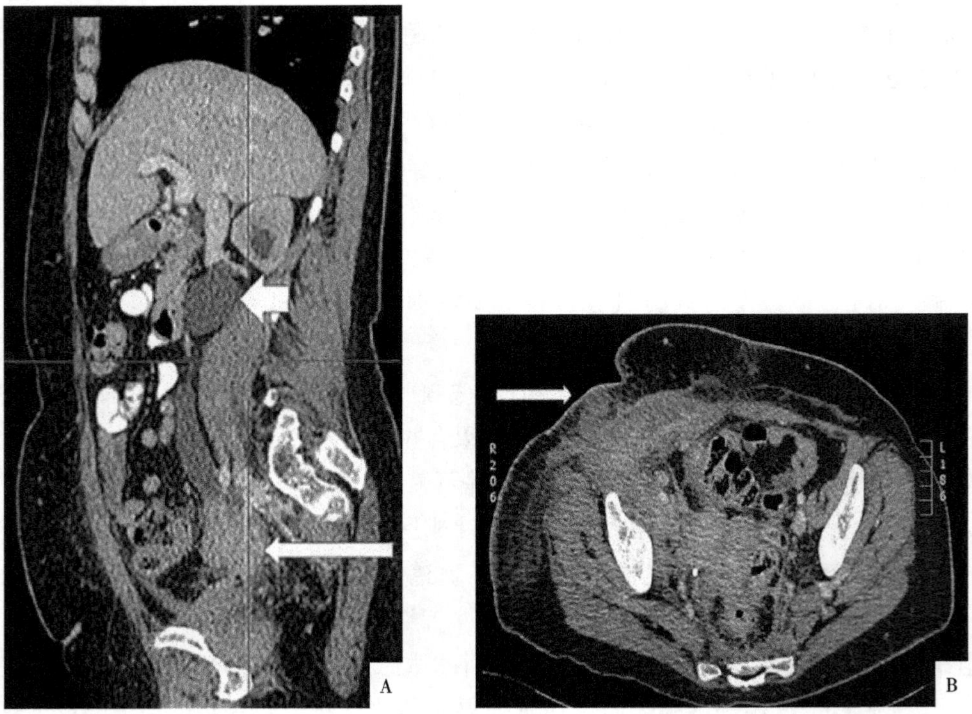

图 18-2　52 岁患者盆腔放线菌病的 CT 表现

注：图 A，髂腰肌前脓肿包块导致肾盂积水；图 B，髂腰肌脓肿突出至前腹壁

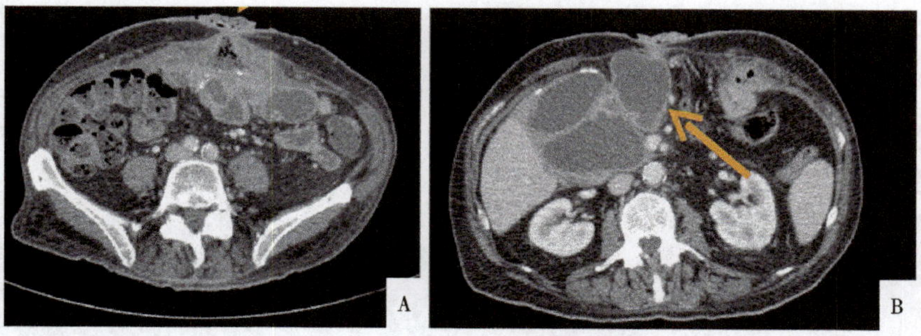

图 18-3　盆腔放线菌病导致盆腔包块形成和腹壁窦道

注：图 A，盆腔放线菌病导致腹壁窦道；图 B，盆腔放线菌病导致盆腔包块形成

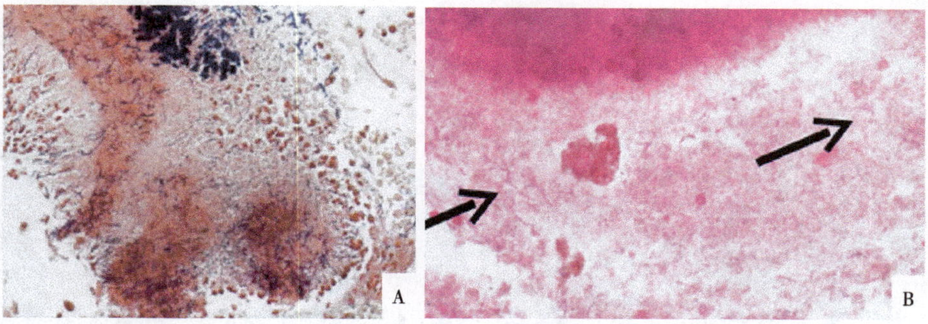

图 18-4　革兰阳性的丝状放线菌病（放大 40 倍）

注：图 A，组织学检查发现硫磺颗粒；图 B，革兰阳性的丝状微生物，箭头指示丝状病菌

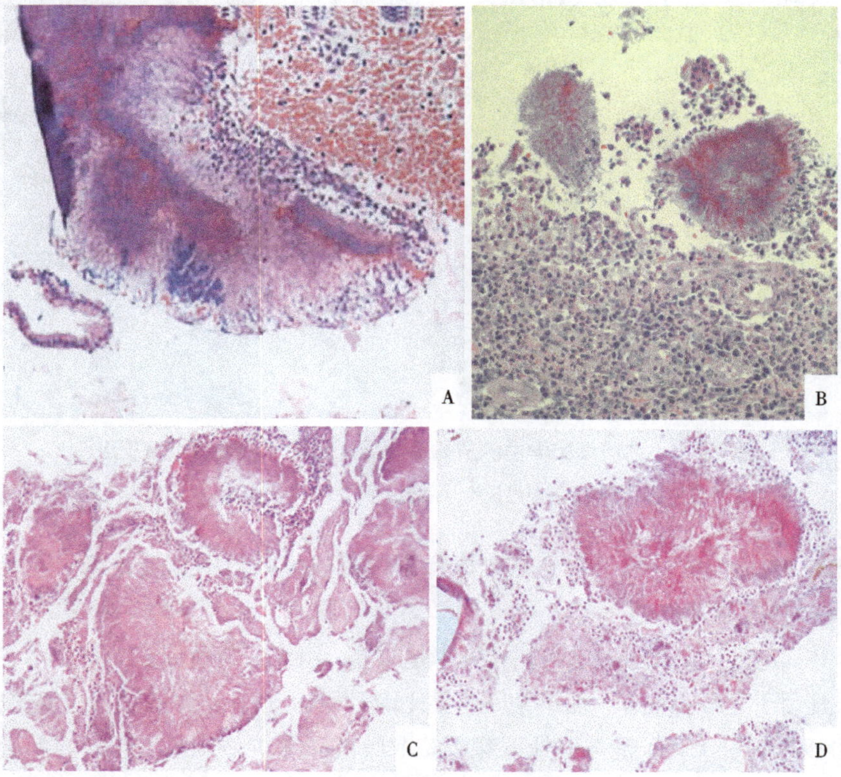

图 18-5　放线菌病的组织学特征之一：硫磺颗粒

注：图 A～D，硫磺颗粒显示革兰阳性的、丝状的而非孢子状的放线菌病，周围有中性粒细胞浸润，丝状结构被嗜酸性蛋白质材料包被，这代表一种宿主反应（Splendore-Hoeppli 现象）；图 A、图 B 为不同患者取材中的硫磺颗粒（箭头所指）（均为放大 20 倍）

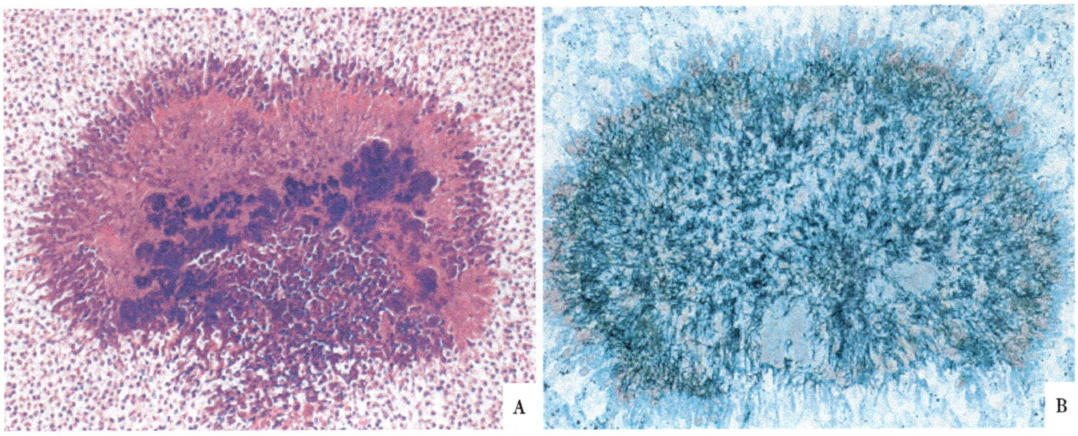

图 18-6 普通染色和银染色中的放线菌硫磺颗粒

注：图 A，普通染色中的放线菌硫磺颗粒；图 B，银染色中的放线菌硫磺颗粒

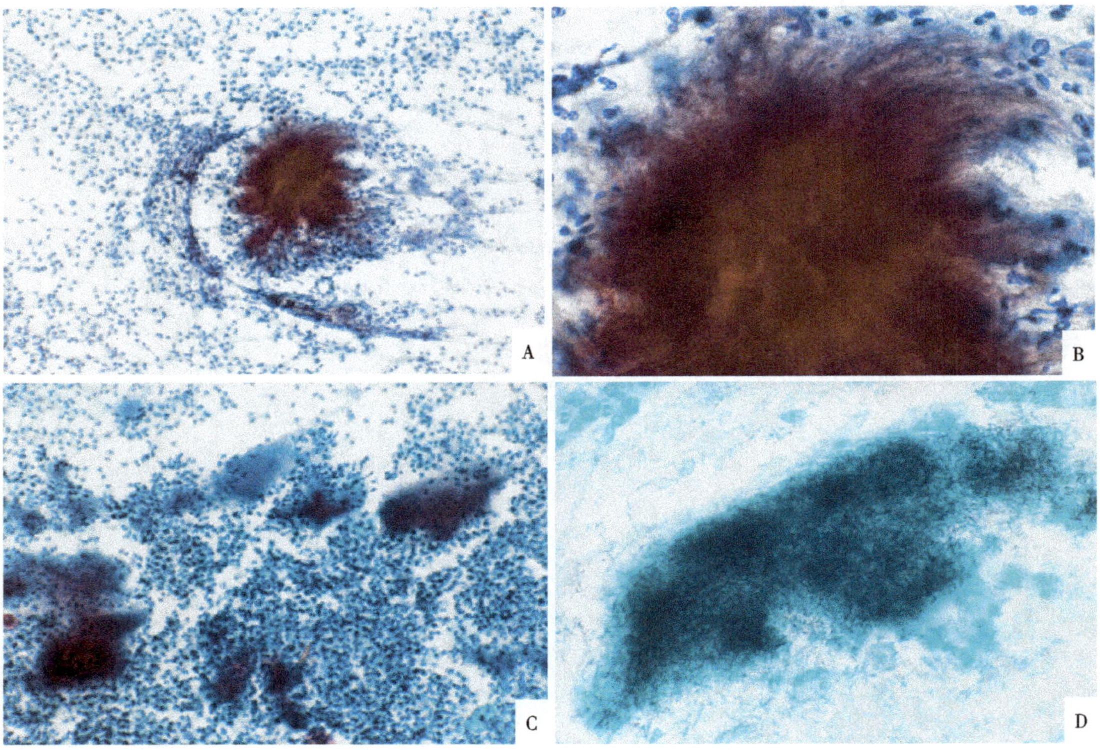

图 18-7 内膜细胞学中的放线菌集落。背景是严重的炎性反应

注：图 A～C，常规巴氏涂片染色；图 D，高莫利甲胺银染色

4. 微生物学 放线菌病的确诊需要从临床标本中或硫磺颗粒中直接分离出放线菌。但由于既往抗生素治疗、合并微生物的过度增长或方法学不足等原因，培养成功率很低，不足 50%。一般的放线菌感染合并其他致病菌。最合适的临床标本是脓液、组织或硫磺颗粒（图 18-8 至图 18-10）。拭子并不合适，很难用于显微镜检查，而革兰染色要比培养更具敏感性，尤其是患者在接受抗生素治疗的情况下。还可以考虑在 CT 或超声引导下穿刺获取脓液样本。临床医生应该与实验室进行充分沟通，说明检查的目的，并建议在合适的培养基中培养较长的时间。因为放线菌在 37 ℃的无氧环境下生长缓慢，可能需要 3 周。也有一些血清学分析方案，但其敏感性和特异性都值得进一步考察。一些新的分子遗传学方法，如聚合酶链反应、16S rRNA 测序、原位杂交荧光及质谱分析可以更加

快速和准确地进行诊断。在英国 16S rRNA 测序是诊断放线菌的标准方案。

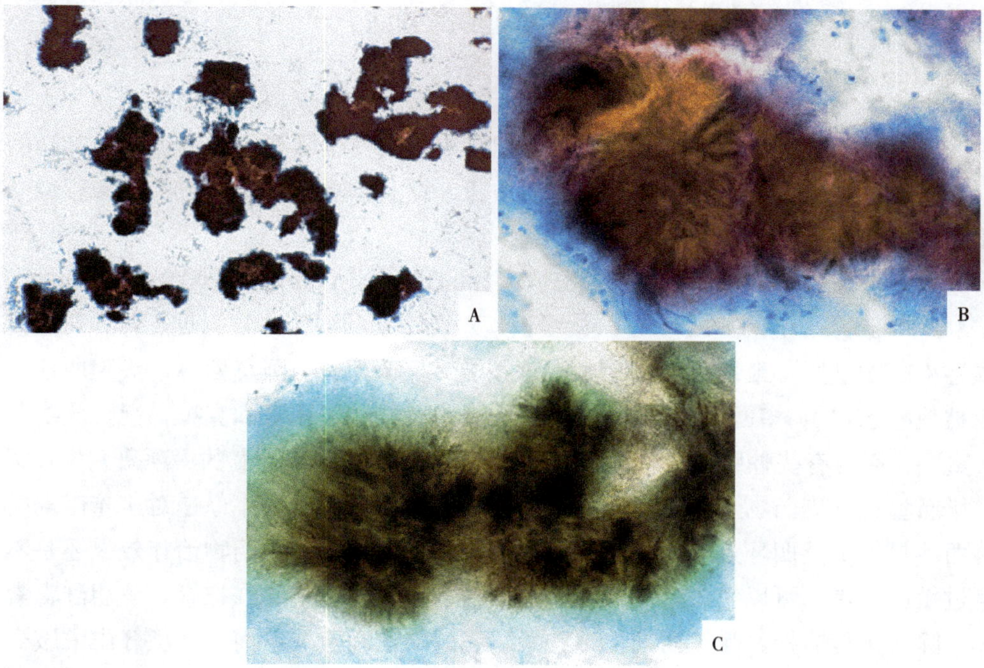

图 18-8　子宫颈细胞学中的放线菌集落

注：图 A，常规子宫颈细胞学中放线菌病的病菌团块，没有特异性；图 B、图 C，子宫颈细胞学行革兰染色的结果，可见典型的硫磺颗粒

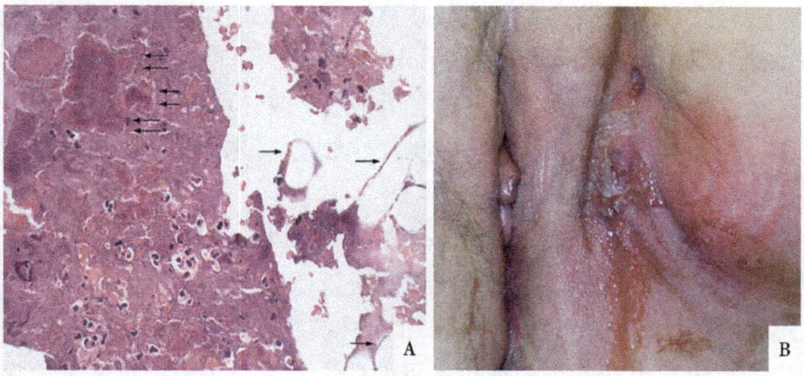

图 18-9　1 例放置经闭孔吊带后的盆腔放线菌病

注：图 A，放线菌的硫磺颗粒和吊带纤维；图 B，左侧腹股沟区的破溃和渗出

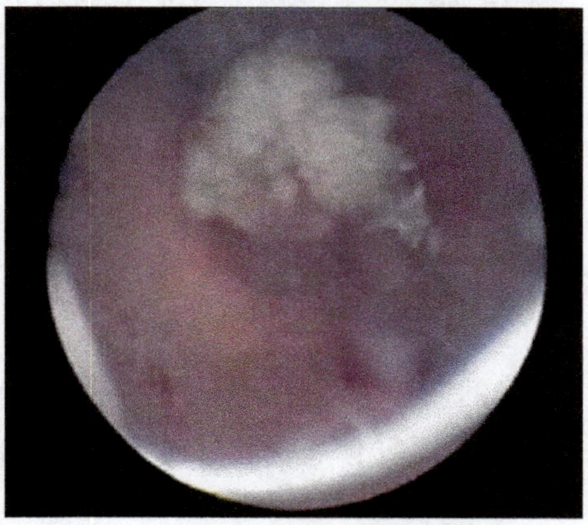

图 18-10　膀胱镜下的放线菌病

四、治疗和预后

1. 药物治疗 药物治疗是盆腔放线菌病治疗的基础和首选。既往临床经验认为大剂量抗生素可治愈放线菌病，如青霉素治疗6～12个月。但是现代治疗学需要更加个体化，确切的治疗选择需要根据感染部位、严重程度和治疗效果进行决策，而且需要对患者进行临床和影像学随诊，确保疾病最终消退。

药物选择上，既往均以大剂量静脉青霉素（1800万～24 000万U/d）治疗2～6周，接着口服青霉素V（2～4 g/d）治疗6～12个月。放线菌素对青霉素的耐药非常少见。体外研究发现放线菌对很多抗感染药物敏感。最敏感的包括β内酰胺类（氨苄西林、阿莫西林、头孢曲松、美罗培南和哌拉西林他唑巴坦）、多西环素（强力霉素）、克林霉素、红霉素和克拉霉素。放线菌的种属特异性非常重要，因为有些种属对于某些药物会耐药。不过2009年丹麦的一项研究发现很多种属的放线菌对于新型抗感染药物（如利奈唑胺和替加环素等）非常敏感，但是对于喹诺酮类（如环丙沙星和莫西沙星等）及四环素类敏感性很差。实际临床上四环素类药物治疗效果还是不错的。对于青霉素过敏的患者，可以考虑多西环素、米诺环素、林可霉素和红霉素。孕期红霉素是安全的药物选择。除了头孢曲松、哌拉西林他唑巴坦、亚胺培南和美罗培南，新型β内酰胺类治疗放线菌的临床数据很少。体外没有治疗活性的抗生素包括甲硝唑、氨基糖苷类、苯唑西林、双氯西林和头孢氨苄。因此这些药物不应单独用于治疗。

药物选择应考虑感染部位及合并感染的微生物。首选药物应该覆盖感染部位培养出的所有致病菌。一线药物应该考虑β内酰胺类和β内酰胺酶抑制药（如克拉维酸或他唑巴坦），从而覆盖可能的产β内酰胺酶致病菌，如金黄色葡萄球菌、革兰阴性厌氧菌和肠杆菌类。对于盆腹腔放线菌病，可能的治疗选择包括阿莫西林克拉维酸联合甲硝唑（或林可霉素），如有耐药的肠杆菌属，还可加上氨基糖苷类（如庆大霉素）。哌拉西林他唑巴坦或碳青霉烯类（亚胺培南或美罗培南）也是比较合适的替代选择。

抗生素治疗疗程取决于初始疾病负荷、是否行切除手术以及患者对治疗的反应。传统推荐的6～12个月可能未必适用于所有患者。盆腔放线菌病就适合短期的抗生素治疗，手术切除病灶后经过3个月的抗感染治疗就可以痊愈。也有1～2个月抗感染治疗后痊愈的报道。对于没有手术治疗的患者，短期口服抗生素治疗实现痊愈也是可能的。如果应用短期抗感染治疗，需要密切随访临床和影像学观察。

2. 手术治疗 手术切除感染组织用于严重的坏死组织、窦道形成或瘘形成。如果经皮穿刺不能吸引出脓肿，需要考虑恶性肿瘤的情况。手术决策必须个体化处理。对于药物治疗无效的患者手术可能是比较可靠的方案。邓姗等指出，手术目的在于切除坏死组织和瘘管，引流脓肿，解除脏器梗阻，多点活组织检查和改善抗生素疗效等。

3. IDU去留 对于放置IDU的盆腹腔放线菌病一般推荐取出IUD。一项随机研究发现抗生素治疗加上取出IUD对消除生殖道放线菌更加有效。对于腹腔放线菌病也推荐取出IUD。

4. 预后 根据感染部位、从诊断到治疗的时间、开始恰当治疗的时间等因素，放线菌病的病死率在0～28%。中枢神经系统感染的病死率最高。盆腔放线菌病患者的预后相对较好，致死性报道罕见。但是对于有生育要求的患者，还没有盆腔放线菌病治疗后的生育结局相关资料。

总之，盆腔放线菌病是非常罕见的生殖道感染性疾病，绝大部分患者携带宫内节育器。患者可能伴有发热、腹痛、分泌物增加和盆腔包块等并不特异的临床症状和表现，诊断高度依赖组织病理学和微生物学。药物治疗是基础和首选，治疗疗程超过常见的生殖道感染。手术切除感染组织适用于严重的坏死组织、窦道形成或瘘形成。总体上患者预后较好。

参考文献

[1] Masata J，Dundr P，Martan A. Actinomyces infection appearing five years after trocar-guided transvaginal mesh prolapse repair. Int Urogynecol J，2014，25（7）：993–996.

[2] Ozel B，Kuo J，Minaglia S. Actinomyces infection associated with the transobturator sling. Int Urogynecol J，2010，21（1）：121–123.

[3] Asemota OA，Girda E，Duenas O，et al. Actinomycosis pelvic abscess after in vitro fertilization. Fertil Steril，2013，100（2）：408–411.

[4] Wunderink HF，Lashley EE，van Poelgeest MI，et al. Pelvic actinomycosis-like disease due to Propionibacterium propionicum after hysteroscopic removal of an intrauterine device. J Clin Microbiol，2011，49（1）：466–468.

[5] Bottai A，Li Marzi V，Alessandrini M，et al. Intrauterine device-associated actinomycosis of the ovary and urinary bladder：a case report. Urol Int，2010，85（2）：242–244.

[6] Karateke F，Ozyazici S，Menekse E，et al. Unusual presentations of actinomycosis；anterior abdominal wall and appendix：report of three cases. Balkan Med J，2013，30（3）：315–317.

[7] Choi MM，Baek JH，Lee JN，et al. Clinical features of abdominopelvic actinomycosis：report of twenty cases and literature review. Yonsei Med J，2009，50（4）：555–559.

[8] Bonnefond S，Catroux M，Melenotte C，et al. Clinical features of actinomycosis：A retrospective，multicenter study of 28 cases of miscellaneous presentations. Medicine（Baltimore），2016，95（24）：3923.

[9] Velenciuc N，Velenciuc I，Makkai Popa S，et al. Pelvic actinomycosis mimicking a locally advanced pelvic malignancy--case report. Rev Med Chir Soc Med Nat Iasi，2016，120（2）：393–399.

[10] Yang Z，Kuo DM，Liou JD，et al. Pelvic actinomycosis involving the lungs with ascites and pelvic lymphadenopathy. Int J Gynaecol Obstet，2008，102（3）：294–295.

[11] Guler OT，Basaran A，Guven S，et al. Spontaneous uterine perforation in an immunocompromised menopausal woman with pelvic actinomycosis. Int J Gynaecol Obstet，2007，99（2）：134–135.

[12] Kolditz M，Bickhardt J，Matthiessen W，et al. Medical management of pulmonary actinomycosis：data from 49 consecutive cases. J Antimicrob Chemother，2009，63（4）：839–841.

[13] Trutnovsky G，Tamussino K，Reich O. Short-term antibiotic treatment of pelvic actinomycosis. Int J Gynaecol Obstet，2008，101（2）：203–204.

[14] Sudhakar SS，Ross JJ. Short-term treatment of actinomycosis：two cases and a review. Clin Infect Dis，2004，38（3）：444–447.

第19章 围术期抗菌药物的预防性应用

万希润　刘正印
中国医学科学院　北京协和医学院　北京协和医院

手术部位感染（surgical site infections，SSI）是指围术期（个别情况在围术期以后）发生在切口、手术深部器官和腔隙的感染（如切口感染、脑脓肿、腹膜炎）。SSI居医院感染的第2～3位，约占全部医院感染的15%，占外科患者医院感染的35%～45%。

1986-1996年美国手术患者感染率为2.62%。1997年10月-2001年9月英国152家医院报道了74 734例手术的3151例SSI（占4.22%）。

SSI中2/3为切口感染，1/3为器官或腔隙感染。外科医院感染死亡病例77%与SSI有关，其中93%为严重器官或腔隙感染。12%～84%的SSI于患者出院后发现。

一、手术部位感染的诊断标准

（一）浅部切口感染

术后30天内发生、仅累及皮肤及皮下组织的感染，并至少具备下述情况之一者：①切口浅层有脓性分泌物；②切口浅层分泌物培养出细菌；③具有下列症状之一，如疼痛或压痛、肿胀、红热，因而医生将切口开放者；④外科医生诊断为切口浅部感染。其中缝线脓点及戳孔周围感染不列为手术部位感染。

（二）深部切口感染

术后30天内（如有人工置入物或术后1年内）发生、累及切口深部筋膜及肌层的感染，并至少具备下述情况之一者：①从切口深部流出脓液；②切口深部自行裂开或由医生主动打开，且具备下列症状体征之一，如体温≥38 ℃、局部疼痛或压痛；③临床、经手术、病理组织学、影像学诊断发现切口深部有脓肿；④外科医生诊断为切口深部感染。感染同时累及切口浅部及深部者，应列为深部感染。

（三）器官和腔隙的感染

术后30天内（如有人工置入物或术后1年内）、发生在手术曾涉及部位的器官或腔隙的感染，通过手术打开或其他手术处理，并至少具备以下情况之一者：①放置于器官/腔隙的引流管有脓性引流物；②器官/腔隙的液体或组织培养有致病菌；③经手术、病理组织学、影像学诊断器官/腔隙有脓肿；④外科医生诊断为器官/腔隙感染。

二、外科手术的分类

（一）不同手术的 SSI 发生差异较大

各类不同手术切口感染率不同，即使同一种手术，不同部位的皮肤切开，其 SSI 发生率不同。非腹部清洁手术（胸外科、骨科）SSI 发生率为 2%～5%。腰部手术 SSI 发生率为 6.8%，腹部手术 SSI 发生率为 20%。当手术涉及或切除有腔器官时，手术后 SSI 发生率将增加 3～5 倍或更高。

（二）不同外科手术的 SSI 发生率研究

40%～60% 的 SSI 预防使用了恰当的抗菌药物治疗。评价抗菌药物预防有效性的两个重要指标分别为比值比（odds ratio，OR）和需要治疗数（numbers needed to treat，NNT）。

比值比等于抗菌药物使用组 SSI 发生率除以未用抗菌药物组 SSI 发生率。

OR 值<1，则抗菌药物预防感染有效。*OR* 值越小，预防效果越好。需要治疗数为每预防 1 例 SSI 所需要预防性使用抗菌药物的例次。NNT 越小，预防价值越高。NNT 是成本效益分析中一个重要参数，但与 OR 不成比例。

（三）围术期抗菌药物应用的合理性

许多感染被认为是由于外科操作期间手术部位受到了不可避免的病原菌污染所致。病原菌有外源性的，也有内源性的如皮肤、黏膜上的定植菌。围术期抗菌药物是通过全身给药使整个手术过程中受菌污染的手术部位组织，保持有效浓度抑杀污染细菌，从而达到减少术后感染发生率的目的。动物实验、临床观察性研究和随机对照试验均证实其在不少手术部位的有效性。

（四）预防性使用抗菌药物的利弊分析

预防性使用抗菌药物需要评估 SSI 的风险、SSI 的潜在严重性、预防的有效性及预防用药的结果，如增加耐药菌诱导和感染的风险。

（五）外科预防用药的目的

预防切口感染、手术所涉及的器官和腔隙感染。但不包括与手术无直接关系、术后可能发生的全身性感染。

（六）外科预防用药原则

围术期抗菌药物预防用药，应根据手术切口类别、手术创伤程度、术野细菌污染概率和程度、可能的污染菌种类、手术持续时间、感染发生概率和后果严重程度、抗菌药物预防效果的循证医学证据、对细菌耐药性的影响和经济学评估等因素综合考虑决定是否预防用抗菌药物。抗菌药物的预防性应用不能代替严格的消毒、灭菌技术和精细的无菌操作。

三、手术部位感染的预防措施

SSI 的预防措施如下：改善供氧、维持正常体温、液体治疗、血糖控制、避免剃毛或术前剃毛、注意手术技巧和抗菌药物预防。

（一）避免过度依赖抗菌药物预防

抗菌药物不是预防感染的唯一手段。抗菌药物不能预防所有的感染，对一些感染，预防效果尚待证实。抗菌药物预防有诱导多重耐药菌的风险。一项大规模研究（$n=4578$）证实抗菌药物预防不能降低清洁-污染手术和急诊手术后 SSI 发生率。对于安置颅内压监测时进行抗菌药物预防不能减低颅内相关感染，但会诱导多重耐药菌。

（二）外科预防用药指征

1. 清洁手术（Ⅰ类切口） 手术脏器为人体无菌部位，局部无炎症、无损伤，也不涉及呼吸道、消化道、泌尿生殖道等人体与外界相通的器官。手术部位无污染，通常不需预防用抗菌药物。但在下列情况时可考虑预防用药：手术范围大、手术时间长、污染概率增加；手术涉及重要脏器，一旦发生感染将造成严重后果者，如头颅手术、心脏手术等；异物置入手术，如人工心瓣膜置入、永久性心脏起搏器放置、人工关节置换等；有感染高危因素如高龄、糖尿病、免疫功能低下（尤其是接受器官移植者）、营养不良等患者。

2. 清洁-污染手术（Ⅱ类切口） 手术部位存在大量人体寄殖菌群，手术时可能污染手术部位引致感染，故此类手术通常需预防用抗菌药物。

3. 污染手术（Ⅲ类切口） 已造成手术部位严重污染的手术。此类手术需预防用抗菌药物。

4. 污秽-感染手术（Ⅳ类切口） 在手术前即已开始治疗性应用抗菌药物，术中、术后继续，因此不属预防应用范畴。

（三）选择的抗菌药物应覆盖常见病原菌

不同部位的常见病原菌存在差别，不同地区与不同年代的耐药性变迁。选择抗菌药物时应注意选择价格低、毒性小的药动学特性。对于青霉素和头孢菌素过敏患者选择合适的替代方案。

（四）抗菌药物品种选择

1. 抗菌药物品种选择注意事项 根据手术切口类别、可能的污染菌种类及其对抗菌药物敏感性、药物能否在手术部位达到有效浓度等综合考虑。选用对可能的污染菌针对性强、有充分的预防有效的循证医学证据、安全、使用方便及价格适当的品种。应尽量选择单一抗菌药物预防用药，避免不必要的联合使用。预防用药应针对手术路径中可能存在的污染菌，如心血管、头颈、胸及腹壁、四肢软组织手术和骨科手术等经皮肤的手术，通常选择针对金黄色葡萄球菌的抗菌药物。结肠、直肠和盆腔手术，应选用针对肠道革兰阴性菌和拟脆弱杆菌等厌氧菌的抗菌药物。头孢菌素过敏者，针对革兰阳性菌可用万古霉素、去甲万古霉素、克林霉素；针对革兰阴性杆菌可用氨曲南、磷霉素或氨基糖苷类。对某些手术部位感染会引起严重后果者，如心脏人工瓣膜置换术、人工关节置换术等，若术前发现有抗甲氧西林金黄色葡萄球菌（methicillin resistant Staphylococcus aureus，MRSA）定植的可能或者该结构 MRSA 发生率高，可选用万古霉素、去甲万古霉素预防感染，但应严格控制用药持续时间。不应随意选用广谱抗菌药物作为围术期预防用药。鉴于国内大肠埃希菌对氟喹诺酮类药物耐药率高，应严格控制氟喹诺酮类药物作为外科围术期预防用药。

2. 万古霉素的优势与劣势 万古霉素对 MRSA 有效，对甲氧西林敏感金黄色葡萄球菌（methicillin sensitive Staphylococcus aureus，MSSA）疗效差于头孢唑林。无抗革兰阴性菌的活性，

20%～30% 的 SSI 由革兰阴性菌导致。价格较为昂贵，诱导万古霉素耐药菌株［如万古霉素耐药肠球菌（vancomycin-resistant enterococcus，VRE）和 VRSA］的可能。

3. 万古霉素的使用指征　目前国内规定和国外指南建议在以下情况下使用万古霉素进行围术期预防：①患者已知有 MRSA 定植；②医院有 MRSA 高流行率，对发生 SSI 后果严重的手术（如心脏和关节置换）；③患者对 β 内酰胺类过敏；④由于缺乏抗革兰阴性菌活性，同时推荐联合头孢菌素。但以上推荐主要基于专家意见，而非临床数据。

医院有 MRSA 高检出率时考虑使用万古霉素。但是对于 MRSA 高检出率目前没有清楚的定义。MRSA 检出率是指 MRSA 在检出的金黄色葡萄球菌中所占比例，还是 MRSA 在所有临床标本中的比例，抑或是 MRSA 在 SSI 标本中的比例，没有清晰的界定。我们认为 MRSA 高检出率应为 MRSA 在导致 SSI 的金黄色葡萄球菌中的比例（发生率）。

4. 万古霉素与头孢唑林比较　头孢唑啉与万古霉素在预防股骨颈骨折术后 SSI 发生率方面没有差异（n=263，随访 7 天，患者 MRSA 鼻腔定植率为 6.8%），但使用万古霉素较少筛选出多重耐药菌。头孢呋辛与万古霉素在预防髋关节和膝关节成形术后 SSI 发生率方面无差异（n=470，平均随访 2.5 年，MRSA 分离率＞25%）。

（五）抗菌药物选择并非广谱就好

使用广谱抗菌药物（头孢曲松或环丙沙星）与窄谱抗菌药物（头孢唑啉或万古霉素）相比，并未降低术后感染比例，但增加耐药菌分离的概率。

（六）抗菌药物应用时机

静脉输注抗菌药物应在皮肤、黏膜切开前 0.5～1 小时内或麻醉开始时给药，在输注完毕后开始手术，保证手术部位暴露时局部组织中抗菌药物已达到足以杀灭手术过程中沾染细菌的药物浓度。万古霉素或氟喹诺酮类等由于需输注较长时间，应在手术前 1～2 小时开始给药。大部分为静脉滴注，仅有少数为口服给药。

（七）抗菌药物应用疗程

抗菌药物的有效覆盖时间应包括整个手术过程。手术时间较短（＜2 小时）的清洁手术术前给药一次即可。如手术时间超过 3 小时或超过所用药物半衰期的 2 倍以上，或成人出血量超过 1500 ml，术中应追加一次。清洁手术的预防用药时间不超过 24 小时，心脏手术可视情况延长至 48 小时。清洁-污染手术和污染手术的预防用药时间亦为 24 小时，污染手术必要时延长至 48 小时。过度延长用药时间并不能进一步提高预防效果，且预防用药时间超过 48 小时，耐药菌感染概率增加。

延长用药时间并不能降低感染率。Meta 分析（n=2134）对于脑室分流管的抗菌药物预防只在最初 24 小时有益。

（八）抗菌药物的联合使用

一般单一用药为主；首选药物过敏替代； 个别部位可以联合使用。回顾性分析美国 2001 年近 3 千家医院 3 万余例手术患者的预防用药情况，结果显示，术前 60 分钟内给药占 55.7%，使用指南中推荐的药物为 92.6%，术后 24 小时内停药者 41.2%。研究认为提高术前预防用药水平尚有很多工作要做。

（九）抗菌药预防性应用中存在的主要问题

围术期抗菌药预防性应用中存在以下问题：①无预防用药指征；②选用品种不当；③抗菌药预防用药疗程>3天；④部分医院抗菌药虽然已带入手术室，但是在手术过程中应用；⑤延长抗菌药应用时间缺乏病程记录；⑥改变错误观念。

在预防性使用抗菌药的过程中，我们一定要做到避免无指征用药，遵循抗菌药物治疗、预防应用原则。

参考文献

[1] Korinek AM，Golmard JL，Elcheick A，et al. Risk factors for neurosurgical site infections after craniotomy：a critical reappraisal of antibiotic prophylaxis on 4，578 patients. Br J Neurosurg，2005，19（2）：155–162.

[2] Stoikes NF，Magnotti LJ，Hodges TM，et al. Impact of intracranial pressure monitor prophylaxis on central nervous system infections and bacterial multi-drug resistance. Surg Infect（Larchmt），2008，9（5）：503–508.

[3] Merrer J，Desbouchages L，Serazin V，et al. Comparison of routine prophylaxis with vancomycin or cefazolin for femoral neck fracture surgery：microbiological and clinical outcomes. Infect Control Hosp Epidemiol，2006，27（12）：1366–1371.

第20章 感染性疾病与妊娠

林　琳　广西壮族自治区妇幼保健院
郁　琦　中国医学科学院　北京协和医学院
北京协和医院

生殖道感染和性传播疾病是女性常见疾病，目前我国各类医疗机构妇产科门诊中55%～80%的患者与生殖道感染相关，而生殖道感染得不到及时正确诊治，将大幅增加不孕症、异位妊娠、流产、死胎、死产、早产、先天感染及新生儿感染、慢性腹痛等并发症的发生。女性生殖道感染外源性病原体常见支原体（mycopasma）、衣原体（chlamydia）、淋病奈瑟球菌（Neisseria gonorrhoeae，NG）、病原虫；内源性病原体包括厌氧菌（anaerobic bacteria）、需氧菌（aerobic bacteria）等。临床分离厌氧菌感染的主要致病菌中拟杆菌属最多，其次为消化链球菌，而需氧菌主要致病菌为革兰阴性菌（如大肠埃希菌、肺炎克雷伯菌等）和革兰阳性菌（如金黄色葡萄球菌、无乳链球菌等），其他病原体还包括巨细胞病毒、单纯疱疹病毒Ⅱ型等。一些病原微生物感染对生殖道造成的损伤引起不孕往往是不可逆的，如结核分枝杆菌。这些病原体在感染期间可严重影响患者的生育能力，即使在治疗后，也可造成永久性的解剖学改变，从而造成难以解决的不孕。但也有一些病原体目前的致病可能性尚有一定争议，如支原体，尚需大规模研究的证实。不同病原体可以感染生殖道的不同部位，所造成的生育影响和治疗的难易程度也有所不同。此外，有一些并不影响生育能力的生理表象，也常常被误认为是一种炎性表现，从而与真正的感染性疾病发生混淆，造成误诊误治。本文从这些感染性疾病对受孕能力的影响角度整理目前临床研究资料，提供相关的证据，进行探讨，以期对妇产科不孕治疗的医生有一定参考。

一、目前已有循证医学证据影响妊娠的主要病原体

（一）结核分枝杆菌

近年来结核发病率在全球迅速上升，女性生殖器结核（genital tuberculosis）也不断增多，女性生殖器结核在临床上常常无明显症状而易被忽视，最常见症状是不孕，据统计85%的生殖器结核患者从未妊娠，目前女性生殖器结核是发展中国家女性不孕的重要原因。

1. 感染途径　女性生殖器结核常继发于肺结核和腹膜结核。主要感染途径如下：肺部感染结核后经血行感染输卵管，下行感染子宫内膜；结核性腹膜炎直接蔓延至输卵管；医源性感染由于子宫腔操作而导致结核菌进入生殖道。

2. 影响妊娠能力的损害　子宫内膜破坏，瘢痕形成，影响受精卵着床；输卵管受累时，多为双侧，输卵管内膜被破坏、阻塞，输卵管增厚、扭曲、伞端封闭，影响卵子的拾取和运输。

3. 诊断方法 女性生殖器结核患者无特异性主诉，仅因不孕、原发或继发性闭经、经量减少、腹部和盆腔疼痛就诊。使早期诊断困难。对原发性不孕合并结核感染高危因素人群，应仔细询问在青春期和青年期有无患过急性腹痛、疲劳、盗汗、低热、食欲差等症状，家族及经常接触人群中有无罹患结核病者。

（1）实验室诊断：结核菌素试验敏感度仅55%，特异度为80%，因此结核菌素试验在诊断生育年龄的生殖器结核的实用性有限。

（2）子宫输卵管碘油造影：①子宫腔形态各不相同，子宫腔内充盈缺损，子宫腔萎缩，子宫腔粘连，存在“T”形子宫腔，无刮宫或流产病史者边缘亦可呈锯齿状；②输卵管管腔有多发性狭窄，呈典型的串珠状、细小僵直状或烟袋样外观；③造影剂进入子宫壁间质、宫旁淋巴管或血管时应考虑有子宫内膜结核；④输卵管壶腹部与峡部间有梗阻，并伴有碘油进入输卵管间质中的灌注缺损；⑤输卵管、卵巢和盆腔淋巴结部位有散在粟粒状透明斑点阴影，似钙化灶。

（3）宫腔镜检查及子宫内膜活检：子宫内膜结核患者的内膜显示特有的不规则云雾状表现，子宫内膜活检的组织病理学诊断可确诊。如子宫腔深度<6 cm，子宫腔坚硬，子宫颈管狭窄不平，并且无内膜刮出，也应结合临床表现，进一步排除子宫内膜结核。女性生殖器结核最早累及输卵管，输卵管结核合并子宫内膜结核的患者仅50%，且内膜活检阴性仍不能排除生殖器结核的可能，故宫腔镜及内膜活检诊断生殖器结核的实用性有限。

（4）腹腔镜：腹腔镜下生殖器结核的特征性表现如下。①输卵管肿胀，输卵管及子宫、卵巢、盆腹膜表面散在粟粒结节；②输卵管硬化、增厚、迂曲、与卵巢及周围组织粘连、包裹形成包块、盆腔广泛多层次粘连；③干酪样坏死物、干酪球、钙化灶、腹膜皱缩、发白或暗红色；④亚甲蓝通液提示输卵管瘘、断臂、子宫及盆底蓝染。

需要指出的是，女性生殖器结核诊断是有困难的，即使完成上述所有检查也不一定能明确诊断，有时还需要试验性治疗。

4. 治疗措施

（1）全身规范性治疗及支持疗法：抗结核药物治疗对90%的女性生殖器结核有效，结核治疗应遵照“早期、联合、适量、规律、全程”的原则；注意休息、加强营养、适当锻炼、增强身体抵抗力。

（2）输卵管结核：宫、腹腔镜术中行双侧输卵管切除术，有生育要求者，术后评估生育能力，尽快辅助生育。

（3）子宫内膜结核：目前尚无有效治疗方案，可试用大剂量雌激素治疗。以戊酸雌二醇（补佳乐）为例，治疗前完善相关检查，如肝功能及肾功能、血脂、乳腺超声，排除使用雌激素禁忌证。月经第3天开始每天予戊酸雌二醇9 mg，每月定期通过阴道超声监测子宫内膜厚度，当子宫内膜厚度≥8 mm，达到治疗目标给予黄体酮注射液40 mg，肌内注射，共用5天。了解输卵管通畅情况，如双侧输卵管通畅无排卵者，积极指导规律性生活，有排卵障碍者，予促排卵治疗指导规律性生活；如双侧输卵管不通，建议患者辅助生育技术助孕。如连用大剂量雌激素3个月未达到治疗目标，视为治疗失败。

（二）淋病奈瑟菌

1. 感染途径 淋病奈瑟菌主要通过性交传染，是常见的性传播疾病（sexually transmitted diseases，STDs）。近年来，随着人们生活习惯改变，国内性传播病原体感染的发病率逐渐升高，根据2008年中国疾病预防控制中心（Centers for Disease Control，CDC）报告，我国STDs首位是NG。

2. 影响生育 首先是NG黏附并覆盖于泌尿生殖道的黏膜细胞。这个黏附过程由菌毛和其他表面蛋白介导。然后上皮细胞将其吞饮入内，而它进一步侵入黏膜下组织。NG 之间的接触使内毒素-淋菌脂寡糖释放，这种毒素可破坏输卵管上皮的纤毛-无纤毛细胞，使得输卵管蠕动能力消失，管壁僵硬，严重者发生梗阻积水，而影响受精过程。NG 还可以通过单个植入的方式黏附在精子细胞膜表面，使细胞膜的结构受到破坏，进而入侵精子细胞质和细胞核内，使精子内部结构受到破坏，对精子密度、活力产生严重不良影响，甚至导致精子死亡而出现少精症、无精症。

3. 诊断方法 美国食品和药品管理局（food and drug administration，FDA）批准应用培养法和 NAANs 诊断 NG。目前临床常用培养法监测 NG，取材应注意，抹去子宫颈口黏液，用无菌拭子插入子宫颈管 1～2 cm 旋转取材，停留 30 秒后取出，置于无菌管中送检。

4. 治疗措施 2015 年美国 CDC 性传播疾病诊治指南指出，对于 NG 生殖道感染，使用头孢曲松联合阿奇霉素。针对性伴侣管理建议对患者 60 天内接触的性伴侣进行感染评价和治疗，在完全治愈前避免性接触。最后与患者接触的性伴侣，即使是在 60 天之前接触，也应该给予检查和治疗，对不能来院检查的性伴侣，可提供给其抗生素进行流行病学治疗。近年来 NG 中广谱头孢菌素的耐药性的增加及许多国家淋病发病率的增加成为目前全球公共卫生问题，头孢菌素联合阿奇霉素仍然是一线治疗淋病的理想选择。

（三）沙眼衣原体

1. 感染途径 沙眼衣原体（chlamydia trachomatis，CT）主要通过性传播。进入 20 世纪 90 年代，许多发达国家 CT 感染例数超过淋病跃居性传播感染的首位，我们性病监测一直未将泌尿生殖道 CT 感染作为单独的性传播感染进行报道，而是将其并入非淋菌性尿道炎进行报道。实际上，泌尿生殖道 CT 感染在我国呈逐年上升趋势。

2. 影响生育 CT 感染可以影响精子质量，并可能影响男性的生育能力，然而导致这些生殖病理的过程尚未明确。den Hartog 等在 2006 年研究提出在免疫宿主基因中的单核苷酸多态性（single nucleotide polymorphism，SNP）的变异在 CT 的过程和结果中起的作用。研究认为 CT 模式识别受体（pattern recognition receptor，PRR）基因携带多个 SNP 趋向于导致 CT 后异常免疫反应和输卵管病变风险增高。需要更大规模的研究来证实这一结论。Menon 等提出 4 个可能的病理学发展过程，即宿主和病原体基因型、宿主激素状态、年龄及性行为、合并感染和重复感染，这些都可能是导致不孕的机制。

3. 诊断方法 核酸扩增试验（NAATS）是美国 FDA 批准用于尿液或阴道拭子最敏感的诊断 CT 的方法。目前临床常用培养法检测，CT 取材培养应注意抹去子宫颈口黏膜，用无菌拭子插入子宫颈管 1～2 cm 旋转取材，停留 30 秒后取出，置于无菌管中送检。CT 与 NG 感染常常同时出现。

4. 治疗措施 2015 年 CDC 关于性传播疾病治疗指南中针对沙眼衣原体生殖道感染推荐用药为阿奇霉素 1 g，单次顿服；性伴侣管理同 NG。

二、目前对妊娠是否造成影响尚有争议的病原体

（一）人乳头瘤病毒

女性生殖道人乳头瘤病毒（human papilloma virus，HPV）感染分为低危型和高危型。目前发现 HPV 有 100 多种，其中 40 多种与生殖道感染有关，大多数 HPV 感染具有自限性。据统计，人一生中至少感染 1 次 HPV，是最常见的性传播疾病。近年来国外部分学者提出 HPV 感染

可以使精子携带病毒进入卵母细胞中，其病毒基因会被激活和转录及抑制正常植入所需要的滋养层黏附，而不是胚胎发育。HPV 感染可能诱导异常的胎盘生长导致自然流产。2015 年美国 CDC 规范提出不建议对 25 岁以下女性检测 HPV，针对 HPV 感染所致的肉眼病变（如尖锐湿疣）和病理性癌前病变进行治疗。亚临床 HPV 感染多自然消退，因此，并不建议抗病毒治疗。持续性 HPV 感染者可以受孕。坚持并正确使用避孕套及限制性伴侣数量能降低 HPV 感染概率。

（二）支原体

与泌尿生殖道关系密切，包括人型支原体（mycoplasma hominis，MH）、解脲支原体（ureaplasma urealyticum，UU）和生殖支原体（mycoplasma genitalium，MG）。近年来，关于生殖支原体感染是否影响生育，造成反复流产及不孕症仍存在争议，国内外学者关于生殖支原体进行相关研究，结果并不一致。张阳阳、周应芳等认为无症状生殖支原体携带无须治疗，进入助孕周期，但是此结论还需进一步扩大样本量及继续追踪产科结局加以证实。这与 Kanakas 等观点相同。Gllbert 等研究中提及解脲支原体可能在早产新生儿中增加早产和支气管肺疾病的风险；人型支原体与早期流产和中期流产有关。目前生殖支原体被认为是性传播感染（STI），其涉及宫颈炎、PID，孕妇早产和流产的原因，无论是否存在并发其他 STI，如衣原体或淋病，都缺乏足够的研究，且结论不确定。Mohseni Moghadam 等研究发现，不育男性和女性感染生殖支原体占大多数。为了预防这种感染的有害后果，建议在有症状的不育不孕夫妇中进行筛查。Ahmadi 等的一项纳入了来自伊朗不同地区的 29 项研究的荟萃分析认为，由于泌尿生殖支原体可能在男性不育症中起作用，因此，建议不育不孕症夫妇常规筛查，特别是无症状者，以及可以减少随后并发症的筛查策略似乎是必要的。2015 年美国 CDC 关于盆腔炎症性疾病的诊治规范提及，对患有盆腔炎性疾病的女性进行生殖支原体检测的价值尚不明确。美国 FDA 尚未认证具有商业可行性的检测生殖支原体的方法。目前来看不能确定支原体感染是否会致病，那么与其花费很大精力做困难的检查，不如尽早开展常规治疗，即顿服阿奇霉素，虽然多用了抗生素，但实际费用还是低于做检查的费用 。

（三）TORCH 综合征

TORCH 综合征是一组病原微生物的英文名称缩写，其中 T（toxoplasma）是弓形虫,O（others）是其他病原微生物，如梅毒螺旋体、带状疱疹病毒、细小病毒 B19、柯萨奇病毒等，R（rubella virus）是风疹病毒，C（cytomegalovirus，CMV）是巨细胞病毒，H（herpes simplex virus，HSV）是单纯疱疹病毒Ⅰ/Ⅱ型。

TORCH 中任何一种病原微生物感染后均可以通过宫内感染、产道感染、出生后感染导致胎儿感染，可造成胎儿畸形、流产、死产、早产、新生儿死亡等。对于是否引起不孕症及胎儿早期流产尚无循证医学证据。目前也无有效治疗方式，感染后待自身产生抗体（表 20-1）。积极孕前体检，孕期无高危因素不做常规筛查。建议急性感染夫妇避孕，待自身抗体产生后试孕。

表 20-1 TORCH 各种病原体的感染窗口期和 IgG 抗体产生时间

病原体	窗口期	IgG 产生
弓形虫	感染后 7～8 天	感染后 4～6 个月
风疹病毒	感染后 2 周	感染后 8 周
巨细胞病毒	感染后 2～3 周	感染后 6～8 周
单纯疱疹病毒	感染后 2 周	感染后 6 个月

三、生殖道不同部位的炎症表现及其对受孕能力的影响

（一）外阴炎（vulvitis）

1. 病原体 葡萄球菌、乙型溶血性链球菌、大肠埃希菌及变形杆菌。

2. 影响生育 病原体上行感染至上生殖道而造成盆腔炎症性疾病影响生育。

3. 诊疗方法 根据病史及检查所见诊断并不困难，阴道分泌物镜检有助明确病因。高锰酸钾粉 1∶5000 清洗外阴联合抗生素软膏外用。治愈后受孕。

（二）阴道炎（vaginitis）

1. 病原体 阴道加德纳菌，真菌，寄生虫如阴道毛滴虫、阿米巴原虫、血吸虫等，需氧菌如 B 型链球菌、葡萄球菌、大肠埃希菌及肠球菌等。

2. 影响生育 滴虫性阴道炎可以同时破坏男女双方生育力。

（1）对男方的影响：毛滴虫与精子黏附后，代谢产物可减少精子活动，促进精子聚集，继而把精子吞噬、杀伤。

（2）对女方的影响：阴道毛滴虫黏附在阴道上皮细胞后，滴虫可分泌蛋白酶降解黏液层的主要成分黏蛋白，活动力极强的滴虫穿透被破坏的黏液层到达上皮层，其特殊的降解产物进一步引发阴道上皮细胞形态和黏着力改变、细胞水肿、脱落以及细胞调亡等，从而最终使生殖道管壁完整性遭到破坏，影响生育。

人类阴道微生物群对维持女性生殖道健康起重要的作用，当某些原因导致乳酸杆菌大量减少时，厌氧菌取而代之。可能发生细菌性阴道病（bacterial vaginosis，BV），厌氧菌的过度生长会产生有毒物质，如多胺和其他化合物，其引发促炎症因子白介素（interleukin，IL）-1β 和 IL-8 的释放。BV 可以通过不同的机制影响女性生殖健康与繁殖、孕前、受精期间、妊娠期、产后的所有阶段。BV 可以直接影响生育率，因为所涉及的病原体可上行传播导致输卵管因素的不孕。

3. 诊疗方法 通过病史、检查所见及阴道分泌物镜检较易明确诊断。根据不同病原体感染，对症治疗，治愈后受孕。外阴阴道假丝酵母菌病治疗过程中反复的情况，需辨证考虑是治疗不当还是复发性外阴阴道假丝酵母菌病，各类阴道炎症治疗请参照相关指南。

（三）宫颈炎（cervicitis）

1. 病原体 常见淋球菌及衣原体，其次为一般细菌，如葡萄球菌、链球菌、大肠埃希菌及滴虫、真菌等。

2. 影响生育 感染病原微生物释放毒性可以破坏子宫颈防御系统，使得病原微生物容易感染上生殖道。

3. 存在问题 “宫颈糜烂”不是疾病，是一种生理现象。我们每一个人的原始鳞柱交接部母体雌激素水平不同，影响位置有所不同，因此，转化区的形态是不一样的，有的人鳞柱交接部靠外，就会出现“宫颈糜烂”的表现；另一些人鳞柱交接部靠近子宫颈管内部，就表现为子宫颈光滑，随着我们体内激素水平变化，鳞柱交接部和转化区也会移动，绝经后女性子宫颈往往是光滑的。

4. 治疗方法 定期需进行子宫颈液基细胞学及 HPV 检测来早期发现子宫颈病变，单纯的宫

颈糜烂是不会影响生育的，急性宫颈炎主要治疗策略就是抗生素治疗，及时治疗尽量避免造成盆腔炎性疾病。

（四）子宫内膜炎（endometritis）

1. 病原体 最常见的病原体包括厌氧菌、需氧菌、衣原体以及支原体等，其中许多细菌为存在于下生殖道的正常菌群。

2. 影响生育 当子宫内膜受到结核杆菌感染后，子宫内膜可出现干酪样坏死而呈浅样溃疡，致使内膜大部分或全部被破坏，逐渐形成瘢痕。造成不可逆损伤，内膜容受性差，受精卵无法种植导致不孕或反复性流产，内膜失去功能而发生子宫性闭经。

3. 存在问题 子宫内膜由于周期性脱落，如果表层海绵层感染实际上随着月经已经脱落掉了，感染可以自愈，故急性子宫内膜炎显然是被过度诊断了。大部分慢性子宫内膜炎（chronic endometritis，CE）病例均无明显症状或轻微症状，主要导致 CE 的病原体是结核分枝杆菌。CE 发病率约为 10%。子宫内膜间质内发现浆细胞是诊断慢性子宫内膜炎世界公认的诊断标准。但是它们的诊断可能被单核细胞浸润，浆细胞样间质细胞，丰富的间质有丝分裂，分泌晚期子宫内膜变化，活检组织之前由于外源性孕激素治疗引起的继发性改变而影响。Syndecan-1 是在浆细胞和间质细胞的细胞表面上发现的蛋白多糖。该抗体的免疫组织化学染色可以帮助诊断 CE。

4. 治疗方法 抗生素治疗 CE 是有效的，多西环素（强力霉素）100 mg，每天 2 次，口服 14 天。CE 的病理治愈率可达 70%。也有报道氧氟沙星 400 mg，每天 2 次和甲硝唑 500 mg，每天 2 次，共用 14 天，CE 的病理治愈率可达 73%。

（五）输卵管炎

1. 病原体 主要是葡萄球菌、链球菌、大肠埃希菌、淋病奈瑟球菌、变形杆菌、肺炎球菌、衣原体等。

2. 感染途径 按致病菌的不同种类将输卵管炎分成两类：一类为特异性淋病奈瑟球菌感染，淋病奈瑟球菌沿宫颈黏膜、子宫内膜扩散至输卵管黏膜；另一类为非特异性化脓性细菌感染，细菌由子宫内膜通过淋巴管和血管进入子宫旁结缔组织，最后导致输卵管周围炎和输卵管炎（salpingitis）。

3. 影响生育 输卵管受病原体感染后，造成输卵管黏膜完整性破坏，纤毛失去正常功能，管壁僵硬，引起梗阻；伞端闭锁积水引起管腔黏膜变薄，皱襞间距增大，上皮细胞变短，纤毛减少、缺失破坏影响伞端功能，影响伞端拾卵。输卵管积水对配子和胚胎有毒性作用，可以使着床期内膜容受性相关因子表达下降，输卵管切除之后其表达较术前明显升高；积液还有可能反流进入宫腔，在子宫内膜表面形成一层水膜，干扰胚胎和内膜接触，对胚胎着床形成障碍。

对于不孕患者输卵管功能状况具有重要的价值，相应的输卵管功能评分标准依据输卵管功能评分系统（least function scoring system）。①功能正常（4 分）：伞端结构正常，输卵管活动不受限，无粘连，输卵管通畅。②轻度功能受损（3 分）：伞端结构正常，轻微粘连，可以分离，输卵管通畅或加压后通畅。③中度功能受损（2 分）：分离粘连后可见正常结构的伞端，中度粘连，可分离，输卵管通畅或加压后通畅。④重度功能受损（1 分）：伞端结构消失，重度粘连，输卵管不通，开窗后通畅。⑤功能丧失（0 分）：输卵管不通，伞端破坏严重。

4. 存在问题 造成输卵管积水时大都已经不存在感染的病原体，只是输卵管结构改变。当输卵管伞端损害严重，建议切除或切断输卵管。如何处理积水的输卵管？切除还是切断？无论切除还是切断输卵管都已经解决了积水对生育的影响。但关键问题为是否会影响卵巢功能？从盆腔解剖结构来看，卵巢动脉与卵管动脉几乎在同一水平分支。既往切除输卵管存在对卵巢功能有影响的猜想，但近期的几项荟萃分析结果对卵巢功能无影响，尚需要更大规模的研究来证实这一结论。只进行切断后的输卵管，其卵巢肿瘤的风险仍是存在的 。研究证实，即当卵巢与输卵管同时有浆液性腺癌时，绝大多数肿瘤的起源部位在输卵管，而非传统认为的来自卵巢。输卵管切除术可以降低上皮性卵巢癌、异位妊娠的风险。切断的炎性输卵管残留在腹腔内对以后是否存在影响尚需进一步研究。

5. 治疗方法 急性输卵管炎症时需明确感染病原体，足量、足疗程治疗。发生输卵管结核时需手术治疗。

（六）盆腔炎

1. 病原体 大多数感染生殖道的病原体都有可能导致盆腔炎（pelvic infection）。

2. 感染途径 病原体上行感染、经血逆流、异位妊娠破裂出血造成的粘连。

3. 影响生育 大量脓性渗出物使得盆腔广泛粘连和输卵管炎症，进一步蔓延造成卵巢与输卵管粘连包裹，卵巢受累炎性包块形成、使得卵母细胞和卵泡液不能进入腹腔或输卵管，造成“机械性的黄素化未破裂卵泡综合征（luteinized unruptured follicle syndrome，LUFS）”。输卵管活动范围受限，影响拾卵功能。

4. 治疗方法 急性盆腔炎症时需明确感染病原体，足量、足疗程治疗，必要时可给予中药辅助治疗和手术治疗。

结核病是人类历史上最严重的疾病，即使在今天仍是人类健康的巨大威胁。当评估患者生殖系统受损严重失去生育功能，仍不能放弃全身抗结核治疗；淋病奈瑟球菌的治疗已经明确，但是耐药问题日益威胁着女性生殖健康，为了避免无法治愈的淋病时代的来临，合理使用抗生素。CT 是最常见的、可治愈的 STDs，不幸的是 70% 的妇女感染 CT 后无明显症状，不能识别，从而无法得到治疗，进而通过子宫颈引起上生殖道感染的长期后遗症，从而潜在的影响两性的生殖健康。盆腔炎症性疾病，输卵管性不孕和异位妊娠是女性沙眼衣原体感染的并发症。总之，要解决感染性疾病对女性健康造成的威胁，不仅要提高医生的诊治水平，更应该大力普及预防知识，加强卫生保健教育。

参考文献

[1] Farrokh D，Layegh P，Afzalaghaee M，et al. Hysterosalpingographic findings in women with genital tuberculosis. J Reprod Med，2015，13（5）：297–304.

[2] Merchant R. Endoscopy in the diagonosis of genital tubercubisis. J Reprod Med，1989，34（7）：468–474.

[3] Workowski KA，Bolan GA，Centers for Disease Control and Prevention. Sexually transmitted diseases treatment guidelines，2015. MMWR Recomm Rep，2015，64（RR3）：1–137.

[4] den Hartog JE，Ouburg S，Land JA，et al. Do host genetic traits in the bacterial sensing system play a role in the development of Chlamydia trachomotis-associated tubal pathology in subfertile women ？ BMC infect Dis，2006，6：122.

[5] Menon S，Timms P，Allan JA，et al. Human and pathogen factors associated with Chlamydia trachomatis-related infertility in women. Iran J Reprod Med，2015，13（5）：297–304.

[6] Foresta C，Patassini C，Bertoldo A，et al. Mechanism of human papillomavirus binding to human spermatozoa and fertilizing ability of infected spermatozoa. PLoS One，2011，6（3）：15036.

[7] Hong LJ，Oshiro BT，Chan PJ. HPV-16 exposed mouse embryos：a potential model for pregnancy wastage. Arch Gynecol Obstet，2013，287（6）：1093–1097.

[8] You H，Liu Y，Agrawal N，et al. Multiple human papillomavirus types replicate in 3A trophoblasts. Placenta，2008，29：30–38.

[9] Kanakas N, Mantzavinos T, Boufidou F, et al. Ureaplasma urealyticum in semen: is there any effect on in vitro fertilization outcome. Fertil Steril, 1999, 71 (3): 523–527.

[10] Mohseni Moghadam N, Kheirkhah B, Mirshekari TR, et al. Isolation and molecular identification of mycoplasma genitalium from the secretion of genital tract in infertile male and female. Iran J Reprod Med, 2014, 12 (9): 601–608.

[11] Ahmadi MH, Mirsalehian A, Bahador A, et al. Prevalence of urogenital mycoplasmas in iran and their effects on fertility potential: A systematic review and meta-analysis. Iran J Public Health, 2016, 45 (4): 409–422.

[12] Kasius JC, Fatemi HM, Bourgain C, et al. The impact of chronic endometritis on reproductive outcome. Fertil Steril, 2011, 96 (6): 1451–1456.

[13] Kitaya K, Yasuo T. Immunohistochemistrical and clinicopathological characterization of chronic endometritis. Am J Reprod Immunol, 2011, 66 (5): 410–415.

[14] Bayer-Garner IB, Nickell JA, Korourian S. Routine syndecan-1 immunohistochemistry aids in the diagnosis of chronic endometritis. Arch Pathol Lab Med, 2004, 128 (9): 1000–1003.

[15] Johnston-MacAnanny EB, Hartnett J, Engmann LL, et al. Chronic endometritis is a frequent finding in women with recurrent implantation failure after in vitro fertilization. Fertil Steril, 2010, 93 (2): 437–441.

[16] Kitaya K, Tada Y, Taguchi S, et al. Local mononuclear cell infiltrates in infertile patients with endometrial macropolyps versus micropolyps. Hum Reprod, 2012, 27 (12): 3474–3480.

[17] McQueen DB, Bernardi LA, Stephenson MD. Chronic endometritis in women with recurrent early pregnancy loss and/or fetal demise. Fertil Steril, 2014, 101 (4): 1026–1030.

[18] Pereira N, Pryor KP, Voskuilen-Gonzalez A, et al. Ovarian respones and in vitro fertilization outcomes after salpingectomy: Does salpingectomy indication matter. J Minim Invasive Gynecol, 2017, 24 (3): 446–454.

[19] Kitaya K, Yasuo T. Immunohistochemistrical and clinicopathological characterization of chronic endometritis. Am J Reprod Immunol, 2011, 66 (5): 410–415.

CME TEXTBOOKS NATIONAL PROJECT

炎症与妇科恶性肿瘤

第21章

沈　铿　杨佳欣
中国医学科学院　北京协和医学院　北京协和医院

炎症和肿瘤作为人体两大基本病理生理变化存在着密切联系。炎症是涉及各种炎症细胞和炎症因子的机体病理生理反应。它们是机体对外界毒素入侵，组织损伤，或细菌感染的一种病理生理反应过程；各种炎性反应过程包含了白细胞浸润、淋巴细胞反应以及各种炎症因子的释放。炎症细胞如中性粒细胞、巨噬细胞、肥大细胞和淋巴细胞可产生一系列炎症介质，如活性氧（reactive oxygen species，ROS）、蛋白酶、基质金属蛋白酶（matrix metalloproteinase，MMPs）、膜穿透介质、肿瘤坏死因子（tumor necrosis factor TNF）-α、白介素（interleukin，IL）、干扰素（interferon，IFN）等细胞裂解介质，这些介质参与细胞增殖、细胞迁移和血管生成。

恶性肿瘤的病因不明，对肿瘤病因研究包括遗传易感基因、环境感染等相关因素的研究，恶性肿瘤具有生长迅速、远处转移等临床特点，而肿瘤自身病理上也发现诸多炎性反应。肿瘤组织中也存在包含炎症因子、生长因子和趋化因子的细胞因子网络。肿瘤细胞产生的细胞因子如TNF-α、IL-1、IL-6和趋化因子可通过促进细胞生长和抑制突变细胞凋亡直接促进恶性肿瘤细胞的进展。如TNF-α主要表达于巨噬细胞，在组织裂解和损伤修复中起关键作用，局部高浓度的TNF-α可杀伤肿瘤细胞。然而，炎症微环境中肿瘤细胞及邻近的巨噬细胞均可产生TNF-α。缓慢释放的TNF-α可诱发DNA损伤，抑制DNA修复，并可作为肿瘤细胞的生长因子。TNF-α还可诱发血管形成因子，胸苷磷酸化酶和MMPs产生，促进肿瘤血管形成和肿瘤侵袭。炎症因子还可导致环氧合酶2（cyclooxygenase，COX-2）的产生，COX-2可将花生四烯酸转变为前列腺素E2（prostaglandin E2，PGE2），后者促进IL-1和IL-6、血管内皮生长因子（vascular endothelial growth factor，VEGF）、MMPs等细胞因子和生长因子的释放，从而参与肿瘤的细胞增殖、抗凋亡、血管形成和转移。

肿瘤相关炎症涉及转录因子核因子κB（nuclear factor，NF-κB）途径。NF-κB是Rel蛋白家族的二聚体。这些蛋白未激活状态下存在于细胞质中，与抑制蛋白κB（I-κB）结合。而TNF-α和IL-1β等炎症因子以及病毒感染可激活I-κB激酶（IKK），使I-κB磷酸化失活。NF-κB失去I-κB抑制后进入细胞核，作用于多种靶基因的转录，从而作用于炎症因子的生成、细胞抗凋亡（端粒酶）、细胞生存［Bcl、凋亡抑制蛋白（inhibitor of apoptosis protein，IAP）］、血管形成（VEGF和TNF）、细胞增殖（TNF、IL-1和IL-6）、肿瘤进展［COX-2、诱导型一氧化氮合酶（inducible nitric oxide synthase，iNOS）、MMP-9］和肿瘤转移（细胞间黏附因子1和血管细胞黏附因子）等诸多方面。NF-κB在恶性肿瘤的产生和进展方面起到核心作用。

炎症与肿瘤的关系不只是在妇科恶性肿瘤，这种关联也广泛存在于其他的肿瘤发生发展中，例如，炎症增加膀胱癌、胃癌、前列腺癌、食管癌及鼻咽癌等。非甾体消炎药（non-steroid antiinflammatory drug，NSAID）在很多肿瘤治疗中有益，可以降低肿瘤死亡率。

一、炎性反应与子宫内膜癌的关系

子宫内膜的月经周期变化可以视为一种慢性的周期性炎症过程，内膜血管收缩及扩张和随后的组织水肿造成反应性氧核素过度产生，正常的月经周期也伴随多种子宫内膜的生理上的炎性反应，包括子宫血管的收缩、血管扩张、炎症因子释放，I-κB 蛋白的降解及活性因子 NF-κB 的产生及诱导产生 COX-2，在子宫内膜癌细胞中发现 COX-2 上调。

多数资料表明子宫内膜癌与高雌激素相关，长期高雌激素及没有孕激素的保护是子宫内膜癌的病因。因此肥胖、多囊卵巢、晚绝经、少生育都是子宫内膜癌的发病高危因素。没有孕激素的保护，子宫内膜长期在雌激素的刺激下会有诸多炎性反应，这样的炎性反应同样会引起子宫内膜癌的发生。而炎性的反应反过来会刺激机体产生更多的雌激素，这样恶性循环加重子宫内膜的增生。

近年来很多研究也表明炎性反应与子宫内膜癌的发病有一定相关性。肥胖人体内 TNF-α、IL-6 以及 C 反应蛋白（C-reactive protein，CRP）均升高。在子宫内膜癌患者及非子宫内膜癌患者中测定血清内的 TNF-α、IL-6 及 CRP 水平，在这些在子宫内膜癌患者中血清内的 TNF-α、IL-6 及 CRP 水平均显著升高。

子宫内膜癌是激素依赖型肿瘤。而炎症和激素的平衡存在复杂的关系。一方面，激素可调节子宫内膜炎症因子的表达，如表皮生长因子、胰岛素样生长因子 1 和转化生长因子 β 多在增生期表达，而 IL-6、IL-1 和 TNF-α 多在分泌期和月经期表达。雌激素直接调节多种细胞因子。生长因子和其受体的表达，在缺乏孕激素拮抗的雌激素会激活 NF-κB 的表达和上调 COX-2 和 PGE 水平。而孕激素会刺激 PG 水解酶产生，促进 PGE 分解，也可抑制 COX-2 的转录和 NF-κB 的活化。因此子宫内膜癌的高危因素，如初潮过早、晚绝经、无排卵和 PCOS 均可视为暴露于炎症微环境概率增加。而炎症同样可以增加雌激素的产生，打破雌孕激素平衡，促进肿瘤形成。大多数子宫内膜非典型增生和子宫内膜癌细胞会出现 NF-κB 的异常表达，而下调 NF-κB 会促进子宫内膜癌细胞的凋亡。子宫内膜癌细胞中，NF-κB 除促进细胞抗凋亡和促炎症作用外，还可上调 COX-2 表达，进而上调 PGE2 表达，在子宫内膜癌细胞中也观察到 COX-2 和 PGE2 表达的增加。COX-2 和 PGE2 协同参与了癌细胞增殖、抗凋亡、血管形成、抑制细胞免疫功能和扩散。因此，无排卵周期或者缺乏孕激素保护的雌激素应用会造成子宫内膜 COX-2 和 PGE2 表达增加，而前者恰恰是子宫内膜癌的高危因素。

肥胖是一种慢性炎性疾病，脂肪组织分泌的脂肪细胞因子包括瘦素、脂联素、内脂素、IL-6、CRP 和 TNF-α 等，肥胖患者脂肪细胞因子分泌增加，可致胰岛素抵抗、糖尿病和心血管疾病等发生。术后脂联素的升高、瘦素及 IL-6、CRP 等炎症因子的降低，脂肪组织内巨噬细胞浸润减少，使胰岛素抵抗改善。色氨酸、苯丙氨酸和亚铁血红素代谢的显著变化提示炎性反应的降低。以上因素可以直接或间接改善子宫内膜微环境，抑制子宫内膜增生，从病因上减少子宫内膜癌的发生。

从遗传代谢水平，基因多态化参与很多炎性反应，从而参与了子宫内膜癌的发生。包括基因 *FABP1*、*CXCL3*、*IL-6*、*MSR1*、*MMP9*，均和子宫内膜癌发生相关。

治疗炎性反应是否可以减少和预防子宫内膜癌的发生。长期使用阿司匹林和 NASID 可降低 40%～50% 的结肠癌发生危险。阿司匹林通过诱导凋亡抑制了子宫内膜癌细胞生长，其他 NASID

也观察到了类似作用。NASID的抗子宫内膜癌作用除了通过COX-2途径外，也存在其他途径，如抑制芳香化酶。抑制ROS产生，抑制巨噬细胞表达TNF-α。两种机制均与炎症相关。

减少体内脂肪含量通过多种因素共同参与来改善代谢水平和降低癌症风险，包括胃肠道结构重置，降低炎症因子和炎性反应，调节脂肪和胆汁代谢，改善胃肠道激素释放和代谢变化、肠道菌群、肠道糖异生及肠道神经系统的改变。其可能的机制如下。①术后血清葡萄糖、丙酮酸和乳酸水平明显降低，有助于改善血糖稳态。其可能与减少肝糖原输出或增加骨骼肌葡萄糖摄取，或与两者均有关。作为子宫内膜癌的潜在治疗方法是维持血糖稳态，使葡萄糖代谢在子宫内膜癌患者的生存期起了关键作用。肥胖与糖尿病密切相关，接受减重术的肥胖合并2型糖尿病患者，在治疗肥胖和糖尿病方面均有明显改善，使患者摆脱胰岛素及口服降糖药的治疗。②术后血清游离脂肪酸和脂质肉碱下降，说明脂肪组织中游离脂肪酸的可用性减少，而不是增加脂肪氧化。这可能与脂肪组织的胰岛素敏感性提高或脂肪细胞数量减少，或与两者均有关，手术后支链脂肪酸水平降低。③手术增加支链氨基酸的生成。已知支链氨基酸代谢与胰岛素敏感性有关，但最新研究证实，支链氨基酸代谢改变是因胃旁路手术而非胰岛素敏感性变化。④减重术后水性肌醇增加，术后6天出现胰岛素抵抗下降，使胰岛素敏感性提高，部分胰岛素抵抗是因水性肌醇不足引起肌醇不平衡。同时性激素结合球蛋白水平升高，雄激素、三酰甘油水平降低，伴随芳香化酶对雌激素的外周转化率降低，导致雌激素生物利用度降低，与肿瘤发生和转移相关。

二、炎症与卵巢恶性肿瘤

卵巢癌发病原因不明确，多数确诊时已是晚期，治疗困难，复发率高，5年生存率约为30%。排卵等生理损伤修复及相应的炎性反应过程是否在卵巢癌治病过程中起到一定作用，目前还在研究中。炎症在卵巢癌的发病原因的研究热点为子宫内膜异位症和卵巢癌的关系。

盆腔局部炎性反应影响细胞分化，在细胞修复过程中修复错误引起肿瘤的发生，合并盆腔炎的女性卵巢癌发生风险高于正常人群有数据表明阿司匹林可以减少卵巢癌的发生。长期服用NASID的风湿性关节炎患者，罹患卵巢癌风险减低。子宫切除及输卵管结扎阻断了下生殖道感染弥漫至上生殖道的路径。因而降低了卵巢组织暴露于炎症刺激的风险，因而起到预防卵巢癌的作用。因此，子宫切除及输卵管结扎证实可以降低卵巢癌的发生率。目前认为过度排卵及激素水平（如促性腺激素）升高可导致卵巢癌，而炎症也可能与两者相互作用。过度排卵是卵巢癌的高危因素。妊娠、口服避孕药及哺乳可抑制排卵，可以减少卵巢癌的发生。而排卵涉及卵泡壁的溶解和修复，可视为涉及上皮凋亡、修复和增生的炎症过程。缓激肽等血管活性物质和前列腺素、白三烯等炎症介质参与其中。此过程中卵巢上皮细胞复制明显加快，在细胞因子、前列腺素等物质及氧化应激的刺激下，会增加突变的风险。而激素和炎症也存在密切的关系，雌激素可以抑制T细胞的免疫活性，而黄体生成素（luteinizing hormone，LH）水平升高可造成炎症细胞自由基产生增加，导致氧化应激、诱发细胞突变。因此，过度排卵、激素和炎症三者相互关联，协同作用造成卵巢癌的发生。

卵巢癌的其他高危因素还有子宫内膜异位症等 。1925年Sampson首次提出EAOC的组织病理学标准：明确显示肿瘤附近有子宫内膜异位；癌症来源于异位子宫内膜，而非其他来源肿瘤侵犯子宫内膜；存在子宫内膜样基质包绕特征性腺体。癌症标志性特征是由癌症细胞本质具有侵袭性所决定的。假如将异位子宫内膜损害看作是伤口的反复损伤与修复，最终导致纤维化。其分子异常来自于组织修复机制的进化。炎症是驱动肿瘤发生的机制之一，子宫内膜异位症有明显的炎症成分，但子宫内膜异位症发生恶变所发生需要的生化循环、基因组突变均需要进一步研究。子宫内膜异位症存在 LOH、p53 突变，基因不稳定性和突变能够促进恶性转化。

白细胞升高与卵巢恶性肿瘤预后有关，且是其独立的不良预后因素。白细胞升高的卵巢癌组织中 CA125 水平升高，肿瘤分期晚、恶性程度高、淋巴结转移率增高，且预后较差。目前关于就卵巢癌合并白细胞升高预后差的机制尚不十分清楚，可能与肿瘤引起的局部炎性反应有关，炎症因子可诱导肿瘤细胞 DNA 损伤，抑制细胞凋亡、促进肿瘤组织血管再生，从而导致肿瘤生长、浸润、转移，是引起卵巢癌预后差的原因。

三、慢性炎症与子宫颈癌

高危型人乳头瘤病毒（human papilloma virus，HPV）尤其是 HPV16、HPV18 的感染导致子宫颈癌的发生，子宫颈癌是唯一找到明确致病因素并能做到一级预防的妇科恶性肿瘤。高危型 HPV 感染是子宫颈癌的主要危险因素，但是在高危型 HPV 感染中仅其中一小部分最终发展为子宫颈癌，提示子宫颈癌发生发展还有其他因素的参与。

在 90% 以上的子宫颈癌中均可检测到 HPV 的存在，而部分宫颈上皮内瘤变及浸润性子宫颈癌中 HPV 检测结果为阴性。几乎所有的子宫颈鳞癌由 HPV 感染引起，而约 10% 的子宫颈腺癌与 HPV 感染无关。关于 HPV 检测阴性的原因包括检测方法、标本取材及低病毒载量导致检测假阴性，HPV 病毒已被免疫机制清除，但细胞异型性已形成。子宫颈病变是由 HPV 病毒以外的其他病原体如支原体、单纯疱疹病毒Ⅱ型及 EB 病毒等，引起较为罕见的子宫颈癌类型。对不同类型的子宫颈腺癌的标本中 HPV DNA 进行检测，发现普通型子宫颈腺癌中 HPV 阳性率明显高于其他类型的子宫颈腺癌（普通型子宫颈腺癌 71.8%、浆液性癌 25%、透明细胞癌 20%、微偏腺癌 8.3%），这表明一部分普通型子宫颈腺癌和罕见亚型的子宫颈腺癌与 HPV 感染无关。非 HPV 感染的子宫颈腺癌主要包括微偏腺癌、透明细胞癌、中肾管腺癌及浆液性癌。

常见的细菌性阴道病是阴道正常菌群失调所致的一种混合感染，有关细菌性阴道病与子宫颈癌及其癌前病变的关系尚存争议。一般认为阴道菌群失衡合并引起高危 HPV 病毒感染，因此，阴道菌群紊乱者低级别鳞状上皮病变及高级别鳞状上皮病变患病率均升高，而念珠菌属感染与子宫颈鳞状上皮病变无明显相关，不同阴道菌群与子宫颈癌变 / 癌前病变的内在联系还需进一步研究。

转录因子（transcription factor）是对基因转录起正调控作用的反式作用因子，是转录起始过程中 RNA 聚合酶所需的辅助因子，只有当转录因子结合在其识别的 DNA 序列上后，基因才开始表达。转录因子 NF-κB 是联系炎症与肿瘤发生的关键因子，被视为内源性促肿瘤物质。微生物刺激或组织损伤后激活 NF-κB，经由 TLR-MyD88 信号途径或 TNF-α、IL-1β 介导的信号途径发挥作用，NF-κB 还能被细胞自主性遗传改变（如缺失、突变）激活。

多种性传播感染是子宫颈癌的高危因素，目前已明确沙眼衣原体和单纯疱疹病毒Ⅱ型是 HPV 感染的协同因素。其中沙眼衣原体感染引发的炎性反应通过 NF-κB 途径产生 IL-8 造成组织损伤以及抑制细胞免疫反应而有利于 HPV 感染。而单纯疱疹病毒Ⅱ型的糖蛋白 D 可通过 NF-κB 途径抑制 Fas 介导的细胞凋亡。单纯疱疹病毒Ⅱ型感染造成的溃疡性炎症损伤有利于 HPV 进入子宫颈基底层，单纯疱疹病毒Ⅱ型感染同样发现可抑制细胞免疫反应。感染导致的慢性炎性反应可造成子宫颈上皮及子宫颈管内膜的微小溃疡。诱导细胞加快分化和增殖，产生损伤 DNA 的自由基。细胞增殖加快可导致 DNA 复制错误可能性增加，关键部位如肿瘤抑制基因自我修复功能减弱，利于 HPV 将 DNA 插入宿主基因组中导致细胞恶变，HPV 慢性感染会导致炎症因子增多。炎症还可诱导免疫抑制，使 HPV 感染细胞和肿瘤细胞逃避免疫清除。IFN-γ 和 IL-2 产生缺乏与 HPV 的持续感染。

在子宫颈癌组织中均发现 NF-κB 和 TNF-α 表达增加。子宫颈癌组织中的肿瘤相关巨噬细胞产生 VEGF-C、VEGF-D、VEGF 受体 3（VEGFR-3）。人类子宫颈组织中也发现了 PGE2 介导的炎性反应存在。PGE2 参与了肿瘤的细胞增殖、抗凋亡、血管形成和转移，是肿瘤进展的关键因子之一。子宫颈癌间质组织周围的单核细胞 PGE2 表达增加，IL-1 和 IFN-γ 表达降低。而 IL-1 和 IFN–γ 是介导针对 HPV 感染细胞的细胞免疫的关键因子，使用吲哚美辛后可以逆转这种趋势。体外实验中使用 COX-2 抑制药阿司匹林和吲哚美辛可以抑制肿瘤细胞的增生和定殖。体外实验中，在放射治疗前使用 NASID 预处理肿瘤细胞，会增加凋亡细胞的数量并增强放疗效果，肿瘤组织的微血管密度均有显著性下降。

人作为宿主的遗传特征是导致子宫颈癌发生的内在原因。但长期以来，人们对 HPV 感染导致子宫颈癌的机制不明确，对导致子宫颈癌发病的遗传易感基因知之甚少。马丁等研究表明首次发现我国子宫颈癌遗传易感变异位点 4q12 和 17q12，分别位于 4 号染色体和 17 号染色体上。该研究检测了 16 484 例子宫颈癌样本，对于遗传易感变异位点的发现，可用于子宫颈癌风险预测，明确高危人群后，将来的疫苗注射策略可从“全体适龄人群”缩小为“高危易感人群”，有利于探索符合我国国情的疫苗防治方案。

很多问题在炎症和肿瘤发生中仍是谜团，例如，是不是炎症的参与是每一个肿瘤发生发展的必经阶段？是否所有恶性肿瘤均有单一相同的炎症阶段？是哪一个阶段？在人体的免疫应答中，哪一个应答是好的应答，好的应答减轻疾病，哪一种应答是恶性的应答，恶性的应答导致肿瘤的发生？包括临床中最常用的 NASID 是如何减少有害的机体应答从而减少肿瘤的发生？这些问题目前均没有答案，因此如何消炎来治疗肿瘤就更无从谈起。

综上所述，炎症在机体内所产生的病理生理过程及肿瘤的发生发展有共同的因素，或者说产生了相同的分子，就其病因是多因素的，过程的调控也是复杂的病理生理过程，如炎症中肿瘤转化的启动因子及细胞因子。因此，慢性炎症与肿瘤中的发生需要更多深入研究，

参考文献

[1] Goswami B，Rajappa M，Sharma M，et al. Inflammation：its role and interplay in the development of cancer，with special focus on gynecological malignancies. Int J Gynecol Cancer，2008，18（4）：591–599.

[2] Mao AW，Jiang TH，Sun XJ，et al. Application of chemokine receptor antagonist with stents reduces local inflammation and suppresses cancer growth. Tumor Biol，2015，36（11）：8637–8643.

[3] Raposo TP，Beirão BC，Pang LY，et al. Inflammation and cancer：Till death tears them apart. Vet J，2015，205（2）：161–174.

[4] Shigdar S，Li Y，Bhattacharya S，et al. Inflammation and cancer stem cells. Cancer Letters，2014，345（2）：271–278.

[5] 郑兴邦，王建六. 炎症与妇科恶性肿瘤关系的研究进展. 国际妇产科杂志，2010，37（1）：56–59.

[6] 欧阳靖，万菁. 妇科肿瘤与炎症. 国际妇产科杂志，2011，38（4）：115–117.

[7] Friedenreich CM，Langley AR，Speidel TP，et al. Case-control study of inflammatory markers and the risk of endometrial cancer. Eur J Can Prev，2013，22（4）：374–379.

[8] Delahanty RJ，Xiang YB，Spurdle A，et al. Polymorphisms in inflammation pathway genes and endometrial cancer risk. Cancer Epidemiol Biomarkers Prev，2013，22（2）：216–223.

[9] Haruma T，Nakamura K，Nishida T，et al. Pretreatment neutrophil to lymphocyte ratio is a predictor of prognosis in endometrial cancer. Anticancer Res，2015，35（1）：337–344.

[10] Li Z, Block MS, Vierkant RA, et al. The inflammatory microenvironment in epithelial ovarian cancer: a role for TLR4 and MyD88 and related proteins. Tumour Biol, 2016, 37 (10): 13279–13286.

[11] Trabert B, Pinto L, Hartge P, et al. Pre-diagnostic serum levels of inflammation markers and risk of ovarian cancer in the prostate, lung, colorectal and ovarian cancer (PLCO) screening. Trial Gynecol Oncol, 2014, 135 (2): 297–304.

[12] Rasmussen CB, Kjaer SK, Albieri V, et al. Pelvic inflammatory disease and the risk of ovarian cancer and borderline ovarian tumors: A pooled analysis of 13 case-control studies. Am J Epidemiol, 2017, 185 (1): 8–20.

[13] Okada F. Inflammation-related carcinogenesis: current findings in epidemiological trends. Yonago Acta Med, 2014, 57 (2): 65–72.

[14] Rasmussen CB, Jensen A, Albieri V, et al. Increased risk of borderline ovarian tumors in women with a history of pelvic inflammatory disease: A nationwide population-based cohort study. Gynecol Oncol, 2016, 143 (2): 346–351.

[15] Wang YQ, Jin C, Zheng HM, et al. A novel prognostic inflammation score predicts outcomes in patients with ovarian cancer. Clin Chim Acta, 2016, 456: 163–169.

[16] Koti M, Siu A, Clément I, et al. A distinct pre-existing inflammatory tumourmicroenvironment is associated with chemotherapy resistance in high-grade serous epithelial ovarian cancer. British J Cancer, 2015, 112 (7): 1215–1222.

[17] Nam KH, Kim YT, Kim SR, et al. Association between bacterial vaginosis and cervical intraepithelial neoplasiaJ. Gynecol Oncol, 2009, 20 (1): 39–43.

[18] Pan F, Tian J, Ji CS, et al. Association of TNF-α-308 and-238 polymorphisms with risk of cervical cancer: A meta-analysis. Asian Pac J Cancer Prev, 2012, 13 (11): 5777–5783.

[19] Denslow SA, Westreich DJ, Firnhaber C, et al. Bacterial vaginosis as a risk factor for high-grade cervical lesions and cancer in HIV-seropositive women. Int J Gynecol Obstet, 2011, 114 (3): 273–277.

[20] Engberts MK, Verbruggen BS, Boon ME, et al. Candida and dysbacteriosis: A cytologic, population-based study of 100, 605 asymptomatic women concerning cervical carcinogenesis. Cancer, 2007, 111 (5): 269–274.

第22章 妇科术后病率

曹冬焱　孙大为
中国医学科学院　北京协和医学院　北京协和医院

术后病率的定义，目前并无权威判定标准，通常是指手术后次日起至出院前，每天至少测2次体温，有2次及以上体温达到或超过38 ℃。导致术后病率的原因可以是生理性的，也可以是病理性的；可以是感染引起的，也可以是非感染性因素所导致的，详述如下。

一、术后吸收热（外科热）

术后吸收热指术后短期内非感染性发热。机制为手术应激导致下丘脑体温调节中枢调定点上移所致。无菌性坏死物质的吸收而引起的发热，大多是由于手术组织损伤和细胞破坏分解的产物，以及手术创面的渗血、渗液被机体吸收而出现的生理反应（组织吸收热）。也有患者对手术和麻醉中的用药有反应出现发热（药物热）或对缝线等手术异物等出现反应导致发热（异物热）。

临床表现为术后3天内无感染条件下，出现下午或傍晚体温升高，但通常低于38.5 ℃，多在术后3天后自行恢复，具有自限性。

实验室检查可伴或不伴有白细胞和中性粒细胞计数的升高，但C反应蛋白（C-reaction protein，CRP）和血清降钙素原等感染指标不升高。

通常无须用药，语言安慰，对症物理降温即可。但需要细心观察和随诊除外病理原因引起的发热。

二、术后感染热

术后感染热是由于组织器官感染引起的发热。机制为机体局部感染，白细胞释放炎症介质导致机体体温升高。通常有明确的原发感染灶，最常见的为手术部位感染（surgical site infections，SSI），除此之外，呼吸道、泌尿道、消化道等任何系统组织器官的感染都可以导致发热。

临床表现为体温升高的时间及程度与感染的部位和程度有关，感染程度重，体温就高，持续时间长。可伴有持续不退的高热，发热前可伴有寒战。严重感染者可出现体温下降、休克的表现。

实验室检查中全血细胞计数里面白细胞和中性粒细胞计数明显升高，C反应蛋白和血清降钙素原等感染指标升高，SSI可出现伤口疼痛、红肿、渗出，各脏器感染具有各自相应症状和体征。

处理原则为尽快明确感染灶、纠正病因、积极抗感染、预防严重并发症。

（一）手术部位感染

在住院接受手术的患者中发生率为2%～5%，导致入院时间延长和费用增加，并增加患者死亡风险。分为3种：浅表切口SSI（皮肤、皮下）；深部切口SSI［筋膜和（或）肌层］；器官间隙SSI。

1. 影响因素 患者方面包括：高龄、吸烟、肥胖、营养不良、糖尿病、应用激素和非手术区域感染灶等。

医疗因素包括：医疗无菌环境欠佳，被服、器械等消毒灭菌措施不严格，手术时间长、创面大、手术失血多、涉及肠道的手术，手术无菌操作、缝合技术及术后伤口护理不规范。

2. 预防措施 医疗环境改善和人员管理，患者全身状态改善和非手术部位感染灶的治疗，预防性和治疗性抗生素的正确使用，以及严格的手术无菌操作和正规术后伤口护理。

3. 临床表现 发热多在术后3～5天甚至更晚些出现，浅表切口SSI主要表现为手术切口疼痛、红肿、渗血、渗液甚至有脓液流出。深部切口SSI症状出现更晚，可出现切口下方或周围行成硬结或包块，可伴有严重的疼痛及触痛，行成脓肿者可触及波动感。器官间隙SSI可表现为腹痛、腰痛等。术野留置的引流管可引流出浑浊液体甚至脓液。

4. 辅助检查 全血细胞计数、CRP等感染指标监测感染程度，切口或感染部位拭子在创面取分泌物送细菌培养及抗菌药物敏感试验，以帮助确定感染菌群和选择适宜的抗生素，影像学检查可发现深部组织增厚、水肿、积液或积血、后壁界限不清的炎症性包块形成，必要时可介入穿刺引流炎性积液或脓液。

5. 处理 在积极抗感染治疗的同时，浅表切口感染应及时拆除缝线、清除存在的异物、血肿，彻底引流，清洁创面和控制感染后如短期内不能自愈，可考虑彻底清创后二次缝合。深部组织间隙感染的治疗以全身抗感染和介入局部引流为主，如非手术治疗效果欠佳、局部脓肿形成，抗生素难以起效，可手术切开引流。

（二）呼吸系统感染

1. 高危因素 妇科术后呼吸道感染多发生在手术时间长、年龄大、术前有隐性呼吸道感染或有慢性阻塞性肺疾病等基础疾病的患者。

2. 临床表现 术后除发热外，上呼吸道感染可出现咽喉肿痛、分泌物增多等表现。下呼吸道感染可出现咳嗽、痰多黏稠、肺部出现啰音、胸痛等不适。

3. 辅助检查 除白细胞计数和中性粒细胞比例增高外，胸部X线片可发现炎性浸润性病变。痰细菌定量分离出病原菌增加。痰培养发现非呼吸道定植的病原体。

4. 治疗 包括拍背、鼓励坐起和下地活动增加体位引流、雾化吸入稀释痰液利于排出、痰培养选择适宜抗生素抗感染治疗。

（三）泌尿系统感染

1. 高危因素 泌尿系统感染是术后患者院内感染的常见原因之一。危险因素及感染的原因包括：导尿管置入和留置的时间长，术中术后反复拔除和放置导尿管，术前D-J管的置入，术中膀胱镜检查等泌尿系统操作，手术中膀胱、输尿管的损伤等。

2. 临床表现 除发热外，膀胱和尿道的下泌尿系统感染可伴有尿急、尿频、尿痛等尿路刺激症状，输尿管、肾盂的感染可伴有腹痛、腰痛等症状。查体可发现肾区叩击痛。

3. 辅助检查 尿液检查可发现增多的白细胞及菌尿，尿液细菌培养和药敏试验有助于了解感染的菌群和选择适宜的抗生素。

4. 治疗原则 去除病因、充分引流、正规抗感染治疗。

（四）导管相关性感染

较大妇科手术如妇科恶性肿瘤的手术通常需要术前放置静脉导管以利于术中快速补充容量、输血、抗休克治疗。或者患者术后需要长期静脉补液、补充胃肠外营养、化疗等也经常需要放置静脉内导管。静脉内导管放置的常见部位有锁骨下静脉、颈内静脉及股静脉等。

另外一种是经外周静脉置入的中心静脉导管（peripherally inserted central venous catheters，PICC），通常由贵要静脉、肘正中静脉、头静脉等外周静脉穿刺置入导管，尖端位于上腔静脉内，常用于需要中长期保持静脉通道的患者。

静脉导管感染的致病菌可来自于皮肤插管部位、导管的接头、其他感染灶的血行播散及静脉输注液的污染。

严格掌握置管适应证、尽可能缩短导管留置时间、严格置管时无菌操作，置管后定期规范护理更换敷料都是预防感染的措施。

患者体温异常升高，一旦发现导管置入部位皮肤红肿、有脓液渗出，或弥散性红斑，或导管走行皮下出现红肿、疼痛，或反复出现应用导管输液后寒战、发热，应警惕导管穿刺部位感染或导管置入性感染，应停止使用，去除可疑感染的导管，更换为其他静脉通道，局部皮肤无菌护理加全身抗感染治疗。可通过导管尖端培养或发热时血培养分离出病原菌，并通过药敏试验确定敏感抗生素。

（五）消化道感染

妇科术后消化道感染少见，但偶有发生。患者出现发热、恶心、呕吐、腹痛、腹泻，无其他原因可以解释，并伴有可疑不洁饮食摄入史，应考虑感染性腹泻的可能。便常规发现增多白细胞、便培养可培养出病原体。通常采取禁食、补液、对症抗感染治疗。

三、术后并发症引起的发热（伴或不伴有感染）

（一）静脉血栓栓塞性疾病

静脉血栓栓塞性疾病（venous thromboembolism，VTE）包括下肢深静脉血栓（deep vein thrombosis，DVT）和肺栓塞（pulmonary embolism，PE），是盆腔手术后常见并发症之一，是引起术后不明原因的低热的原因之一。

1. 危险因素 手术时间 3 小时以上、罹患妇科恶性肿瘤、肥胖、高血脂、高凝血状态。

2. 临床表现 DVT 患者会出现不明原因低热，单侧或双侧下肢肿胀、疼痛，皮温升高，皮色加深，查体可见肢体远端水肿，腓肠肌握痛等。PE 患者往往表现为不明原因突发烦躁不安，呼吸困难，胸痛、憋喘，血氧饱和度下降。

3. 辅助检查 血小板计数增高，D- 二聚体升高。双下肢静脉及髂血管彩色超声可以诊断 DVT 发生的部位和大小；CT 肺动脉造影可明确诊断肺栓塞的位置和面积。

4. 预防措施 器械预防－穿戴梯度压力弹力袜；使用间歇充气加压装置。操作预防：术中手术轻柔，尽量避免积压或损伤血管造成血管内膜损伤，缩短手术时间，避免下肢过度伸张体位等。药物预防：围术期使用低分子肝素（LMWH）可显著减少肿瘤患者 VTE 的发生率和再入院率。

5. 治疗 DVT 患者需要患肢制动并抬高，避免栓子脱落引起致命肺栓塞。可穿弹力治疗袜或弹力绷带。使用治疗量的抗凝血药物防止新生血栓形成和促进栓塞的静脉再通。PE 患者需要安静休息，吸氧对症，治疗性抗凝血。

（二）泌尿系统损伤

膀胱和输尿管的损伤在因良性疾病接受妇科手术的患者中的发生率为 0.3%～0.8%，恶性肿瘤的手术者中发生率更高一些。高危因素包括剖宫产史、盆腔粘连、严重的子宫内膜异位症、大体积子宫、术中大出血、肿瘤侵犯。泌尿系统损伤可发生在术中，由于手术操作导致直接损伤，也可在术后由于缺血坏死或继发感染所致。泌尿系统损伤可导致泌尿系统梗阻，尿液潴留继发感染导致发热；外溢到盆、腹腔的尿液刺激腹膜和周围组织可以引起发热，膀胱阴道瘘或输尿管阴道瘘因与阴道相通可继发感染引起高热。

1. 临床表现 泌尿系统损伤的早期表现可伴有低热和腰腹疼痛。可出现尿少，腹腔引流增多或阴道内有清亮液体流出。继发梗阻者可出现肾区叩痛。除术中损伤外，术后继发缺血坏死的尿瘘多发生在术后 8 天至 4 周。

2. 诊断 膀胱亚甲蓝（美蓝）试验可简单判断膀胱有无损伤和漏尿，必要时行膀胱镜检查明确瘘口部位和大小。腹腔引流物、阴道漏液及尿液的生化分析可明确是否有尿瘘存在。CT 泌尿系统造影检查是明确泌尿系统损伤的部位和损伤程度的金标准。

3. 治疗 根据损伤部位和严重程度可以选择简单支撑引流或手术修补。膀胱的损伤和修补需要放置导尿管 2 周，保持引流通畅无尿液潴留，无张力以保证愈合。输尿管损伤、修补、吻合或再置者均需内置 D-J 管引流尿液、避免外渗以利愈合。输尿管导管于术后 3～6 个月取出。

4. 肠道损伤 肠道损伤是妇科手术常见并发症之一。

5. 高危因素 多次盆腹腔手术史、盆腹腔广泛粘连、严重子宫内膜异位症、肿瘤广泛浸润、术中有肠道操作等。

6. 临床表现 术后排气晚或不排气、腹胀、腹痛、腹腔引流液浑浊或可疑为肠液。体温升高可为低热，亦可为严重高热甚至脓毒血症。如有肠液漏出到腹腔可引起波及全腹的剧痛和腹膜炎体征，如有肠道–阴道的瘘形成，可经阴道排出粪便。肠道损伤发现和处理不及时可导致急进性败血症、休克，后果严重甚至可危及生命。

7. 辅助检查 CT 等影像学有助于评估全腹腔及整体肠道情况，可能发现肠道损伤的位置、经瘘管在放射线下注入造影剂逆行造影可了解与瘘口相通的肠道的部位。

8. 治疗 肠道小的损伤、症状轻微、引流通畅，周围已包裹，可非手术治疗，禁食、胃肠外营养支持等待自愈。多数肠道损伤一经发现应积极手术，立即开腹探查，行受损肠管修补或肠段切除吻合术，术后积极抗感染、对症支持以利愈合。

综上所述，妇科术后出现体温异常、应仔细观察、认真查体，并根据症状体征、病情发展、适宜的辅助检查及时发现和排除问题，以保证患者更好地康复和预后。

参考文献

[1] 中华人民共和国卫生部. 医院感染诊断标准：试行. 中华医学杂志，2001，81（5）：314–320.

[2] 徐国荣，熊小琴. 妇科Ⅰ类切口手术围术期抗生素的应用体会. 实用临床医学，2014，15（2）：65–67.

[3] 郑虹，高雨农，燕鑫，等. 术后应用低分子肝素联合逐级加压弹力袜预防妇科恶性肿瘤患者静脉血栓栓塞性疾病. 中华肿瘤杂志，2014，36（1）：39–42.

[4] 付晓宇，宋磊. 妇科肿瘤腹腔镜手术中器官损伤的处理. 中华妇产科杂志，2015，50（12）：964-965.
[5] Pompeo A，Molina WR，Sehrt D，et al. Laparoscopic uretemneocystostomy for ureteral injuries after hysterectomy. JSLS，2013，17（1）：121-125.
[6] Teeluckdharry B，Gilmour D，Flowerdew G. Urinary tract injury at benigh gynecologic surgery and the role of cystoscopy：a systematic review and meta-analysis. Obtec Gynecol，2015，126（6）：1161-1169.

CME TEXTBOOKS NATIONAL PROJECT

妇产科手术的感染

第23章

吴　鸣

中国医学科学院　北京协和医学院　北京协和医院

手术的感染通常是指手术部位的感染（surgical site infections，SSI），尽管在很多方面进行了无数且广泛努力，如改善手术技术及设备、预防使用抗生素、积极改善手术室设备及条件、行之有效的感染预防策略，手术部位感染仍然是卫生机构相关感染（health care associated infections，HAIs）的最主要的原因之一。SSI可以直接导致手术并发症发生的增加及手术相关死亡率的急剧上升，从一般的切口感染到致命性的脓毒血症均有可能发生，由于增加了住院时间和费用，SSI对于健康保障体系和患者个人或家庭来讲带来的直接影响就是增加了经济负担。过去的几十年来，各国以及各个国际或国家组织对于这个问题极其重视，对于SSI的预防及处理进行了大量的工作，并且定期发布相关的指南，同时定时进行更新，目的就是为了使SSI的发生率下降。应该说在高收入国家中通过十分有效而广泛的干预措施来控制SSI的发生，如加强监管、预防性应用抗生素、改善患者的皮肤状态、感染控制项目、宣教等众多措施。全球范围内，SSI的发生率高低不一，可以从2.5%到41.9%，而发展中国家伴有明显升高的发病率，甚至可达发达国家的10倍，甚至有文献报道麻醉死亡率可达发达国家的1000倍。最近一个包含220个国际研究的荟萃分析发现，在发展中国家中SSI的累计发生率为（0.4～30.9）/100例患者和（1.2～23.6）/100例手术，汇集累计发病率为11.8/100例患者。回过来我们看看发达国家的情况吧！美国国家范围的研究证实SSI的累计发病率为2.6/100例手术，欧洲的研究发现SSI的发病率为2.9/100例手术，德国的发病率为1.6/100例手术。之所以在发展中国家SSI如此之高，原因众所周知。这些原因可能包括医疗资源有限、缺乏有效的控制感染的指南及有效的实施、缺乏或没有有力的监察机构、缺乏有能力的微生物实验室、缺乏有效的诊断措施、缺乏有效的设备消毒措施和设备等，抗生素的滥用在发展中国家更加明显，缺少有效的监察手段和措施，缺少有效的教育培训机制等。总之，在发展中国家中广大的医务人员需要大量的工作去和SSI战斗，针对上面所提的众所周知的原因逐一进行改进，目的是降低SSI的发生率。

术后感染仍然是妇科手术最常见的并发症，在有效地感染预防措施实施之前，阴式子宫切除的术后感染率可达33%，盆腔蜂窝织炎也十分常见。由于术前正确合理的预防性应用抗生素和及时处理相关的危险因素，使得术后感染率明显下降。美国的一项研究发现子宫切除术后的SSI为2.7%。

美国疾病预防控制中心（Centers for Disease Control，CDC）将SSI定义为术后30天之内发生的感染，根据其发生部位分为表浅切口感染、深部切口感染和手术中打开或操作的器官或腔隙感染（图23-1）。①表浅切口SSI累及切口的皮肤和皮下组织，并且至少具备以下之一表现：表浅切口出现脓性分泌物，不管是否经过实验室验证；从表浅切口的组织或分泌物经过正规的细菌培养分离出病原体；至少出现一项下列感染的症状和体征的，如疼痛或触痛、局部肿胀、发红、发热、手术医生主动打开表浅切口等。对于妇科手术来讲，除了腹部切口的感染之外，切口部位的表浅感染还应该包括阴道残端的蜂窝织炎（vaginal cuff cellulitis）。②深部切口 SSI 累及了切口的深部软组织（如筋膜或肌肉），并且出现至少一项下列表现：深部切口引流出脓性分泌物，但是很明确不是来自手术部位的器官和腔隙；深部切口自发性裂开或由于出现下列表现而被手术医生打开，这些表现包括发热（体温超过 38 ℃）、局限性疼痛或触痛，除非切口分泌物培养阴性；脓肿形成或其他通过再次手术或组织学病理或放射检查而证实的累及深部切口的感染证据应该包括盆腔蜂窝织炎（pelvic cellulitis）。③器官 / 腔隙 SSI（包括附件感染和盆腔脓肿，感染累及了手术中打开或操作除了手术切口的任何解剖结构（器官或腔隙），至少出现下列一项表现：手术中放置的引流管引流出脓性分泌物；从器官或腔隙获得的组织或分泌物经过正规的细菌培养分离出病原体；脓肿形成，或者经过再次手术术中所见或组织病理学或放射检查获得的感染证据。

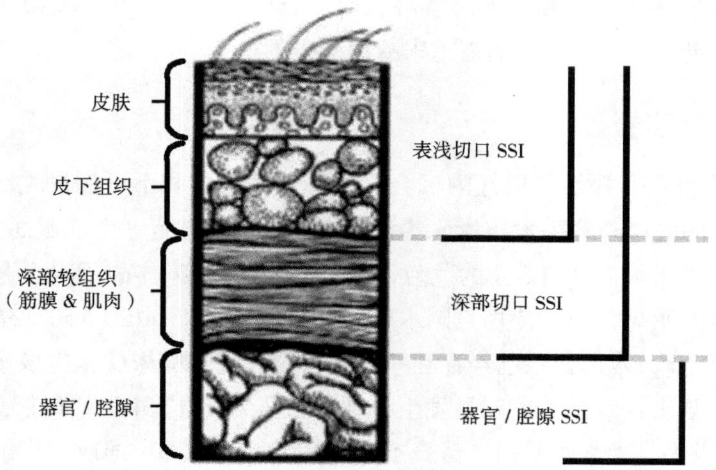

图 23-1　SSI 发生部位

一、病因和发病机制

术后 SSI 发生的最基本原理就是内源性皮肤和阴道菌群污染了手术部位，且感染的危险随着污染细菌的浓度和毒性的增加而明显上升。从量化的角度来讲，如果手术部位每克组织被超过 10^5 个微生物所污染，发生感染的风险将会显著增加。然而，在存在异物的情况下，如缝线，只需要每克组织被 10^3 个微生物所污染就可以发生感染。另外，全身和局部宿主免疫防御机制对于污染的细菌发生作用以防止感染的发生。而预防应用抗生素又会进一步增强宿主的免疫力。

对于大多数的 SSI 来讲，病原体主要来自于患者皮肤自身，最主要的就是需氧的革兰阳性球菌。然而对于妇科手术来讲和其他的手术不同，或更具挑战，因为其病原体的来源既可以来自皮肤，也可以来自阴道和子宫颈管的上行感染，感染的部位除了腹部切口，还包括阴道残端。阴道内菌群很复杂，由致病菌和非致病菌动态混合而成，其中也包括厌氧的革兰阳性菌和革兰阴性菌。妇科手术的 SSI 更可能为多种细菌的混合感染，引起感染的细菌包括革兰阴性杆菌、肠球菌、B 型链球菌和厌氧菌，而这些都是手术切口涉及阴道和会阴的关系。如果致病菌和非致病菌的平衡被打破，这些细菌就可以进入盆腔内无菌的组织，导致感染。细菌性阴道病就是盆腔手术后 SSI 明确的危险因素，尤其是阴道残端蜂窝织炎。有研究发现，细菌性阴道病阴道菌群发生了很复杂的变化，尤其是潜在致病的厌氧菌浓度和正常情况相比可以增加 1000～10 000 倍。

较多量致病力强的细菌污染、宿主免疫机制有效性不佳、抗生素预防不足是感染发展的重要条件。微生物所产生的毒素和其他致病因子可以增加细菌的侵袭能力，并且引起相应的损伤，并且使其在宿主的组织中能够存活。以术后盆腔脓肿为例，血液、淋巴液、渗出液、坏死组织、止血材料等聚集于盆腔的下方，形成积液，并且围绕着阴道穹隆，通过阴道断端或肠切除的切口，这些积液可能通过皮肤的沾染变成感染，随后导致盆腔脓肿的形成。妇科手术中盆腔脓肿的发病率约为 1%。

二、危 险 因 素

有足够的证据证实多个宿主和手术因素可以增加妇科手术后的严重感染风险，而其中很多危险因素是可控的，并且可以采取相应的措施来减少感染的机会。

（一）宿主危险因素

患者的术前评估给我们提供了极好的机会以评价那些可控和不可控发生 SSI 的危险因素，对于美国外科医生学院的国家外科手术质量改善计划的病例资料进行一个横截面分析明确了许多 SSI 的危险因素。肥胖明显增加妇产科 SSI 的危险，尤其是 BMI＞30 kg/m^2 和皮下脂肪厚度超过 2 cm。糖尿病术后感染的风险明显增加，特别是围术期血糖超过 8.3 mmol/L（150 mg/dl）、术前血红蛋白超过 6.5% 的患者。因此，术前如果已经存在一些内科合并症如糖尿病，应该术前控制好血糖再手术。术前贫血和心、脑血管意外史也容易发生深部和器官 / 腔隙 SSI。文献中还证明其他一些发生 SSI 的危险因素，如吸烟、激素的使用、营养不良和高龄。手术部位的放疗史也会伴有感染风险增加，细菌性阴道病也会导致术后感染风险明显升高，特别是发生阴道蜂窝织炎。因此，术前评估和治疗是阻止术后感染的重要环节。手术时意外感染某些微生物如 B 型链球菌、滴虫、金黄色葡萄球菌、耐甲氧西林金黄色葡萄球菌也会明显增加感染的风险。因此，尽量要避免术前住院时间过长，以减少院内感染的风险，因为这些细菌通常是耐药菌。

（二）手术危险因素

1. 术前危险因素 预防应用抗生素可以减少皮肤细菌的负荷，进一步减少手术部位的感染。另外，抗生素浓聚于白细胞内，增强了其对于病原体的吞噬。预防性应用抗生素应该选择广谱、经济、易用的药物，一代头孢如头孢唑林（cefazolin）完全符合这个标准，抗生素使用应该在切皮 1 小时内，目前推荐的术前使用抗生素要求最近刚刚修订。如果手术时间达到或超过 3 小时或出血量达到或超过 1500 ml，体重达到或超过 120 kg 需要增加抗生素的用量。例如，这些患者应该给予 3 g 抗生素，因为对于体重不超过 120 kg 的患者通常使用的标准剂量为 2 g。

皮肤和阴道的术前准备通常使用聚维酮碘和氯己定（洗必泰），可以大大降低术后阴道残端的蜂窝织炎和脓肿的发生率。最近美国的研究也发现与阴式子宫切除相比较，腹式子宫切除伴有更高的表浅 SSI 发生，相比较而言深部或器官 / 腔隙的 SSI 的发生无论哪种术式均没有区别。

2. 术中危险因素 术中事件如出血量超过 500 ml、手术时间超过 140 分钟及输血常常合并深部和器官 / 腔隙 SSI 的发生，甚至一项随机对照研究发现与普通的缝合相比使用皮肤缝合器（皮钉）会伴有更高的切口感染并发症。研究发现，纤维状氧化再生纤维素有助于盆腔脓肿形成，原因在于止血药可以捕获组织碎片，使得细菌被保护而不受宿主的防御机制所影响，以至于细菌的继续增殖而导致脓肿的形成。

对于腹腔镜手术来讲，直接使用 trocar 穿刺或开放式进入腹腔与使用 Veress 气针相比伴有更低术后感染率。单孔腹腔镜子宫切除与普通的四孔腹腔镜子宫切除相比感染率也会相应下降。进行子宫切除同时切除输卵管也会明显降低感染并发症。而目前十分时髦的机器人辅助技术与常规的腹腔镜技术相比在发生感染的层面上没有任何优势。

对于妇科肿瘤患者而言，由于需要接受盆腔淋巴结切除、腹主动脉旁淋巴结切除、脾切除、肠切除甚至盆腔廓清术，伴有更高的深部和器官 / 腔隙 SSI 发生风险。

3. 术后危险因素 术后贫血被认为是妇产科所有 SSI 的危险因素，血糖控制得不满意，如血糖在术后 48 小时内高于 11.1 mmol/L（200 mg/dl），将会明显增加盆腔感染的风险。甚至围术期住院时间延长也会伴有 SSI 发生率的升高。

三、妇产科手术部位的感染的临床表现

术后盆腔感染，当然也包括阴道残端蜂窝织炎和盆腔脓肿，其典型的临床表现主要包括盆腔疼痛伴有发热、心率加速、白细胞增高，处理的方式取决于患者的临床状态和盆腔感染的特点，而对于盆腔脓肿紧急抗菌治疗应该是选择能够覆盖需氧菌和厌氧菌并且能够穿透脓腔的抗生素，因为典型的脓肿常常是一个酸性、缺氧的环境。

（一）阴道残端蜂窝织炎

阴道残端蜂窝织炎是属于子宫切除后阴道手术切缘浅表组织的感染，患者典型的临床表现就是出院后阴道中量脓性分泌物，并且逐渐增加同时伴有下腹痛。盆腔检查会发现阴道手术切缘充血水肿，并且伴有明显的触痛，而附件区和宫旁组织不痛，一般的治疗主要包括门诊口服广谱抗生素，同时加强门诊随诊，以观察疗效。

对于阴道残端蜂窝织炎的推荐治疗方案包括：①阿莫西林 / 克拉维酸口服；②喹诺酮类药物＋甲硝唑口服；③磺胺类药物＋甲硝唑口服。

（二）盆腔蜂窝织炎

盆腔蜂窝织炎的患者通常表现为术后 5～10 天出现发热，下腹部明确的疼痛或感觉盆腔胀满感，伴随的症状还可以有厌食，但是却很少有胃肠道和泌尿道主诉，盆腔检测会发现盆腔局部触痛、盆腔增厚以及腹膜刺激征。超声检查通常没有异常发现。这种情况通常要求患者住院治疗，患者需要静脉应用广谱抗生素直至体温正常 24～48 小时，此时患者可以出院，但仍然需要使用口服广谱抗生素。

（三）盆腔脓肿

盆腔脓肿是盆腔手术的严重并发症。当盆腔蜂窝织炎或盆腔血肿进一步发展，尤其是扩散到盆腔宫旁疏松结缔组织时，盆腔脓肿就形成了。盆腔脓肿和盆腔蜂窝织炎的症状比较类似，只是症状更加明显，同时盆腔检查可以发现盆腔包块，超声、CT、MRI 检查可以协助诊断。盆腔脓肿诊断一旦确定，静脉用广谱抗生素应该立即应用，直至体温正常后 48～72 小时，超声或 CT 引导下的引流、腹腔镜检查或开腹探查都是治疗的重要手段。

四、妇产科手术部位的感染的处理

（一）抗生素治疗

一般认为，如果血流动力学稳定、没有败血症或脓肿破裂的迹象、抗生素治疗有效、盆腔脓肿直径≤8 cm 可以单独采取抗生素治疗。

抗生素通常采取经验用药，研究较多的方案如静脉使用克林霉素（900 mg，每 8 小时 1 次）或甲硝唑（500 mg，每 12 小时 1 次）＋青霉素（500 万 U，每 6 小时 1 次）或氨苄西林（2 g，每 6 小时 1 次）＋庆大霉素（每千克体重 5 mg，每天 1 次），如果患者的肾功能不好，尤其是有肾功能不全时，可以使用氨曲南（2 g，每 8 小时 1 次）来代替庆大霉素。

研究报道使用抗菌谱更广的头孢霉素单药治疗（如头孢西丁、头孢替坦、头孢噻肟、头孢唑肟）、广谱青霉素（派拉西林－他唑巴坦）、碳青霉烯类抗生素（厄他培南或美罗培南）等。

氨基糖苷类抗生素广泛应用于盆腔脓肿的治疗，但是这类抗生素在 pH 较低、乏氧的组织中以及出现药物结合性脓碎片时其抗菌效果将会大打折扣，头孢曲松钠属于三代头孢，与氨基糖苷类抗生素相比具有相当高的血清水平，具有抗菌能力相当强、抗菌谱广、低毒的特点。另外，由于此药具有较高的蛋白结合率，使其在三代头孢菌素中具有最长的半衰期，使用方便，每天只需一次用药。

克林霉素可以通过多核白细胞和巨噬细胞快速输送到脓肿中，这个现象在实验室得到验证，与其他抗生素相比具有更高的浓度。特别是涉及脆弱拟杆菌或其他抗青霉素的厌氧菌感染，以及伴有组织损伤和肠内容污染的手术。研究发现克林霉素可以减少涉及包含有脆弱拟杆菌的肠内容污染导致的脓肿形成机会，但同时一定要合用氨基糖苷类、三代头孢如头孢曲松钠和氨曲南，因为仅仅依靠克林霉素来对抗肠道细菌是不够的。但是近来研究发现对于克林霉素的耐药菌株越来越多，也许以后可能完全被甲硝唑所代替，因为目前发现对于次要的耐药菌株非常少。

根据目前的研究结果和资料，对于盆腔脓肿的患者应该首选甲硝唑（500 mg，每 12 小时 1 次）合并头孢曲松钠（2 g，每天 1 次）。

静脉使用抗生素至体温正常后 24～48 小时，随后改用口服抗生素直至治疗 14 天。当然细菌培养和药敏试验也十分重要，治疗方案应该根据培养的结果适时调整。口服药物使用甲硝唑和复方磺胺甲噁唑（复方新诺明）也有较好的疗效。

（二）引流或手术治疗

传统的治疗方针是首先使用抗生素，监测患者的情况是否有改善。近来的证据表明采用抗生素治疗的同时或开始抗生素治疗后即实行引流是有效、可行的。盆腔脓肿的常规引流可以明显缩短住院时间，并改善生育的结局。对于生育年龄妇女，这个处理策略是首选的。与抗生素药物治疗相比，住院后实施引流越早患者的受益就越明显。

不管怎样，如果抗生素治疗 2～3 天没有明显好转或脓肿超过 8 cm，引流都需要即刻实施。

治疗失败的标准应该包括：①影像学检查脓肿没有缩小，或者说脓肿的缩小没能达到原来大小 50%；②患者的脓肿进行性增大；③又出现新的发热或持续发热不降；④经过正规的抗生素治疗盆腹腔触痛仍然持续存在或加重；⑤出现败血症或脓毒血症，这些患者需要持续使用抗生素，同时应该即刻进行手术治疗；⑥脓肿破裂或可疑脓肿腹腔内破裂，这种急诊情况常伴有脓毒血症和感染性休克，通常是致命的，需要即刻采取紧急的措施。

手术干预是最好的能够改善预后的方式，当然这些患者需要继续使用抗生素治疗，同时需要即刻进入手术室行急诊手术。引流可以通过腹腔镜来完成，与开腹相比具有很多优点。但是，如果患者的血流动力学状态稳定，CT 或超声引导下穿刺引流结合抗生素的应用也是十分有效的措施，即使对于那些较大的脓肿患者也有效。与单独抗生素治疗以及腹腔镜结合抗生素治疗相比，这种治疗方式具有不少优点，这些优点包括不需要麻醉、止痛效果及时有效、缩短住院日等。因此，处理盆腔脓肿最简单有效的方法就是经皮 CT 或超声引导下穿刺引流。而盆腔脓肿如果位置较低尤其是位于阴道顶端时，超声引导下经阴道穿刺引流常常会获得较好的预后。如果脓肿的位置接近阴道顶端或后穹隆，经阴道穿刺吸引是更加有效的选择。过去对于这样的脓肿常常会采用阴道穹隆切开的方式来引流，但是与现在的后穹隆穿刺抽吸的方法相比，伴有更高的并发症，同时也不具备更多的优点。渗出液应该送革兰染色涂片、培养和药敏试验，治疗方案应该根据药敏试验的结果来进行相应地调整。

根据以上的阐述，对于盆腔脓肿引流的处理建议如下：对于脓肿超过 8 cm 的患者应该使用静脉抗生素治疗的同时进行引流；应该进行培养和药敏试验；及早行盆腔脓肿引流是安全的、有效的措施，并具备缩短住院时间的优点，应该成为治疗盆腔脓肿的初始治疗措施；如果患者的血流动力学稳定，应该说引流的方式以介入科的 CT 引导下经皮穿刺或经阴道超声引导下穿刺方式为最佳。

综上所述，术后阴道残端和盆腔脓肿形成是最常见的妇产科手术并发症；术前术后危险因素的评估以及危险因素的处理有助于降低感染的发生率；对于盆腔脓肿来讲通常采用广谱的抗生素，既要针对厌氧菌也要针对需氧菌；盆腔蜂窝织炎典型的症状是术后 5～10 天出现发热、腹部隐痛、盆腔胀满感；而盆腔脓肿除了有以上症状之外，还可以在检查时发现包块；处理盆腔脓肿的关键在于患者的临床状态以及盆腔脓肿的特点，在下列情况下可以采用抗生素单纯治疗，如血流动力学稳定、脓肿不超过 8 cm、抗生素治疗有效；对于盆腔脓肿来讲，抗生素的治疗方案最常用的是甲硝唑（500 mg，每 12 小时 1 次）配合头孢曲松钠（2 g，每天 1 次）；如果脓肿超过 8 cm 或临床上没有改善或恶化迹象，需要通过腹腔镜这种微创手段引流，或者剖腹探查引流；对于临床表现恶化、脓肿破裂或出现脓毒血症，需要立即开腹探查以挽救生命；治疗强调至少 14 天，根据盆腔脓肿的治疗情况来决定何时停药。

五、世界卫生组织手术部位感染的指南

世界卫生组织（WHO）对于手术部位感染预防制定了相应的全球指南，下面我们就根据妇产科手术的感染相关内容进行解释。该指南分为术前篇、术中篇和术后篇。

（一）术前篇

1. 合并内科免疫疾病术前是否停用免疫抑制药　妇科肿瘤有相当数量的患者合并有免疫系统疾病，专家推荐不能为了预防 SSI 而在术前停用免疫抑制药（条件推荐、极低等级）。

WHO 综合了 8 项临床研究（2 篇随机对照研究和 6 篇观察性研究）进行了分析，Meta 分析结果提示，与围术期继续服用甲氨蝶呤相比，围术期停用甲氨蝶呤可能会对患者固有的疾病造成伤害，而 SSI 的发生率不受影响；另外 2 项观察性研究显示，围术期停用抗肿瘤坏死因子可能有助于降低 SSI 的发生率。但基于目前证据较少，专家不建议为了预防 SSI 而在术前停用免疫抑制药。

2. 术前应该加强营养支持　对于即将接受大手术的低体重患者，应该考虑通过口服或鼻饲富

含多种营养素配方的营养液，有利于降低和预防 SSI（条件推荐、极低等级）。对于现有的前瞻性试验的结果进行了荟萃分析提示，与标准配方的营养液相比，富含多种营养素配方的营养液与降低 SSI 的发生率显著相关。同时也发现强化单一营养素配方的营养液和标准配方营养液两者对 SSI 的发生率方面差异无统计学意义。

3. 术前沐浴可以降低 SSI 拟行手术的患者术前沐浴十分重要。无论使用抗菌皂还是普通肥皂都可以达到降低 SSI 发生率的目的（条件推荐、中等级）。

WHO 的荟萃分析显示，无论使用抗菌皂或普通肥皂都可以减少手术部位感染的发生，而与普通肥皂相比，使用氯己定抗菌皂不能进一步降低 SSI 的发生率。还有研究表明，与未沐浴相比，术前采用氯己定（洗必泰）擦拭巾清洁术野可以降低 SSI 的发生率。

4. 妇科肿瘤手术的肠道准备 妇科肿瘤手术经常会涉及结直肠手术，机械性肠道准备（mechanical bowel preparation，MBP）与口服抗生素术前联合可以降低接受结直肠手术的 SSI 风险（条件推荐、中等级），但是仅使用机械性肠道准备而不联合口服抗生素似乎不能降低 SSI 的发生（强烈推荐、中等级）。为了比较 MBP 是否可以降低 SSI 发生率，WHO 对 24 项研究进行了系统综述，其中对于 11 项随机对照研究进行了荟萃分析，与仅使用 MBP 比较，术前联合使用口服抗生素和 MBP 可以明显降低接受择期结直肠手术的患者 SSI 风险（*OR*=0.56，95% *CI* 0.37～0.83）。另外也对 13 项随机对照研究的结果进行了荟萃分析，与未使用 MBP 相比，术前仅使用 MBP 并不会使得 SSI 发生下降（*OR*=1.31，95% *CI* 0.99～0.83）。MBP 联合口服抗生素只适合术前肠道准备，不能取代手术时使用的预防应用抗生素。

5. 术前是否需要剃毛 对于准备接受任何手术的患者，不应去除手术部位的毛发；如果有明显需要，只能使用剪刀。任何情况下，强烈反对使用剃刀去除毛发（强烈推荐、中等级）。

传统的术前准备需要清除患者手术部位毛发，WHO 综合 15 项随机对照研究结果，对于术前是否清除毛发或清除方式的不同对于 SSI 发生的影响进行了比较，与使用剃刀剃毛相比较，未清除毛发和使用剪刀能够显著降低 SSI 的发生率（*OR*=0.51，95% *CI* 0.34～0.78）。

6. 预防性应用抗生素的最佳时机 一般认为，对于妇产科手术来讲并不是所有的患者都需要预防使用抗生素，这个情况早有定论。简单说，对于Ⅰ类切口的手术，不建议使用预防性抗生素，对于Ⅱ类和Ⅲ类切口一定要使用。预防性应用抗生素应在手术切皮前使用（强烈推荐，低等级）。

具体说预防性应用抗生素应该在切皮前 120 分钟内进行，但同时需考虑抗生素半衰期（强烈推荐，中等级）。

WHO 对 13 项临床研究进行了系统性评价，较低等级的证据表明切皮后进行 SAP 会导致 SSI 显著升高（*OR*=1.89，95% *CI* 1.05～3.4）。此外，还对比了切皮前<120 分钟给药与>120 分钟给药，<60 分钟给药与 60～120 分钟给药，以及 30～60 分钟内给药与<30 分钟给药。荟萃分析显示当切皮前<120 分钟给药可明显降低 SSI 的发生率（*OR*=5.26，95% *CI* 3.29～8.39），而其他给药时间范围对降低 SSI 不明显。

7. 手术室对于切口部位的备皮 建议使用含氯己定的乙醇类消毒剂对术前切口部位进行备皮消毒，可以有效地降低 SSI（强烈推荐、低到中等级）。

目前常用的术前切口部位备皮消毒剂包括乙醇制剂、氯己定、聚维酮碘等。为比较不同消毒剂对于预防 SSI 的效果，一项基于 12 项随机对照研究结果的荟萃分析发现，与普通水溶液相对比，含有乙醇类的消毒药作为切口部位备皮使用可有效地降低 SSI 的发生率（*OR*=0.60，95% *CI* 0.45～0.78）。与含有聚维酮碘的水溶液或其他乙醇消毒药，含氯己定的乙醇类消毒药能显著降低

SSI的发生率。但是需要强调乙醇类溶液可能存在一些危害，应该避免应用于新生儿，也应该避免与黏膜或眼直接接触。

8. 抗菌敷贴 在备皮结束后，不应该以减少SSI的发生为目的而使用抗菌敷贴（条件推荐、极低等级）。

荟萃分析的结果表明，与常规备皮对比，使用抗菌敷贴病不能明显地降低SSI的发生率。因此，WHO专家组认为在备皮结束后，不应该使用抗菌敷贴以降低SSI。

（二）术中和术后篇

1. 关于围术期吸氧的问题 对于采用全身麻醉气管插管的成年手术患者，术中应该给予80%的氧浓度，可能的话术后也应该给予继续吸氧2～6小时（强烈推荐，中等级）。

对于11项随机对照研究的结果进行荟萃分析，发现对于结直肠手术全身麻醉患者吸入氧浓度为80%时，患者的SSI发生率明显低于吸入氧浓度为30%～35%的患者（*OR*=0.72，95% *CI* 0.55～0.94）。

2. 维持正常体温 在手术室使用保温医疗设备，维持患者正常的体温可有效降低SSI（条件推荐、中等级）。

术中患者非预期的体温过低与心脏并发症、凝血功能障碍、切口延迟愈合、免疫功能下降和SSI风险增加有关。对于几项随机研究结果的荟萃分析显示，手术时对患者采用保温措施可以明显降低SSI的发生率（*OR*=0.33，95% *CI* 0.17～0.62）。

3. 围术期的血糖控制 无论患者是否伴有糖尿病，均建议采取措施加强围术期血糖监测和管理（条件推荐，低等级）。

对于随机对照研究的结果进行荟萃分析表明密切监测围术期血糖能够显著降低SSI的发生（*OR*=0.43，95% *CI* 0.29～0.64）。如果围术期血糖控制得好，即便是糖尿病患者其SSI的发生与无糖尿病患者无异（*P*=0.590）。

4. 关于洞巾/切口贴膜的使用 术中无论是使用一次性无菌无纺布还是可重复使用的洞巾和手术衣，都可以预防SSI（条件推荐、中到极低等级）。

不应该以降低SSI为目的而特意使用抗菌/不抗菌切口保护膜（条件推荐、低到极低等级）。

荟萃分析显示使用无菌的一次性无纺布还是可重复利用的洞巾与手术衣，两者在预防SSI的发生方面无差异；荟萃分析还发现使用含碘的切口贴膜与不使用任何贴膜相比并不会降低SSI的发生。基于现有的循证医学证据不应该为了防止SSI而使用抗菌或非抗菌切口保护膜。

5. 关于切口保护套的使用 对于清洁-污染切口（Ⅱ类）、污染切口（Ⅲ类）和感染切口（Ⅳ类）（CDC切口等级）的手术时，应该考虑使用切口保护器（条件推荐、极低等级）。

切口保护套可开阔手术野，并能保护切口免受污染。循证医学证据证明与传统的手术铺单保护切口相比，使用单环或双环的切口保护套均可显著降低SSI的发生率（*OR*=0.42，95% *CI* 0.28～0.62）。因此，对于非清洁切口的腹部手术建议使用切口保护套以降低SSI的发生率。

6. 关于切口冲洗 妇产科手术及腹部手术关闭切口前，应该使用聚维酮碘水溶液冲洗切口，特别是在清洁切口（Ⅰ类）和清洁-污染切口（Ⅱ类）（CDC切口等级）中（条件推荐、低等级）。

不应为了预防SSI的发生而在关闭切口前使用抗生素溶液冲洗切口，目前尚无足够证据支持或反对仅使用生理盐水冲洗手术切口（条件推荐、低等级）。

与生理盐水冲洗切口相比，目前的循证医学证据证明不同浓度的聚维酮碘水溶液有利于降低

SSI 的发生（*OR*=0.31，95% *CI* 0.13～0.73；*P*=0.007）。荟萃分析的结果也表明，使用抗生素溶液冲洗切口和不冲洗或用生理盐水冲洗对比，对降低 SSI 的发生率差异无益处（*OR*=1.16，95% *CI* 0.64～2.12；*P*=0.63）。

7. 切口负压引流 对于高风险的一期缝合切口建议预防性使用切口负压引流（条件推荐、低等级）。

无论是前瞻性的随机对照研究还是回顾性分析都发现负压引流可以明显降低闭合切口 SSI 的发生风险（随机研究 *OR*=0.56，95% *CI* 0.32～0.96；回顾性研究 *OR*=0.30，95% *CI* 0.22～0.42）。还发现切口的负压引流可以降低清洁-污染切口、清洁切口的 SSI 发生。

8. 抗菌缝线的应用 在各类手术中使用含抗菌药物（三氯生）缝线，可以降低 SSI（条件推荐、中等级）。

为了减少缝线材料上细菌繁殖，具有抗菌性能的缝线得以研制。为比较抗菌涂层缝线是否能更有效减少 SSI 的发生率进行了大量的临床试验。对于绝大多数的研究结果进行荟萃分析，结果显示三氯生抗菌缝线能够显著降低 SSI 的发生率（随机对照研究 *OR*=0.72，95% *CI* 0.59～0.88；回顾性研究 *OR*=0.58，95% *CI* 0.40～0.83）。与无抗菌涂层的 Vicryl 缝线相比，抗菌 Vicryl Plus 缝线能够显著降低 SSI 的发生率（随机对照研究 *OR*=0.62，95% *CI* 0.44～0.88；观察性研究 *OR*=0.58，95% *CI* 0.37～0.92）。基于目前的循证医学证据，可以在任何术式中使用三氯生涂层手术缝线以降低 SSI 的发生。

9. 抗菌药物的预防应用与切口引流移除时机 不能因为存在切口引流，就延长围术期预防性抗生素的使用来预防 SSI（条件推荐、低等级）。

应根据临床实际情况拔除切口引流，为预防 SSI 而拔除切口引流的合适时机尚无证据，故无法推荐（条件推荐、极低等级）。

荟萃分析表明根据切口引流延长预防性抗生素的使用不能降低 SSI 的发生率（*OR*=0.79，95% *CI* 0.53～1.20）。随机对照研究证据表明提早拔除切口引流不会影响 SSI 的发生率（*OR*=0.86，95% *CI* 0.49～1.50）。

10. 切口敷料 就预防 SSI 而言，对于一期缝合的切口来讲没有一种新型敷料优于目前的标准切口敷料（条件推荐，低等级）。

目前存在多种新型敷料，主要有亲水胶体、凝胶、纤维胶体、聚氨酯矩阵敷料和蒸汽渗透膜。目前的循证医学证明表明，与标准切口敷料相比，新出现的高级敷料并不能显著地降低 SSI 的发生率（*OR*=0.80，95% *CI* 0.52～1.23）。因此，就预防 SSI 而言，不必要使用高级敷料。

11. 不应该延长预防性应用抗生素的使用时间 手术结束后，延长使用预防性应用抗生素不能降低 SSI 的发生率（强烈推荐、中等级）。

荟萃分析显示，延长 SAP 的使用并不会降低 SSI 的发生率（*OR*=0.89，95% *CI* 0.77～1.03）。研究还发现对于某些手术延长抗生素的使用有利于 SSI 的下降，如心脏手术、骨科手术。基于目前的循证医学证据，手术结束后，不应以预防 SSI 为目的继续使用预防性应用抗生素。

参考文献

[1] Campos GB，Lucena EE，da Silva JS，et al. Efficacy assessment of two antibiotic prophylaxis regimens in oral and maxillofacial trauma surgery：preliminary results. Int J Clin Exp Med，2015，8（2）：2846-2852.

[2] Chadi SA，Kidane B，Britto K，et al. Incisional negative pressure wound therapy decreases the frequency of postoperative perineal surgical site infections：a cohort

study. Dis Colon Rectum, 2014, 57 (8): 999–1006.

[3] Daeschlein G, Napp M, Assadian O, et al. Influence of preoperative skin sealing with cyanoacrylate on microbial contamination of surgical wounds following trauma surgery: a prospective, blinded, controlled observational study. Int J Infect Dis, 2014, 29: 274–278.

[4] Diener MK, Knebel P, Kieser M, et al. Effectiveness of triclosan-coated PDS Plus versus uncoated PDS II sutures for prevention of surgical site infection after abdominal wall closure: the randomised controlled PROUD trial. Lancet, 2014, 384 (9938): 142–152.

[5] Falewee MN, Schilf A, Bouffl ers E, et al. Reduced infections with perioperative immunonutrition in head and neck cancer: exploratory results of a multicenter, prospective, randomized, double-blind study. Clin Nutr, 2014, 33 (5): 776–784.

[6] Falk-Brynhildsen K, Söderquist B, Friberg O, et al. Bacterial growth and wound infection following saphenous vein harvesting in cardiac surgery: a randomized controlled trial of the impact of microbial skin sealant. Eur J Clin Microbiol Infect Dis, 2014, 33 (11): 1981–1987.

[7] Gassman A, Mehta A, Bucholdz E, et al. Positive outcomes with negative pressure therapy over primarily closed large abdominal wall reconstruction reduces surgical site infection rates. Hernia, 2015, 19 (2): 273–278.

[8] Grauhan O, Navasardyan A, Tutkun B, et al. Effect of surgical incision management on wound infections in a poststernotomy patient population. Int Wound J, 2014, 11 (suppl 1): 6–9.

[9] Mihaljevic AL, Schirren R, Özer M, et al. Multicenter double-blinded randomized controlled trial of standard abdominal wound edge protection with surgical dressings versus coverage with a sterile circular polyethylene drape for prevention of surgical site infections: a CHIR-Net trial (BaFO; NCT01181206). Ann Surg, 2014, 260 (5): 730–737.

[10] Nikfarjam M, Weinberg L, Fink MA, et al. Pressurized pulsei rrigation with saline reduces surgical-site infections following major hepatobiliary and pancreatic surgery: randomized controlled trial. World J Surg, 2014, 38 (2): 447–455.

[11] Okada N, Nakamura T, Ambo Y, et al. Triclosan-coated abdominal closure sutures reduce the incidence of surgical site infections after pancreaticoduodenectomy. Surg Infect (Larchmt), 2014, 15 (3): 305–309.

[12] Okabayashi T, Shima Y, Sumiyoshi T, et al. Intensive versus intermediate glucose control in surgical intensive care unit patients. Diabetes Care, 2014, 37 (6): 1516–1524.

[13] Orlando G, Manzia TM, Sorge R, et al. One-shot versus multidose perioperative antibiotic prophylaxis after kidney transplantation: a randomized, controlled clinical trial. Surgery, 2015, 157 (1): 104–110.

[14] Oxman DA, Issa NC, Marty FM, et al. Postoperative antibacterial prophylaxis for the prevention of infectious complications associated with tube thoracostomy in patients undergoing elective general thoracic surgery: a double-blind, placebo-controlled, randomized trial. JAMA Surg, 2013, 148 (5): 440–446.

CME TEXTBOOKS NATIONAL PROJECT

绝经后女性极易发生与泌尿系统感染混淆的下尿路症状及处理

第24章

朱 兰
中国医学科学院 北京协和医学院 北京协和医院

女性在绝经后会发生一系列的泌尿生殖道的改变。肾的病理改变为肾血流量减少；肾小球滤过率降低；肾小管排泄下降；肾小管再吸收减少等肾功能降低表现。而在膀胱可发生如下改变：膀胱外结缔组织减少；膀胱颈周围弹力纤维减少；尿道黏膜及黏膜下组织厚度变薄；膀胱容量降低，逼尿肌不稳定性增强。这些泌尿道的病理改变使部分女性在绝经后发生疾病，影响绝经后女性的生活质量，绝经后女性泌尿道疾病常见的有尿失禁（压力性、急迫性和混合性）、膀胱过度活动症、尿路感染及尿道肉阜。现对常见绝经后泌尿道症状与疾患分述如下。

一、常见绝经后泌尿道症状表现

尿急是指一种突发、强烈的排尿欲望，且很难被主观抑制而延迟排尿。尿频为一种主诉，指患者自觉每天排尿次数过于频繁。在主观感觉的基础上，成人排尿次数达到：日间≥8次，夜间≥2次，每次尿量<200 ml时考虑为尿频。夜尿指患者每夜≥2次的因尿意而排尿的主诉。急迫性尿失禁是指与尿急相伴随或尿急后立即出现的尿失禁现象。压力性尿失禁是指腹压的突然增加导致尿液不自主流出。

膀胱过度活动症（overactive bladder，OAB）是一种以尿急症状为特征的症候群，常伴有尿频和夜尿症状，可伴或不伴有急迫性尿失禁；尿动力学上可以表现为逼尿肌过度活动（detrusor instability or detrusor overactivity），也可为其他形式的尿道-膀胱功能障碍。膀胱过度活动症无明确的病因，不包括由急性尿路感染或其他形式的膀胱尿道局部病变所致的症状。中国妇女OAB的患病率为6.0%，50岁以上妇女增加到14.8%。由此可见，绝经后妇女是OAB的主要发病人群。

二、诊断与鉴别诊断

膀胱过度活动症诊断步骤需排除尿路感染；排除结核、衣原体等特殊感染；排除泌尿系统器质性病变。故应行病原学检查、细胞学检查，必要时泌尿系统内镜和尿动力学检查进一步评估。

三、治　　疗

（一）非手术治疗

1. 生活方式调整　生活方式调整包括减重、控制液体摄入量、减少咖啡因摄入、减少夜间液体摄入量和戒烟。研究表明，肥胖妇女减重 8% 可以减少 42% 的急迫性尿失禁的发作。减少 25% 的液体摄入量能明显缓解尿频、尿急和夜尿。一项观察性研究评估了咖啡因对膀胱功能的影响，发现咖啡因可加剧尿急和尿频。前瞻性研究表明，减少夜间液体摄入量可缓解夜尿并改善生活质量。吸烟也增加发生尿急和尿频风险。非手术治疗中，生活方式调整应当与行为疗法结合以获得更高的成功率。

2. 行为疗法　行为疗法主要指膀胱训练。膀胱训练治疗原理是重新学习和掌握控制排尿的技能；打断精神因素的恶性循环；降低膀胱的敏感性。通过延迟排尿，逐渐使每次排尿量＞300 ml。膀胱训练应有充分思想准备，并认真记好排尿日记。膀胱训练禁忌证为低顺应性膀胱。系统综述表明，膀胱训练可显著减轻尿频和尿失禁。

（二）盆底肌功能锻炼、生物反馈治疗

盆底肌功能锻炼对急迫性尿失禁和混合性尿失禁有效，增加盆底肌功能锻炼的强度和时间能抑制逼尿肌收缩，从而提高 OAB 患者对急迫性尿失禁的控制能力。荟萃分析表明，OAB 患者经盆底肌肉锻炼治疗后急迫性尿失禁显著改善。生物反馈的盆底肌肉锻炼是通过测压法或肌电图法帮助患者了解并指导进行正确的盆底肌功能锻炼，从而达到有效的结果。目前的研究还表明，长期的盆底肌训练结合药物治疗能有效缓解 OAB 症状，提高患者的生活质量。盆底肌肉锻炼目前在部分国家的临床指南上明确作为 OAB 的一线治疗方法。

（三）药物治疗

1. 抗胆碱药物　胆碱受体广泛分布于各组织器官，如心肌、平滑肌、中枢神经系统等，受体的亚型和分布不同介导不同的生理功能。目前已知有 5 种受体亚型（M1～M5），逼尿肌中 M2 和 M3 型分布最丰富，但介导其收缩的主要是 M3 型。抗胆碱药物通过拮抗胆碱受体，抑制储尿期逼尿肌的收缩而减少尿急、急迫性尿失禁、尿频和夜尿。Meta 分析表明，与安慰剂相比，抗胆碱药物均能显著改善尿失禁、夜尿和尿急，治疗 OAB 显著有效。国际尿控学会推荐抗胆碱药物作为治疗 OAB 的一线药物。常用的抗胆碱药物有索利那新、奥昔布宁、托特罗定、达非那新、非索罗定、曲司氯胺。虽然抗胆碱药物治疗 OAB 普遍有效，但是不良反应发生率也较高，常见的不良反应有口干、便秘、视物模糊等。

2. β3 肾上腺素受体激动药　逼尿肌和尿道上皮中存在所有 β 肾上腺素受体（AR）亚型 β1、β2 和 β3，但以 β3-AR 为主（97%）。β3-AR 激动药通过活化腺苷酸环化酶及随后形成的环磷酸腺苷（cAMP）使膀胱松弛，增加膀胱容量，而排尿压力和残余尿量无变化。目前，研究较多的两种 β3-AR 激动药为米拉贝隆和索拉贝隆。欧洲一项多中心Ⅲ期随机对照试验评估了米拉贝隆的有效性，27 个国家共 1978 例 OAB 患者分别给予安慰剂、米拉贝隆 50 mg 和 100 mg12 周，结果显示，米拉贝隆 50 mg 和 100 mg 可显著改善尿失禁、夜尿及生命质量。在欧洲和美国其正进入Ⅲ期临床试验阶段，有望将来应用到临床。

3. 雌激素 雌激素治疗OAB目前尚有争议，但低剂量阴道局部使用雌激素对改善女性泌尿生殖道萎缩和下尿路症状是安全有效的。近几年，一些联合应用阴道局部雌激素与抗胆碱药物治疗绝经后妇女OAB的研究报道结果不一。一项随机对照研究比较了托特罗定2 mg单独和与阴道局部雌激素联合治疗绝经后妇女OAB的有效性，结果表明，联合治疗组与托特罗定单一治疗组相比，可显著改善尿频和平均排尿量，并显著改善生命质量，两组的其他症状如夜尿、尿频和急迫性尿失禁均有改善，但组间无显著统计学差异。而另一项前瞻性研究却得出了不同结果，该研究比较了229例绝经后OAB患者分别接受托特罗定缓释片4 mg/d和其与阴道局部雌激素联合治疗的有效性，结果显示，两组无显著统计学差异。北京协和医院报道的一项多中心开放式随机对照研究，比较索利那新单药、索利那新和局部雌激素联合应用治疗绝经后妇女OAB的有效性和安全性，结果显示，联合给药组和索利那新5 mg/d组24小时平均排尿次数减少的中位数分别为5.0、4.3次，尿急次数减少的中位数分别为2.0、2.5次，无显著差异；两组的生命质量评分均显著改善；最常见的不良反应是口干，发生率为19.2%。因此该研究认为，两种治疗选择客观上都安全有效，无显著统计学差异，但联合治疗能够使OAB患者有更好的主观满意度。

在首选治疗和药物治疗无效的情况下，还可以选择的方法：膀胱灌注辣椒、透明质酸酶；A型肉毒素膀胱逼尿肌多点注射；逼尿肌横断术等外科手术和针灸治疗。

总之，绝经后泌尿道疾患虽非致命性疾病，但影响女性的生活质量，值得同道们关注和重视。

CME TEXTBOOKS NATIONAL PROJECT

腹壁大病灶切除及修复术

第25章

刘珠凤
中国医学科学院　北京协和医学院　北京协和医院

腹壁大的病灶可有创伤、感染、疝、癌症转移、子宫内膜异位灶等。妇产科常见的病灶是腹壁切口处子宫内膜异位病灶，尤其最多见的是发生在剖宫产术后腹壁瘢痕内。随着剖宫产比例的升高，腹壁子宫内膜异位症发生率达3.5%。

以往在妇科对腹壁大病灶的手术切除和修复是比较棘手的。过去对于一些大病灶一般都采用局部切除法，因恐术后伤口无法愈合，不敢切除过多的组织，以致常不能彻底切净病灶，反复复发，多次手术，患者身心受到严重的影响，少数癌变死亡。

手术成功的关键是彻底切除病灶。本文特向大家介绍本人亲历及部分与整形科等合作切除及修复腹壁大病灶的手术方法及体会。

一、手术方法

硬膜外麻醉或全身麻醉生效后，患者取轻度屈膝屈髋位；参考超声测定标志，主要根据手触摸标志出病灶硬结的所在。病灶大多在原切口瘢痕下及周围。病灶可仅位于皮下脂肪层或深达筋膜、腹直肌；半数病灶累及腹膜；也有腹壁病灶与膀胱腹膜反折、子宫前壁、大网膜粘连；个别癌变病灶与大网膜、小肠粘连。除少数合并感染病灶外，均未累及皮肤。

1. 腹壁切口设计　对于原手术切口为横行的患者，在其下腹沿瘢痕长轴设计一横行月牙状切口，两端在髂前上棘内侧，上、下边界最好在硬结外，将原腹壁切口的瘢痕及异位灶全部包括在内。如病变比较深，皮肤尚未累及，皮肤及皮下组织可以少切除。

对于原手术为纵行切口的患者，沿其走向设计梭行切口，对于腹壁张力大的患者，必要时在其切口一侧或两侧设计V-Y推进皮瓣以减小缝合时张力。

2. 切除病灶　沿设计的切口，切开皮肤，仔细触摸皮下脂肪层、筋膜层、肌肉层，辨别病灶，切开各层，有可疑病灶决不姑息，绝不能切入病灶，宁可多切，不能少切，应完整地切下病灶，有正常组织包裹，不能有破口，以免有病灶的细胞与组织残留或污染。当然也不能无限扩大切除的组织，尽可能多留下未被病灶侵及的组织，尤其是筋膜、肌肉及腹膜。

如已累及腹膜时，先经一侧无病灶的腹膜进入腹腔，进入腹腔后可将腹壁全层的病灶握在手中，这样病灶与腹腔内及周围的关系可以很清楚，再经腹膜由里向外切除病灶，比较容易及安全。

3. 关闭及修复腹壁切口　首先于腹壁切口旁的浅筋膜深层内注入吸脂麻醉药（肾上腺素1 mg＋利

多卡因 600 mg＋生理盐水 1000 ml）以减少出血。不注射吸脂麻醉药也可。钝性分离结合锐性分离尽可能将脂肪层与筋膜分离出一定宽度，以利于减少张力，更好对合关闭腹壁。横行切口最远可分至剑突和两侧肋弓。必要时需行肚脐再造。

用些可吸收线连续缝合腹膜，关闭腹腔，对于腹膜缺损严重者，可内衬防粘连的材料（如 ePTFE 网片等）。

间断或连续可吸收线对合、缝合腹直肌及前后鞘。

对于肌肉及筋膜严重缺损，张力较大，难以拉拢缝合的，需加以聚丙烯生物补片修补缺损。用不可吸收的线将补片间断固定在筋膜上，注意将补片展平。

缝合皮下脂肪层因切口比较大，先缝正中一针，将切口分成对半，再间断缝合皮下脂肪层，就易对称。连续或间断缝合皮肤均可。切口大时必需放置引流管，一般放置在补片下。根据创面渗血的情况，必要时局部加引流片。最后敷料外打腹带加压包扎。

回病房，术后平卧呈屈膝屈髋位［股（大腿）部下放置一大枕头］，术后 2～3 天即可以下地活动，病灶处不宜伸展，引流管接持续负压吸引并记量，引流量减少后拔引流管。初 72 小时静脉加用抗生素，7～14 天拆线。

二、特 殊 病 例

1. 病例一 患者 1990 年剖宫产后切口感染、化脓，天天换药无效。1995 年在当地行局部感染灶切除失败，2004 年来我院时已距剖宫产后 15 年，切口经久不愈，呈大的瘢痕“疙瘩”状，面积 12 cm×8 cm，局部感染窦道绵延曲折穿行。患者当时合并大的子宫肌瘤，行局部病灶及子宫切除（子宫重 1472 g），最后在整形科帮助下行腹股沟皮瓣转移修复术，第 10 天拆线，切口 I 期愈合（图 25-1，图 25-2）。

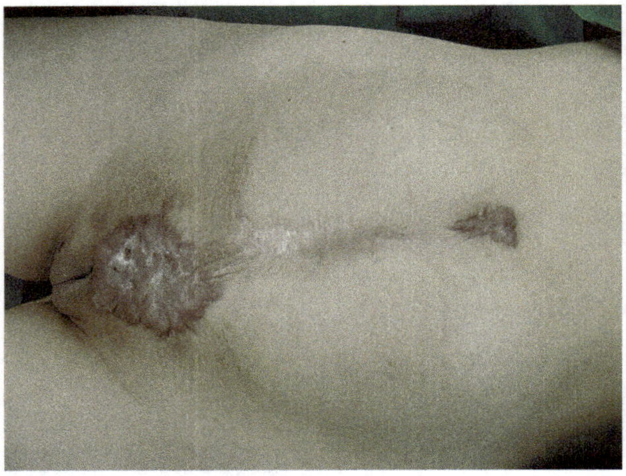

图 25-1 剖宫产后腹壁感染病灶

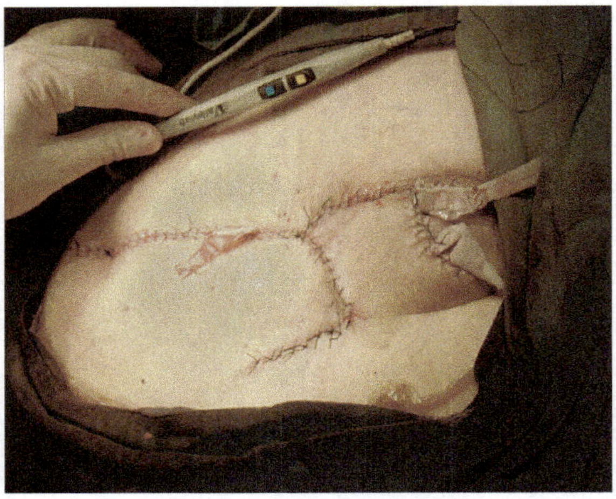

图 25-2 切除修复术后切口外观

2. 病例二 患者肠道恶性肿瘤腹壁转移经外院 4 次腹壁局部切除（第 4 次包括全子宫、双附件切除），第 4 次手术后经我院腹壁病灶病理会诊可能为高分化腺癌，在我院行第 5 次局部切除，病理为高分化腺癌，累及小肠壁。第 6 次在我院整形科、外科共同努力下再次腹壁病灶大面积切除及肠切除（图 25-3，图 25-4）。切口 I 期愈合（图 25-5）。术后次年原发灶复发，终放弃治疗。

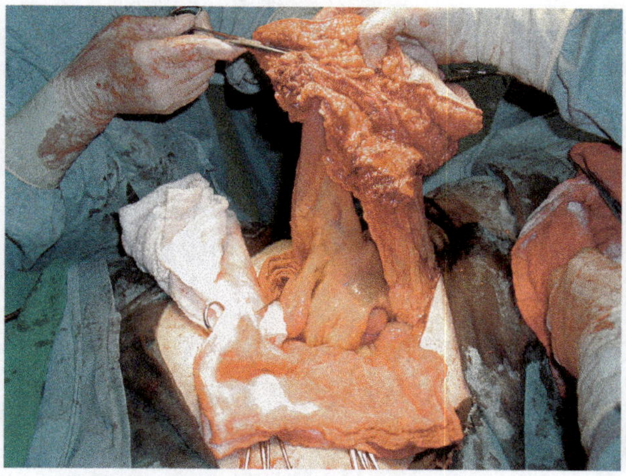

图 25-3　腹壁病灶侵及小肠

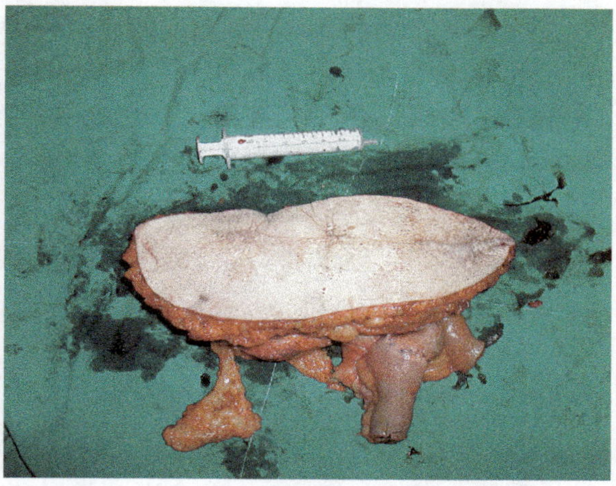

图 25-4　切除之标本

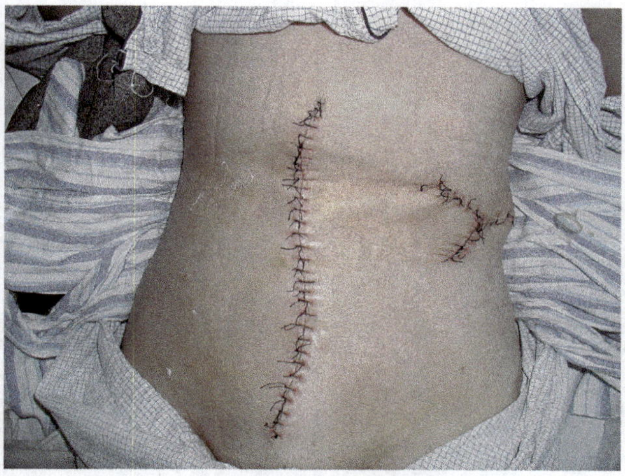

图 25-5　切除术后切口外观

三、现状与进展

1. 多学科协作的必要性　北京协和医院是一家综合性医院，2003 年成立整形科后，综合实力更加强大，使我们有能力完成困扰妇产科领域的腹壁大病灶的切除。病灶修复在整形科是成熟的技术，方法比较多。但妇科腹壁病灶，如腹壁内膜异位症患者基本不会去整形科就诊，而且如病灶涉及深层甚至达内脏，仅整形科也难以完成，常需要多科协作共同切除和修复腹壁较大病灶。我们与整形科、外科的合作，各学科之间互相取长补短，同台大胆地开展对各种疑难的腹壁大病灶切除及修复手术，是很成功的。对于一些横切口及比较规范的纵切口病灶妇科医师学习后可以自己做，对于一些复杂不规则形的病灶需了解腹壁血管走行，转皮瓣手术后的血供，需要整形科医师精心设计后完成，复杂的累及内脏的患者需要切除部分肠管等需由外科医师完成。有整形科及外科的配合，使我们妇科对各种大病灶的切除毫无顾虑。

2. 手术方法的特点　以往手术复发率较高，我们推荐的手术方法最大好处是可将大病灶切净。经此手术的几十例手术患者无一例复发，病灶平均直径虽达 4.79±4.18cm，有的患者有多个不规则的病灶存在，有的患者甚至经历了数次失败的手术，病史长达十多年。本手术的特点是不怕病灶大及周围组织切除多，但是在修补时需要将切口附近的脂肪层和筋膜层充分游离分开，才能使整块腹壁组织移动对合，缝合切口无张力，是切口Ⅰ期愈合的必要条件。对筋膜、肌肉缺损大的患者局部还需加用生物补片，补片的应用借鉴于外科疝的修补，国内应用也已经比较普遍。补片非吸收性的大网孔作为支架，以后组织细胞长入与人体组织固定，俗称“钢筋水泥结构”，预防了筋膜缺损太多，日后疝的发生，补片具有很好的生物相容性，避免了原来传统的复杂又损伤大的取大腿外侧筋膜的手术。我们所有的患者伤口Ⅰ期愈合，术后体温、术后患者自我感觉、手感、外形均无异常。除了手术方法，术中放置引流管及术中术后患者取屈髋屈膝位对伤口的Ⅰ期愈合都不容忽视。

尽管此法切口比较长，尤其是横切口与皮纹方向一致，位置隐蔽，仍比较美观。大多患者多经妊娠后，腹壁松弛，是一个有利条件。由于下腹壁横行切除了一大块组织，腹壁皮肤、脂肪拉下绷紧，也达到了整形塑身的目的，产后俗称的“小肚子”不见了，对一些患者来说可谓一举两得（图 25-6，图 25-7）。我们还常在其他妇科手术的同时顺便对于一些过度肥胖腹壁赘肉及腹壁宽、难看瘢痕的用此方法切除。

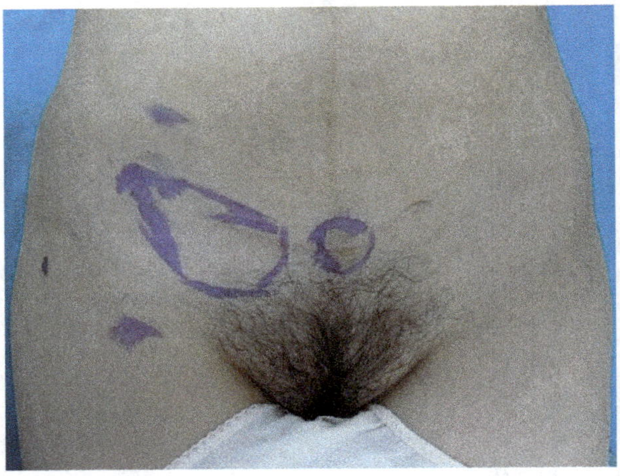

图 25-6 术前腹壁病灶标志

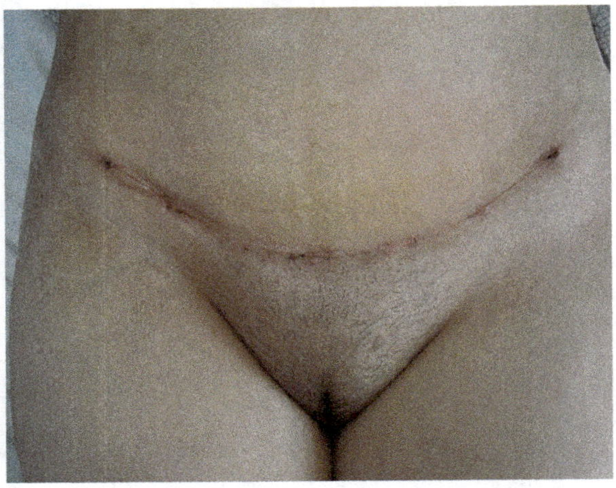

图 25-7 术后腹壁切口外观

参考文献

[1] Honoré GM. Extrapelvic endometrosis. Clin Obstet Gynecol，1999，42（3）：699-671.

[2] 郎景和. 子宫内膜异位症. 北京：中国协和医科大学出版社，2003：244.

[3] 冷金花，郎景和. 子宫内膜异位症恶变的研究进展. 中华妇产科杂志，2002，37（7）：437-439.

[4] 宋可新，刘珠凤，赵茹，等. 腹壁子宫内膜异位大病灶切除术后创面修复. 中国医学科学院学报，2005，27（6）：753-755.

[5] LIU ZF，WANG JH，CUI BQ，et al. Resection and repair of large abdominal wall lesions in gynecologic patients. Chin Med J（Engl），2013，126（9）：1673-1676.

[6] Srdjan A，Ostric WJ，Kouris GJ，et al. Abdominal wall endometrioma found during abdominoplasty. Aesth Plast Surg，2006，30（2）：249-250.

[7] Gajjar KB，Mahendru AA，Khaled MA. Caesarean scar endometriosis presenting as an acute abdomen：a case report and review of literature. Arch Gynecol Obstet，2008，277（2）：167-169.

[8] Singh M，Sivanesan K，Ghani R，et al. Caesarean scar endometriosis. Arch Gynecol Obstet，2009，279（2）：217-219.

[9] Horton JD，Dezee KJ，Ahnfeldt EP，et al. Abdominal wall endometriosis：a surgeon's perspective and review of 445 cases. America J Surg，2008，196（2）：207-212.

[10] 成宁海，朱兰，郎景和，等. 101 例子宫内膜异位症的临床分析. 生殖医学杂志，2007，16（2）：82-85.

[11] 赵茹，宋可新，王从峰，等. 腹壁整形加聚丙稀网

片修复巨大下腹壁缺损. 中华整形外科杂志，2007，23（3）：223-225.
[12] 辛秋扬. 补片法用于治疗腹壁瘢痕子宫内膜异位症的疗效观察. 中国现代医生，2009，47（20）：167-168.
[13] 张爱华，潘双婷. 补片法用于妇科腹壁病灶切除术 2 例报道. 实用妇产科杂志，2007，23（4）：250.
[14] 李淑霞，李玉玮，张哲，等. 腹壁子宫内膜异位症切除术中补片替代筋膜缺损的临床研究. 现代妇产科进展，2008，17（4）：313，315.

妇科围术期感染

第26章

宋磊　付晓宇
中国人民解放军总医院

妇科手术是治疗许多妇科疾病的重要方法。但是，手术在治疗疾病的同时，也可能给患者带来一定的负面影响，尤其是术后感染导致的各种炎症。术后感染不仅影响疾病预后，增加患者痛苦和经济负担，还会导致医疗资源的浪费，甚至还会导致医疗纠纷。因此，必须把妇科手术感染的防治作为妇科手术围术期的重要组成部分认真对待。

外科手术部位的感染包括切口感染和手术涉及的器官或腔隙的感染。外科手术部位感染的危险因素包括患者方面和手术方面。患者方面的主要因素是：年龄、营养状况、免疫功能、健康状况等。手术方面的主要因素是：术前住院时间、备皮方式及时间、手术部位皮肤消毒、手术室环境、手术器械的灭菌、手术过程的无菌操作、手术技术、手术持续的时间、预防性抗菌药物的使用情况等。

由于女性盆腔及生殖系统的解剖、生理特点，妇科手术感染的危险因素除了与其他外科手术相同的感染问题，还具有其特殊性。

一、生理解剖因素

女性外阴、阴道与尿道、肛门毗邻，极易受污染；生育年龄女性性活动较频繁，且外阴阴道是分娩、经血流出、宫腔操作的必经之道，容易受到损伤及外界病原体感染；盆腔经阴道、子宫、输卵管等与外界相通，易发生感染，绝经后妇女及婴幼儿雌激素水平低，局部抵抗力下降，也易发生感染。

1. 阴道正常微生物群　正常阴道内有微生物寄居形成阴道正常微生物群，具体如下。①革兰阳性需氧菌及兼性厌氧菌：乳酸杆菌、棒状杆菌、非溶血性链球菌、肠球菌及表皮葡萄球菌。②革兰阴性需氧菌及兼性厌氧菌：加德纳菌、大肠埃希菌及摩根菌。③专性厌氧菌：消化球菌、消化链球菌、类杆菌、动弯杆菌、梭杆菌及普雷沃菌。④支原体及假丝酵母菌等。

2. 阴道生态系统及影响阴道生态平衡因素　正常阴道内虽有多种微生物存在，由于阴道内这些微生物之间形成微生态平衡并不致病。在维持阴道生态平衡中，乳酸杆菌、雌激素及阴道 pH 起重要作用。阴道的自净作用可以维持阴道正常的酸性环境，抑制其他病原体生长。阴道生态平衡一旦被打破或外源病原体侵入，即可导致炎症发生。阴道灌洗、术前准备行阴道消毒擦洗等均可使阴道 pH 升高，不利于乳酸杆菌生长。另外长期应用抗生素抑制乳酸杆菌生长或机体免疫力低下，均可使其他条件致病菌成为优势菌，引起感染。

二、妇科手术的分类

根据手术切口微生物污染情况，外科手术切口分为清洁切口、清洁-污染切口、污染切口、感染切口。①清洁切口：手术未进入感染炎症区，未进入呼吸道、消化道、泌尿生殖道及口咽部位。②清洁-污染切口：手术进入呼吸道、消化道、泌尿生殖道及口咽部位，不伴有明显污染。③污染切口：手术进入急性炎症但未化脓区域；开放性创伤手术；胃肠道、尿路、胆道内容物及体液有大量溢出污染；术中有明显污染（如开胸心脏按压）。④感染切口：有失活组织的陈旧创伤手术；已有临床感染或脏器穿孔的手术。

一般妇科手术切口归为Ⅱ类切口，即清洁-污染切口，特殊部位的手术如直肠阴道瘘及会阴Ⅲ度裂伤则属于污染切口或感染切口，此类切口发生术后感染的概率更大。

三、妇科手术感染的相关因素

1. 患者年龄的影响 患者年龄是导致妇科手术切口感染问题产生的一个重要影响因素，一般来说，随着患者年龄的不断增加，其自身的免疫力必然有所下降，进而也容易导致在妇科手术中出现切口感染的问题，并且因为其年龄比较大，所以可能就存在着一些其他病症，同样也有可能导致感染问题的产生。

2. 体质量指数的影响 体质量指数（body mass index，BMI）对于妇科手术切口感染问题的影响主要就表现在BMI较高的患者更容易产生切口感染问题，尤其是对于一些过度肥胖的患者（BMI＞29 kg/m^2），因为脂肪组织比较多，一定程度上导致感染的危险程度增加。BMI较高还容易导致手术时间的延长，进而也更容易导致其出现切口的感染问题。

3. 手术时间的影响 随着手术时间的不断延长，对应的感染概率也不断增加。有研究显示，手术时间每增加1小时，相对应的切口感染概率也随之增加1倍，并且随着手术时间的不断推进，相应的患者术中失血也越多，也就更可能导致妇科手术中出现切口感染问题。

4. 急诊手术的影响 实施急诊手术也比较容易造成妇科手术切口感染问题的发生，妇科急诊手术如急诊宫外孕、黄体破裂、卵巢囊肿蒂扭转等发生率较高，这种急诊手术操作，因为病情紧急，术前准备时间相对较短，可能导致大量的衍生细菌，切口容易出现感染。

5. 住院时间的影响 妇科患者住院时间延长表明其自身的抵抗力必然就有所降低，因此，住院时间过长也是导致感染的一个重要因素。

6. 其他疾病的影响 如果患者自身存在一些其他基础疾病，其机体状态尤其是免疫状态相对更差，处于低下状态，糖尿病、贫血、白细胞功能低下可导致手术部位出现炎症改变，水肿增厚，局部组织脆性大，当致病菌达到一定数量，因此感染的概率相对较高。

四、妇科手术感染的处理对策

1. 术前准备 ①患者于手术前1天口服清肠剂、灌肠，大型妇科手术则应行清洁灌肠，术前碘伏擦洗阴道，减少阴道内定植菌的数量及种类，减少感染的病原微生物。因多数妇科手术为可能污染手术，甚至部分为污染手术，尤其是全子宫切除术和阴式手术，且阴道与直肠相邻，故若术前阴道消毒工作不理想、清洁肠道的准备工作不充分，手术时易使病原微生物进入盆腔或创面，诱发感染。②因妇科手术对象的特殊性，多数患者术前心理负担较重，尤其是癌症患者术前心理压力大，甚至对治疗失去信心，表现出悲观情绪，身体功能及免疫力均处于低下状态，势必影响患者抵抗力，间接诱发感染。故术前准备应注意关注患者心理状况。医护人员应学会心理干预，术前有针对性地、积极地术前和患者进行沟通交流，从而缓解患者紧张与焦虑情绪，保持良好心态以配合手术。③控制高血压和高血糖，改善贫血。严格把握糖尿病患者行择期手术的时机，若血糖水平控制不理想，应在内分泌科医生的指导下，将血糖水平控制于手术要求范围内方可进行手术，围术期使用胰岛素（泵）以保持血糖水平相对稳定。纠正贫血，提高机体的抵抗力，也是减少手术感染的重要环节。④根据麻醉方式、手术等级，指导患者练习有效的深呼吸及咳嗽、咳痰方法，告知患者家属及陪护协助其翻身、拍背方法，嘱咐患者养成多饮水、勤排尿的习惯。

2. 手术操作 相关因素分析显示，手术时间、侵入性操作、手术方式、合并基础疾病、预防性应用抗菌药物等均为影响妇产科手术感染的相关因素，手术时间越长、切口暴露时间越长，感染病原菌的概率越大，同时切口长时间不缝合，对后期的恢复也会造成一定的不良影响。尽可能缩短手术时间能够提升其切口感染的控制效果。手术时间的控制仍需要基于手术的质量效果进行严格的控制，在保障手术质量的前提下尽可能的加快速度，缩短手术的时间，这也就对于手术操作人员提出了更高的要求，加强对于手术人员的技能培训和指导，促使其自身的操作水平得到较好的优化和提升。故开腹手术的术者应具有娴熟的操作技能，在保证手术质量的前提下，缩短手术时间及减少创面暴露时间。不论传统开腹术还是微创手术，操作时均要求动作轻柔、到位及仔细操作，注意手术技巧，尽量减少对组织损伤及创面出血量，更不能一味追求表面的微创，而导致体内失血过多，甚至出现副损伤。手术过程中强调无菌操作，注重无菌观念及微创观念的贯彻是避免手术感染的核心。减少侵入性操作。术后恢复期对于气管和导尿插管患者进行预判，在不影响恢复的前提下做到早期拔出插管。

围术期预防性使用抗菌药物，对预防切口感染有重要意义。细菌造成手术后切口感染的前提是细菌定植于切口内，在适宜的环境下进行迅速繁殖，所以其危险时期为切开手术切口至关闭切口的时间内。通常有效预防性使用抗菌药物的关键时期是致病菌入侵的 4 小时内，故于术前 30 分钟静脉注射抗菌药物，当切开腹壁切口时较高浓度的抗菌药物已存在于组织中，在术野或切口受到细菌污染前或污染后的短时间可起到最大作用，较术后使用抗菌药物可达事半功倍的效果。

3. 手术后管理 留置导尿是妇科术后常用的处置措施，泌尿系统感染占有一定比例。留置导尿管属于侵入性操作，留置时间越长，术后感染率越高。留置导尿时间过长、留置导尿后期护理工作不当、插导尿管操作时未严格按照无菌技术等是造成泌尿系统感染的重要因素。留置导尿管会造成尿道黏膜损伤，破坏尿道正常的屏障作用，导致假丝酵母菌属等条件致病菌的扩散。尤其是当患者年龄较大，各器官功能减退，加之基础疾病较多、机体抵抗力差时，更易发生感染。

患者术后留置导尿，应保持会阴部清洁及尿道口清洁，多饮水、勤排尿，保持膀胱自净。鼓励患者适当下床活动，加强营养支持治疗，改善贫血及纠正低蛋白血症，增强免疫力，减少易感因素。若有感染征象，则及时送培养及药物敏感试验，根据病原菌及药物敏感试验结果选择有效抗菌药物，避免长期、大量使用抗菌药物导致产生耐药菌。严格按照抗菌药物应用原则选用药物，抗菌药物的合理应用是手术治疗预后的重要组成部分。对于高龄、BMI 较高、患者身体状况差等因素来说，必须要引起高度的重视，积极高效的关注这类患者的手术状况，提升其手术的标准化和规范化。加强营养支持治疗，积极处理基础疾病，详细准确地了解患者的基本状况，有目的地不断提升其身体免疫力水平，避免手术感染。严格掌握急诊手术的指征，最好是能够在全面了解患者基本状况的条件下进行手术治疗，避免盲目进行手术操作。

医护人员在日常诊疗操作中，必须严格执行手卫生制度，减少因手污染引起的医患间交叉感染。注意观察患者伤口及阴道分泌物，一旦发现异常情况应及时处理。同时加强换药室的消毒管理，感染与非感染伤口分开处理。同时合理安排患者出院时机，避免因住院时间过长而再次导致医院感染。

综上所述，妇科手术感染是多因素综合作用的结果。防治妇科手术感染需从预防的角度出发，针对妇科手术特点，对手术的各个环节层层把关，加强医护人员无菌意识，严格无菌操作，从人文关怀到手术操作，从整体营养支持到科学合理使用抗菌药物，在注重细节的同时，宏观把握，从而减少患者接受妇科手术后发生医院感染的概率，增加患者抗感染的能力。

参考文献

[1] 谢幸，苟文丽. 妇产科学. 8 版. 北京：人民卫生出版社，2015.
[2] 徐艳敏，崔莹，李术平. 妇科肿瘤患者术后感染相关因素调查分析. 预防医学，2013，7（6）：428-431.
[3] 朱燕霞，冯翰，张琴，等. 妇科围手术期抗菌药物合理应用的干预对照研究. 实用临床医学，2012，13（4）：118-120.
[4] 吕祥林. 263 例妇科术后医院感染的调查与分析. 中华医院感染学杂志，2012，22（5）：940-942.
[5] 李雅琴，张景美. 妇科手术后医院感染原因分析及相应对策. 中华医院感染学杂志，2011，21（14）：2931-2933.

妇产科学新进展试题

一、单选题型（以下每一题有5个备选答案，请从中选择1个最佳答案，并在答题卡上将相应字母所属圆圈涂黑）（共30分）

1. 外阴阴道假丝酵母菌病（VVC）分为单纯性VVC和复杂性VVC两大类。不属于复杂性VVC的是（　　）
   A. 非孕期女性发生的、散发、由白假丝酵母菌所致的中度VVC
   B. 非孕期女性发生的、散发、由白假丝酵母菌所致的重度VVC
   C. 妊娠期VVC
   D. 非白假丝酵母菌所致的VVC
   E. 复发性VVC

2. 对于获得性免疫缺陷综合征下列哪项不恰当（　　）
   A. 艾滋病由人免疫缺陷病毒所致
   B. 艾滋病是一种以细胞免疫功能损害为特征的性传播性疾病
   C. 除通过性交传播外，同性恋、输血和血制品等均可传播
   D. 孕妇感染后可通过胎盘传播给胎儿
   E. 艾滋病病程短，患病后很快死亡

3. 对于艾滋病，以下哪项是不恰当的（　　）
   A. 可通过胎盘感染胎儿、软产道、母乳喂养
   B. 一般生活接触不易传播
   C. 主要通过性行为，直接传播
   D. 起初症状为性器官的皮肤及黏膜病变
   E. 潜伏期为半年至5年，甚至更长

4. 女性生殖器结核最容易受累的部位是（　　）
   A. 子宫内膜
   B. 输卵管
   C. 卵巢
   D. 宫颈
   E. 外阴

5. 患者42岁，诊断为子宫颈鳞癌IB2期，行根治性子宫切除加双侧卵管切除加盆腔淋巴结切除，术后8天出现低热，体温最高38.2 ℃，尿量较前一周明显减少，主诉下腹隐痛伴阴道水样分泌物，收集阴道分泌物送检，肌酐值接近尿液。膀胱亚甲蓝试验阴道内未见蓝色液体流出，接下来应该做哪项检查明确诊断（　　）
   A. 泌尿系统超声
   B. 膀胱镜检查
   C. CTU
   D. 开腹探查
   E. 静脉亚甲蓝试验

二、多选题型（以下每一题5个备选答案，请从中选择所有的正确答案，并在答题卡上将相应字母所属的与圆圈涂黑）（共30分）

6. 临床上细菌性阴道病诊断的金标准是Amsel法。它包括以下哪几个选项（　　）
   A. 线索细胞阳性
   B. 外阴阴道瘙痒，灼痛，白带呈豆腐渣样
   C. 阴道分泌物增多、变稀呈均质状、有异味
   D. 胺试验阳性，即在阴道分泌物中加入10% KOH产生鱼腥味
   E. 阴道pH＞4.5

7. 对于艾滋病的临床表现，以下不正确的是（　　）
   A. 前驱期有发热、消瘦及淋巴结增大的症状，极易诊断
   B. 发病前少数患者有前驱期症状
   C. 潜伏期短，一般为2个月
   D. 其特点为，细胞免疫功能严重低下，为各种恶性肿瘤和机会性感染创造机会，如卡波西肉瘤和肺孢子虫病
   E. 胸腹腔及四肢皮肤有典型的玫瑰疹

8. 诊断女性生殖器结核的金标准包括以下（　　）
   A. 盆腔病灶取材抗酸染色阳性
   B. 子宫输卵管造影提示双侧输卵管狭窄
   C. CT检查发现盆腔包块、腹水、大网膜增厚
   D. 腹腔镜检查发现多发粟粒状结节

E．术中快速病理检查提示伴随朗格汉斯细胞的肉芽肿

9．腹壁大病灶切除与修复术和以往局部切除术不同的是（　　）

A．患者需平卧位

B．根据超声测定设计切口

C．病灶大及周围组织切除多

D．修补时需要将切口附近的脂肪层和筋膜层充分游离分开

E．手术必须在全身麻醉下进行

10．关于术后吸收热下面哪项不正确（　　）

A．缝线反应导致的低热

B．多在术后 1 周后出现

C．需要抗生素治疗

D．白细胞计数及中性粒细胞百分比可以升高

E．肠液漏出到腹腔引起的发热

三、简答题（共 40 分）

11．简述外阴阴道假丝酵母菌病的治疗原则。

12．HIV 母婴传播途径有哪些？

13．简述女性盆腔结核及原发性腹膜癌的鉴别要点及快速诊断途径。

14．简述腹壁子宫内膜异位症手术治疗成功的关键因素。

15．妇科手术后出现 VTE 的高危因素有哪些？有哪些预防措施可显著降低 VTE 的发生？

学员注册登记表

姓　　名		年　　龄		性　　别	
科　　别		学　　历		职　　称	
工作单位				电话（办）	
通讯地址					
邮政编码		传　　真		电话（宅）	
手　　机		电子邮箱			
编　号		成　绩		阅卷人	

答 题 卡 （妇产科学新进展）

注 1：请将每一题所选项后的圆圈完全涂黑，例“●”。

1. A○　B○　C○　D○　E○
2. A○　B○　C○　D○　E○
3. A○　B○　C○　D○　E○
4. A○　B○　C○　D○　E○
5. A○　B○　C○　D○　E○
6. A○　B○　C○　D○　E○
7. A○　B○　C○　D○　E○
8. A○　B○　C○　D○　E○
9. A○　B○　C○　D○　E○
10. A○　B○　C○　D○　E○

注：解答 11～15 题请按题目要求详细阐述，如果版面不够使用，可以另附 A4 规格的纸张补充，并与答题卡一并寄回《国家级继续医学教育项目教材》编辑部。

11. 简述外阴阴道假丝酵母菌病的治疗原则。

12. HIV 母婴传播途径有哪些？

13. 简述女性盆腔结核及原发性腹膜癌的鉴别要点及快速诊断途径。

14. 简述腹壁子宫内膜异位症手术治疗成功的关键因素。

15. 妇科手术后出现 VTE 的高危因素有哪些？有哪些预防措施可显著降低 VTE 的发生？

学习培训及学分申请办法

一、《国家级继续医学教育项目教材》系国家卫生和计划生育委员会科教司、全国继续医学教育委员会批准，由全国继续医学教育委员会、中华医学会联合主办，中华医学电子音像出版社编辑出版，该教材面向全国医学领域不同学科、不同专业的临床医生，专门用于继续医学教育培训。

二、学院学习教材后在规定时间内（已出版日期为起点，期限1～2年）可向教材编委会申请继续医学教育Ⅱ类学分证书，具体办法如下。

1. 学习者将“学员注册登记表”“答题卡”一并寄回，编委会可授予Ⅱ类学分证书。

2. “学员注册登记表”“答题卡”及学分申请费用请寄至：100710　北京市东西西大街42号中华医学会121室《国家级继续医学教育项目教材》编委会康彤威收，电话010-8515 8455/8515 8590/85158538。

3. 编委会收到“学员注册登记表”“答题卡”后，将按规定申领继续医学教育Ⅱ类学分证书并统一邮寄给学员。

三、学员在解答试题过程中，必须注意和遵守以下规定。

1. 答题卡用黑色或蓝色的钢笔、圆珠笔填写，正楷字体书写，字迹务必清晰。如果字体、字迹模糊不清，将影响阅卷成绩。

2. 学员必须在规定的时间（已出版日期为起点，期限1～2年）完成试题，并把试题寄回编委会。

3. 解答试题，如果版面不够使用，可以另附A4规格的纸张补充，并与答题卡一并寄回。

《国家级继续医学教育项目教材》编委会